NOUVEAU

# FORMULAIRE

## VÉTÉRINAIRE

———

CINQUIÈME ÉDITION)

# NOUVEAU
# FORMULAIRE
## VÉTÉRINAIRE

PRÉCÉDÉ

DE NOTIONS DE PHARMACIE VÉTÉRINAIRE

De généralités sur l'Art de formuler

DE LA PRATIQUE DES RECHERCHES CHIMIQUES UTILES AUX VÉTÉRINAIRES

*Su vi de la technique*

DES INJECTIONS HYPODERMIQUES, DES INOCULATIONS et VACCINATIONS

DE DONNÉES PRATIQUES

SUR LA MÉTHODE ANTISEPTIQUE EN CHIRURGIE

DE L'EMPLOI DE LA TUBERCULINE ET DE LA MALLEINE

De la loi sur la police sanitaire

De la pratique de la désinfection des étables

ET DE RÈGLEMENTS DE PHARMACIE VÉTÉRINAIRE MILITAIRE

PAR

<table>
<tr><td>A. BOUCHARDAT</td><td>G. DESOUBRY</td></tr>
<tr><td>Profes   h nora re a la Faculte<br>de mé ecine de Paris,<br>Membre de l Academie de medecine</td><td>Veter na re<br>Chef des travaux de therapeutique<br>et de physiologie a l École d A fo t</td></tr>
</table>

CINQUIÈME ÉDITION

Conforme au dernier Codex, revue et augmentée

# PARIS

ANCIENNE LIBRAIRIE GERMER BAILLIÈRE ET Cⁱᵉ

FÉLIX ALCAN, ÉDITEUR

108, BOULEVARD SAINT-GERMAIN, 108

1895

# AVANT-PROPOS

DE LA CINQUIÈME ÉDITION

Pour la troisième édition de ce *Formulaire*, publiée en l'année 1885, M. le professeur Bouchardat s'était adjoint comme collaborateur M. C. Vignardou, vétérinaire, chef des travaux de chimie et de pharmacie à l'École d'Alfort, qui le mit au courant des progrès de la science et y ajouta nombre de formules nouvelles et de renseignements pratiques utiles aux vétérinaires. La quatrième édition, parue en 1891, a été également revue par M. C. Vignardou.

La mort nous ayant, depuis, ravi ce distingué collaborateur, nous avons pensé ne pas pouvoir mieux faire que de nous adresser à M. Desoubry, chef des travaux de thérapeutique à l'Ecole si reputee d'Alfort, qui a revu avec un soin minutieux cette cinquième édition.

Tout en respectant le plan primitif de l'ouvrage, M. Desoubry l'a remanié de façon à faire entrer dans son cadre toutes les nouvelles médications.

Nous présentons donc au public la cinquième édition du *Formulaire Vétérinaire* avec la persuasion qu'elle est à la hauteur des précédentes. Les innovations introduites par notre nouveau collaborateur ne pourront que contribuer à faire apprécier ce livre reconnu si utile par les vétérinaires, les pharmaciens et tous ceux qui ont à s'occuper des soins à donner aux animaux.

L'Éditeur.

Paris, mars 1895.

# PREFACE

DE LA CINQUIÈME ÉDITION

La cinquième édition de l'ouvrage que nous présentons au public a subi d'assez grands changements.

C'est ainsi que nous avons ajouté au chapitre des recherches qui ont pour but de reconnaître rapidement la pureté des médicaments, un certain nombre d'essais qui n'existaient pas dans les éditions précédentes.

Nous sommes en effet convaincus qu'il faut rejeter absolument cette notion que la médecine des animaux peut s'accommoder de médicaments de mauvaise qualité ; le vétérinaire soucieux de sa dignité ne s'adressera au contraire qu'aux produits qu'il saura purs et capables de rendre les services qu'il en attend.

Le vétérinaire est, en même temps que médecin, pharmacien, en tant qu'il s'agit de préparations destinées aux animaux ; aussi les lecteurs trouveront-ils, dans les préliminaires des notions suffisantes pour la direction de leur pharmacie.

Au chapitre des recherches dans les urines pathologiques, nous avons ajouté quelques procédés de dosages de l'urée, du sucre et de l'albumine, ainsi que différentes réactions capables d'être d'un grand secours dans les recherches cliniques.

L'anesthésie des animaux domestiques, particulièrement du cheval et du chien, a fait l'objet d'un chapitre spécial. Les données que nous y exposons tant sur l'anesthésie genérale que sur l'anesthésie locale, permettront aux vétérinaires de fixer leur choix sur tel ou tel procédé d'anesthésie que nous voudrions voir plus employée.

Les progrès considérables introduits dans la chirurgie, grâce à l'emploi de la méthode antiseptique, nous ont fait un devoir d'augmenter dans une certaine mesure le chapitre consacré à l'exposé de cette méthode.

A la suite de ce chapitre nous avons ajouté une liste des médicaments antiseptiques réputés les plus efficaces, et exposé les formules dans lesquelles on les fait rentrer.

Nous avons éliminé un assez grand nombre de formules que l'usage a rejetées, et nous avons introduit de ci, de là, des médicaments nouveaux que la thérapeutique a admis dans ces derniers temps.

La loi du 21 juillet 1881 sur la police sani-

taire des animaux, de même que les décrets
concernant la tuberculose, le charbon symptomatique, le rouget, et la pneumo-entérite, qui
se trouvaient dans l'édition précédente ont été
également maintenus dans celle-ci. Il en est de
même pour les chapitres relatifs aux injections
hypodermiques, aux vaccinations et a la desin-
fection.

* Mais nous ne saurions terminer sans adresser
tous nos remerciements à M. le professeur
Nocard. Son amabilité nous a valu la rédaction
du chapitre relatif aux inoculations révélatrices
de la tuberculose et de la morve, au moyen de
la tuberculine et de la malléine.

Nous avons eu soin de signaler à leur endroit
les emprunts que nous avons faits aux divers
ouvrages qu'il nous a fallu consulter. Parmi
ceux-ci, nous citerons particulièrement l'excellent traité de M. le professeur Kaufmann (le
maitre de l'un de nous) sur la thérapeutique et
la matière médicale vétérinaires.

G. Desoubrı.

Alfort, le 20 mars 1895.

*a*

# RÉSUMÉ DE PHARMACIE VÉTÉRINAIRE

La médecine vétérinaire est avant tout économique. De là l'indication de rendre, autant que possible, peu coûteux les médicaments destinés aux animaux. C'est certainement en s'inspirant de ce principe que le législateur a laissé aux vétérinaires le droit de préparer et de vendre les remèdes destinés à leurs malades. En vain les pharmaciens ont voulu leur dénier ce droit et les poursuivre devant les tribunaux pour exercice illégal de la pharmacie : les tribunaux, les cours d'appel, la cour de cassation elle-même les ont déboutés de leurs demandes et ont ainsi consacré le droit des vétérinaires. Une seule restriction y a été apportée en ce qui concerne la vente des poisons. Nous reviendrons bientôt sur ce point.

De ce que le traitement des animaux doit être avant tout économique, il ne s'ensuit pas absolument que l usage des drogues d'un prix élevé doive être proscrit de la medecine vétérinaire. Autant que possible il faut les éviter, les remplacer chaque fois que faire se peut par des succédanés moins coûteux; mais quand leur nécessité s'impose, et si par ailleurs la valeur de l'animal l'autorise, toute hésitation doit disparaître. Dans le corps de cet ouvrage, nous donnons des formules qui remplissent les conditions sus-énoncées : de là leur nombre et leur diversité apparente.

Les conditions spéciales dans lesquelles il exerce la pharmacie obligent le vétérinaire à avoir chez lui une officine. Bon nombre d'élèves en sortant de l'École sont embarrassés pour procéder à son installation. Nous donnons ici, d'après l'expérience que l'un de nous a pu acquérir à l'École d'Alfort et les nombreux renseignements qu'il a recueillis près des praticiens, l'inventaire d'une pharmacie vétérinaire *tres complete*. Les intéressés pourront, suivant les circonstances où ils se trouvent, le modifier en le diminuant ou en l'augmentant encore.

1 entonnoir en verre de 250 grammes.
1      —        —      de 500    —
1      —        —      de 1000   —
1 porte-filtres,
Filtres Laurent assortis.
Fioles assorties.
Pots assortis.
Boîtes de fer-blanc, de bois, de carton assorties.
Bouchons assortis.
1 mâche-bouchons.
Couteaux anglais assortis.
Spatules fer et bois assorties.
Ficelles assorties.
Papiers pour enveloppe assortis.
Balance, force maxima 5 kilog.
Trébuchet.
Série de poids en cuivre.
     —        —     de fonte.
1 verre gradué.
Tubes à essai.
Lampe à alcool avec trépied.

1 mortier en fonte  2 litres).
1  —       en porcelaine (1 litre).
Mains en corne et en fer.
Etiquettes gommees, dont des rouges pour les médicaments a usage externe.

Flacons col droit avec étiquette vernie, capsule
fer-blanc, de la capacité de 1 litre pour contenir :

Aloès pulv.
Alun ca ciné.
Acide a sénieux dénaturé.
Asa fœtida.
Bicarbonate de soude.
Camphre.
Cantharides pulv.
Digitale      —
Emétique    —
Euphorbe    —
Fougère mâle.
Gentiane pulv.
Dextrine   —
Guimauve —
Reglisse
Kermès
Quinquina.
Rue.
Sabine.
Ergot de seigle.
Azotate de potasse.
Sulfate de cuivre.
      —    de zinc.
          de ler.
Sublimé corrosif.
Sulfate de magnesie.
Fleur de soufre.
Ecorce de racine de grenadier.
Carbonate de fer.
Calomel.
Crème de tartre soluble.

Bocaux large ouverture, étiquettes vernies,
capsules fer-blanc de la capacité de 1 litre pour
contenir :

Fleurs de camomille.
Espèces aromatiques.
The.
Racine de guimauve.

Flacons goulot, de 1 litre, étiquettes vernies,
bouchons liège, capsules fer-blanc pour :

Extrait de Saturne.
Huile de ricin.
   — de cade.
Liqueur de Villate.
Laudanum de Sydenham.
Liqueur de Fowler.
Sirop de nerprun.
Teinture d'aloès.
    —    de quinquina.
    —    de cantharides.

Flacons goulot, de 1 itre, étiquettes vernies,
bouchons verre pour :

Acétate d'amoniaque.
Acide azotique.
   — sulfurique.
   — chlorhydrique.
   — phénique.
Ammoniaque.
Ether.
Teinture d'iode.
Elixir calmant de Lebas.
Perchlorure de fer.
Glycérine phéniquée.
        iodee.

Pots de 1 kilogramme en faience, étiquettes vernies et couvercles pour :

Extrait aqueux de belladone.
Miel ou mélasse.
Onguent mercuriel simple.
—             — double.
          populeum.
          vesicatoire.
—      basilicum.
          egypliac.
Savon vert.
Térebenthine.
Axonge ou mieux vaseline.

Flacons de 250 grammes larges et à goulot étroit, bouchons de verre, étiquettes vernies, capsules fer-blanc pour :

Nitrate d'argent cristallisé.
Chloral.
Chlorure d'antimoine.
Biiodure de mercure.
Iodure de potassium.
Bromure de
Salicylate de soude.
Acide salicylique.
Iodoforme.

Jarres en grès pour contenir :

Eau distillée.
Chlorure de chaux (bien boucher).
Goudron.
Coaltar.
Sulfure de potasse (bien boucher).
Charge Lebas.
Glycérine.
Liqueur de Van Swieten.

Bidons en fer-blanc pour :

Benzine.
Essence de térébenthine.

Pétrole.
Huile d'œillette.

**Gallons en bois avec couvercle pour :**

Sulfate de soude.
Graine de lin.
Farine —
— de moutarde   bien boucher .
Baies de genievre.

**Tiroirs pour :**

Gutta-percha.
Poix resine.
Poix noire.
Têtes de pavot.
Opium.
Paquets de onate hydrophile.
    — — coton pheniqué.
    — — ouate au sublimé.
    — — gaze iodoformée.
    — ouate de tourbe.

---

**Paquets dosés de divers sels, faits à l'avance.**

---

Chlorhydrate de morphine.
Nitrate de pilocarpine.
Sulfate de vératrine.
— d'éserine.
— neutre d'atropine.
Chlorhydrate de cocaïne.

---

Comme nous l'avons dit plus haut, c'est au praticien de changer tel ou tel médicament suivant les besoins de sa pratique. Il lui sera facile de voir, s'il veut en introduire qui ne figurent pas dans les tableaux précédents, dans quel genre de récipients il doit les renfermer.

# DE PHARMACIE

Nous nous proposons ici d'indiquer le mode de préparation des formes pharmaceutiques données aux médicaments.

Nous ne donnerons de détails quelque peu étendus que pour celles qui ne nécessitent pas un outillage compliqué, les seules que le vétérinaire ait quelque intérêt à faire lui-même. Nous ajouterons quelques indications sur le meilleur mode de conservation des médicaments que l'on peut avoir en provision.

**Poudres.** — On sèche et on monde les matières a pulvériser. La pulvérisation se fait le plus habituellement dans un mortier. Lorsque la poudre a été obtenue, on la tamise, et pour cela on emploie des tamis à mailles plus ou moins serrées.

Les toiles de soie et de laiton donnent des poudres très régulières; les tamis sont désignés par des numéros qui indiquent le nombre de mailles en 27 millimètres. Les tamis en crin sont moins réguliers que les précédents; les tamis en toile métallique portent le nom de cribles et ne servent que pour les poudres très grossières.

Le numéro du tamis avec lequel la poudre a été tamisée s'ajoute au nom de celle-ci. C'est ainsi que l'on dit : poudre de cantharides n° 2, etc.

Les substances végétales et animales se conservent mieux entières que pulvérisées, d'où l'indication de ne pas préparer de grandes quantités de ces poudres à l'avance.

*Conservation des poudres.* — Les mettre bien sèches dans des vases hermétiquement fermés et placés dans des endroits bien secs, à l'abri de la lumière.

*Poudres composées.* — Elles sont constituées par un mélange de poudres sèches.

Règle pour leur préparation (Codex) :

1° Pulvériser, autant que cela est possible, chaque substance séparément ;

2° Donner à chaque poudre la même ténuité ;

3° Pulvériser, à l'aide des autres substances, les matières molles ;

4° Mélanger, avec le plus grand soin, les poudres simples dans un mortier, puis les passer à travers un tamis peu serré.

On administre les poudres en les mélangeant à du son, ou, plus généralement, on en fait des pâtes ou des électuaires, des bols, des pilules.

## POUDRES SIMPLES OU COMPOSEES OFFICINALES

*Poudre d'aloès.* — Avoir soin de la passer de temps en temps au mortier, sans cela elle se met en masse dure.

*Poudre d'amidon.* — La fécule la remplace très bien en vétérinaire.

*Poudre de camphre.* — On pulvérise le camphre à la râpe ou au mortier avec un peu d'éther.

*Poudre de cantharides.* — En avoir peu en provision.

*Poudre de charbon.*

*Poudre de guimauve.*

*Poudre de réglisse.*

*Poudre d'ipéca.*

*Poudre de graine de lin* farine de graine de lin .

*Poudre de noix vomique.*

*Poudre de quinquina.*

*Poudre de litharge.*

*Poudre de graine de moutarde* (farine de moutarde). — Il est préférable d'avoir la graine en provision et de la moudre au moment de l'usage.

*Poudre de coaltar.*

**Pâtes.** — Bouillies plus ou moins épaisses, formées par un mélange de poudres, d'eau ou d'autres liquides médicamenteux.

On peut les rendre plus consistantes par évaporation.

Elles sont toutes magistrales et employées à l'extérieur.

**Électuaires.** — Médicaments d'une consistance de pâte molle, composés de poudres très fines divisées soit dans un sirop, soit dans du miel ou de la mélasse. On y fait également entrer des pulpes, des extraits, des matières salines. Toutes les matières doivent être mélangées avec soin, afin d'éviter qu'il se forme des grumeaux.

Quoique ces préparations soient généralement magistrales, il en est quelques-unes que l'on peut avoir en provision.

« On doit les conserver dans des vases en faïence, en porcelaine ou en grès et les placer dans des lieux ni trop humides ni trop chauds.

« Lorsque les masses se sont durcies ou tuméfiées par l'action du temps, il est indispensable de les remanier pour leur rendre l'homogénéité première. » (Codex.)

**Bols et pilules.** — Les bols sont mous, composés de miel, de mélasse, d'extraits et de poudres.

Pour les préparer, on mélange dans un mortier la poudre médicamenteuse aux substances molles, en ajoutant, si besoin est, un peu de miel ou de mélasse, de façon a obtenir une masse bien adhérente et ayant la consistance voulue. On divise en parties égales suivant qu'il est indiqué, et chaque portion est ensuite roulée dans la farine ou dans la poudre de réglisse, de manière à prendre une forme arrondie.

L'électuaire n'est qu'un bol de peu de consistance.

Les pilules sont des bols très petits et durs. On les prépare de la même manière, et on leur donne une forme sphérique ou ovoide.

Les bols sont presque tous magistraux; les pilules doivent, autant que possible, être préparées a l'avance.

On conserve les uns et les autres dans des vases fermés en les séparant par des couches de poudre de réglisse.

**Granules.** — Ce sont des pilules très petites, du poids de 3 à 5 centigrammes. Ils renferment le plus ordinairement des substances énergiques (alcaloïdes) a des doses tres petites, 1 2 à 1 milligramme par granule.

**Charges.** — Topiques mous ou liquides, destinés à être appliqués immédiatement sur la peau.

Elles ont pour base les matières grasses, les poix, le goudron, auxquels on associe des teintures, des essences.

On fond d'abord les matières solides, en commençant par les moins fusibles; on ajoute ensuite les liquides, en agitant pendant le refroidissement.

## CHARGES OFFICINALES

*Charge de Lebas* (dans un vase en grès .

*Charge Trasbot.*    La charge Trasbot proprement dite est plutôt magistrale qu'officinale, car sa conservation est difficile, le savon ne tardant pas à se séparer et à former un enduit solide au fond du vase. La formule simplifiée (voir p. 307) est d'une conservation facile.

**Mashes médicinaux.**    Mélanges de substances alimentaires et excitantes; quelquefois aussi on y fait entrer des médicaments. Ce sont des sortes d'infusions concentrées dans lesquelles surnagent les matières infusées.

Ils sont tous magistraux.

**Provendes.** — Mashes dans lesquels n'entrent pas de liquides.

Ces mélanges sont surtout des analeptiques; on y introduit cependant quelquefois des médicaments.

Elles sont magistrales.

**Pains médicinaux.** — Pains formés de farines alimentaires et auxquels on associe quelquefois des médicaments.

Tous sont magistraux.

**Tartines médicinales.** — Tranches de pain sur lesquelles on étend des substances médicamenteuses à l'aide de miel, de beurre, de mélasse. Le sel y entre généralement.

(Formules magistrales.)

**Soupes et panades médicinales.** — Dans un pain ordinaire ou du pain fait comme il a été dit ci-dessus, on coupe des tranches que l'on arrose de bouillon chaud, fait avec des viandes, des légumes, du lait, etc.

On y ajoute quelquefois des substances médicamenteuses.

(Formules magistrales.)

**Pâtées.** — A l'aide de farines, de pain émietté, de viande cuite et d'eau, on fait des bouillies épaisses dans lesquelles on peut incorporer des substances médicamenteuses.

(Formules magistrales.)

**Mastigadours** (nouets, billots, masticatoires). — On désigne sous ce nom des sachets que l'on attache au mors de bride et dans lesquels on a mis des substances qui sont destinées, par leur dissolution dans la salive, à rendre ce liquide médicamenteux.

Peu usités.

**Cataplasmes.** — Topiques résultant du mélange de farines ou d'autres poudres avec un liquide. Il en est qui sont faits avec des pulpes.

On ajoute souvent aux cataplasmes des substances actives (laudanum, etc.).

Quand on fait un cataplasme, il faut avoir soin d'ajouter l'eau ou le liquide par petites portions, en agitant de manière à obtenir un mélange bien homogène.

Le cataplasme fait avec la farine de moutarde porte le nom de sinapisme. Il est contre indiqué de lui ajouter, comme cela se fait souvent, du vinaigre ou autres principes analogues dans le but de le rendre plus irritant.

(Magistraux.)

**Pommades.** — Médicaments de consistance molle qui ont pour base un corps gras. On emploie pour les pommades que l'on doit conserver, au lieu d'axonge, de la vaseline, dont quelques variétés ne sont guère plus chères que l'axonge. On emploie encore la lanoline.

On les obtient par simple mélange en trituran le principe actif dans un mortier avec l'excipient ajouté par petites portions (pommade d'Helmerich, mercurielle), ou par dissolution à chaud ou à froid de la substance dans le corps gras (pommade camphrée). On trouvera a la suite de chaque formule le *modus faciendi* pour les cas particuliers.

## *POMMADES OFFICINALES*

*Pommade mercurielle double.*
*P. mercurielle simple.*
*P. pheniquée.*
*P. naphtolée.*
*P. de peuplier.*
*P. de biiodure de mercure.*
*P. d'Helmerich,* en quantité telle qu'elle puisse souvent être renouvelée.
*Pommade de peuplier satuné.*
*P. de goudron.*
Les pommades doivent être conservées dans des vases en faience bien fermés. De temps en temps, il est bon de les faire repasser à la trituration dans le mortier, pour éviter la séparation des principes actifs d'avec l'excipient (pommade mercurielle).

**Cérats.** — Formés d'huile et de cire mélangées; ils servent souvent d'excipients pour des matières médicamenteuses diverses. Ils sont donc, suivant les cas, simples ou composés.

D'une conservation difficile, il est bon de ne les préparer qu'au fur et à mesure des besoins.

**Onguents** (baumes, emplâtres). — Composés de corps gras et résineux; ce sont de veritables charges presque solides.

Pour les préparer, divers moyens indiqués par la nature des substances qu'ils doivent contenir sont mis en usage :

1° On fond les matières grasses et résineuses dans le même récipient et on filtre à travers un

gros linge, s'il y a lieu, pour retenir les impu
retes. On agite pendant le refroidissement.

2° On fond d'abord les substances dont la
fusion est longue à obtenir, on ajoute ensuite les
autres et on continue comme ci-dessus.

3° Si l'onguent renferme des substances facile
ment volatiles ou altérables par la chaleur, on
attend, pour les ajouter a la masse, que celle-ci
soit presque refroidie, et on agite.

4 Quand on ajoute diverses substances, elles
devront être disposées au mélange ; le mercure
sera éteint dans un mortier à l'aide d'un corps
gras; le camphre sera dissous dans un peu
d'huile; les extraits ramollis, les poudres tami-
sées au moment de leur addition, de telle sorte
qu'elles se mêlent bien à l'ensemble sans former
de grumeaux; les gommes, résines, seront dis-
soutes dans des liquides appropriés (alcool faible),
et la dissolution concentrée jusqu'a consistance de
miel; on peut aussi les pulvériser et les ajouter
à l'aide d'un tamis.

Les onguents doivent être conservés comme
les pommades.

### ONGUENTS MAGISTRAUX

*Onguent de pied.*
*Onguent basilicum.*
*Onguent vésicatoire.*
*Onguent digestif.*
*Onguent fondant de Girard.*

**Breuvages** (apozèmes, potions . — Boissons
aqueuses dans lesquelles sont dissous ou tenus

en suspension des principes médicamenteux.

Quand la substance est soluble, il suffit de la mettre dans l'eau dans des conditions convenables.

La division de la substance, l'agitation continuelle du liquide favorisent la dissolution.

Les corps sont, en général, plus solubles à chaud qu'à froid.

Il est des cas où le principe à dissoudre est contenu dans une gangue inerte où il faut que le liquide aille le chercher pour s'en imprégner. On a recours, dans ces cas, aux procédés suivants :

*Macération.* — Le corps contenant le principe à dissoudre est mis dans le liquide froid et y est laissé pendant un temps plus ou moins long. On ne fait de macération qu'avec des substances sèches. On les concasse légèrement au préalable, afin de multiplier les surfaces de contact avec le liquide.

On filtre ensuite avec expression.

*Infusion.* — La matière a traiter est mise dans un récipient, et on verse dessus le liquide bouillant ou chauffé à un degré convenable. On laisse le contact s'établir pendant un temps variable, quelquefois même jusqu'au refroidissement.

*Digestion.* — C'est une macération dans un liquide porté à une température supérieure a celle de l'atmosphère, mais inférieure à celle de son point d'ébullition.

Elle se fait au bain-marie ou dans un matras fermé.

*Décoction.* — Elle consiste à soumettre la substance à l'action d'un liquide bouillant.

Les breuvages sont tous magistraux.

**Affusions, aspersions, douches, fumigations.**

Nous nous bornons à signaler ces formes, tout le monde connaît les moyens de les pratiquer.

**Bains.**    Milieux dans lesquels on plonge et on fait séjourner plus ou moins longtemps le corps des animaux. Ils sont généraux ou particls, simples ou composés.

Par extension, on a donné aussi le nom de bains aux médicaments, généralement composés, qui sont destinés à être dissous dans l'eau des bains.

*Bain Tessier* (poudre).

**Solutions aqueuses** (voir *Breuvages*).

### FORMULES OFFICINALES

*Eau de chaux.*
*Liqueur de Vilatte.*
*Dissolution d'azotate d'argent.*
*Extrait de Saturne.*
*Liqueur de Fowler.*

**Collyres.** — Préparations destinées aux yeux; ils sont ou liquides ou pulvérulents ou mous.

Tous magistraux.)

**Lavements.** — Solutions magistrales.

**Sirops.** — Peu usités en vétérinaire, où la

mélasse, quelquefois le miel, remplace le sirop simple de la médecine humaine. On peut cependant, dans la médecine des chiens de luxe, employer qnelques sirops dont la formule et la préparation sont indiquées dans le formulaire, et dont voici les noms :

*Sirop simple.*
*Sirop de nerprun.*
*Sirop d'ipéca.*

**Liniments.** — Ce sont des pommades liquides dont l huile est l'excipient le plus ordinaire. Il est préférable de les préparer au moment de l'usage que d'en avoir en provision. A l'exemple de Delafond et Lassaigne, nous mettrons dans les liniments l'eau sédative de Raspail, que l'on peut préparer à l'avance et conserver. Les autres liniments sont magistraux.

**Teintures ou alcoolés.** — Ce sont des dissolutions, dans l'alcool, de principes actifs contenus dans diverses substances, ou simplement des dissolutions directes d'une substance dans l'alcool.

Les teintures se préparent soit par dissolution directe (teinture d'iode), soit par macération, soit par lixiviation, à l'aide d'un appareil à deplacement.

Pour les deux derniers modes de préparation, il faut se borner a pulvériser très grossièrement la substance à épuiser par l'alcool, afin que la surface de contact entre cette substance et l'alcool soit la plus grande possible.

Les alcoolatures  sont des teintures faites avec

des plantes fraîches; elles sont peu usitées en vétérinaire.

### *TEINTURES MAGISTRALES*

*Teinture d'aloés.*
*Teinture de gentiane.*
*Alcool camphré.*
*Eau-de vie camphrée.*
*Teinture de cantharides.*
*Teinture d'iode.*
*Teinture d'opium.*
*Teinture de quinquina.*
*Eau de Rabel.*
*Teinture de mars tartarisée.*
*Teinture aromatique.*

Les teintures éthérées se préparent comme les précédentes : on remplace l'alcool par l'éther, et on opère par lixiviation. Ces teintures sont peu ou pas usitées en vétérinaire.

**Vins médicinaux.** — Ils résultent de l'action dissolvante du vin sur les substances organiques ou sur quelques substances minérales (vin aluné).

La préparation des vins se fait :

1° En mélangeant à du vin de la teinture alcoolique du médicament à dissoudre;

2° En dissolvant directement le médicament dans le vin;

3° En faisant macérer la substance dans du vin;

4° Par fermentation.

### *PRÉPARATIONS MAGISTRALES*

*Vin aromatique.*
*Laudanum de Sydenham.*

*b.*

*Laudanum de Rousseau.*
*Vin de quinquina.*
*Vin de gentiane.*

Pour conserver les vins, il faut que la bouteille qui les renferme soit pleine ou hermétiquement fermée, afin d'éviter l'acétification.

**Vinaigres médicinaux.** — Ils résultent de l'action du vinaigre sur les substances médicamenteuses : leur procédé général de préparation est la macération.

### VINAIGRES MAGISTRAUX

*Vinaigre scillitique.*

**Oxymélites.** — Médicaments résultant de la solution de miel dans du vinaigre simple ou dans un vinaigre médicinal. Le plus employé en vétérinaire et qui puisse être préparé d'avance est l'onguent Egyptiac.

**Huiles médicinales.** — Ce sont ou des dissolutions de principes actifs dans l'huile, ou de véritables pommades liquides.

L'huile d'œillette est le plus souvent employée en vétérinaire pour préparer ces médicaments; la préparation se fait par macération ou digestion.

On doit les conserver bien bouchées pour éviter le rancissement.

### HUILES MAGISTRALES

*Huile camphrée.*
*Huile cantharidée (feu anglais).*
*Huile phéniquée.*
*Huile naphtolée.*

# VENTE DES SUBSTANCES VÉNÉNEUSES

Depuis le jugement rendu par le tribunal d'Argentan (27 mai 1863), adopté par la cour de Caen (28 août 1865) et par la cour de Cassation 17 juillet 1867), il semble établi que le vétérinaire a le droit de « détenir, composer et vendre toutes les préparations pharmaceutiques ne contenant pas de substances vénéneuses, inscrites ou non au Codex, et destinées à la médication des animaux confiés à ses soins, mais qu'il lui est interdit de détenir et de composer des préparations pharmaceutiques consistant en poisons purs ou contenant des substances vénéneuses; que pour les préparations de ce genre, qu'elles soient magistrales ou officinales, il doit, comme le médecin, s'adresser aux pharmaciens, qui sont seuls autorisés à un débit de cette nature ».

Cependant des jurisconsultes de valeur, tels que M. Léon Renault, ont prétendu (voir Recueil de 1864, p. 523) que rien dans la loi ne justifiait cette restriction apportée au droit des vétérinaires. Une circulaire du ministre du commerce en date du 23 mai 1853 reconnait expressément aux vétérinaires brevetés le droit, sans déclaration préalable et sans s'adresser aux pharmaciens, d'acheter les substances vénéneuses qui leur sont nécessaires, de tenir, de préparer et de vendre directement les médicaments qu'ils ont eux-mêmes préparés ; ils doivent, aux termes de l'article 11 de l'ordonnance du 29 octobre 1846 sur la vente des substances vénéneuses, les tenir constamment renfermées dans un lieu sûr, fermé à clef, et sont soumis aux visites prescrites par l'article 14 de la même ordonnance.

On voit que la question n'est pas encore résolue, et de fait les vétérinaires continuent a vendre des poisons en se conformant à la loi, et les commissions départementales de visite des pharmacies les inspectent, comme il est dit plus haut.

Il y a donc intérêt pour le vétérinaire de connaître ses obligations en ce qui concerne la vente des poisons.

La matière est régie par l'ordonnance du 29 octobre 1846, dont nous avons parlé plus haut et que nous transcrivons ici :

ORDONNANCE DU ROI, DU 29 OCTOBRE 1846, PORTANT RÈGLEMENT SUR LA VENTE DES SUBSTANCES VÉNÉNEUSES.

TITRE I<sup>er</sup>. — *Du commerce des substances vénéneuses.*

ART. 1. — Quiconque voudra faire le commerce d'une ou de plusieurs des substances comprises dans le tableau annexé a la présente ordonnance sera tenu d'en faire préalablement la déclaration devant le maire de la commune, en lui indiquant le lieu où est situé son établissement.

Les chimistes, fabricants et manufacturiers, employant une ou plusieurs desdites substances, seront également tenus d'en faire la déclaration dans la même forme. Ladite déclaration sera inscrite sur un registre à ce destiné et dont un extrait sera remis au déclarant : elle devra être renouvelée dans le cas de déplacement de l'établissement.

ART. 2. — Les substances auxquelles s'applique la présente ordonnance ne pourront être vendues ou livrées qu'aux commerçants, chimistes, fabricants ou manufacturiers qui auront fait la déclaration prescrite par l'article précédent ou aux pharmaciens.

Lesdites substances ne devront être livrées que sur la demande écrite et signée de l'acheteur.

ART. 3.    Tous achats ou ventes de substances vénéneuses seront inscrits sur un registre spécial, coté et paraphé par le maire ou le commissaire de police.    Les inscriptions seront faites de suite et sans aucun blanc, au moment même de l'achat ou de la vente; elles indiqueront l'espèce et la qualité des substances achetées ou vendues, ainsi que les noms, professions et domiciles des vendeurs ou des acheteurs.

ART. 4.    Les fabricants et manufacturiers employant des substances vénéneuses en surveilleront l'emploi dans leur établissement et constateront cet emploi sur un registre établi conformément au premier paragraphe de l'article 3.

TITRE II. — *De la vente des substances vénéneuses par les pharmaciens.*

ART. 5. — La vente des substances vénéneuses ne peut être faite, pour l'usage de la médecine, que par les pharmaciens, et sur la prescription d'un médecin, chirurgien, officier de santé, ou d'un vétérinaire breveté.
Cette prescription doit être signée, datée et énoncer en toutes lettres la dose desdites substances, ainsi que le mode d'administration du médicament.

ART. 6.    Les pharmaciens transcriront lesdites prescriptions, avec les indications qui précèdent, sur un registre établi dans la forme déterminée par le § 1ᵉʳ de l'article 3.    Ces transcriptions devront être faites de suite et sans aucun blanc.    Les pharmaciens ne rendront la prescription que revêtue de leur cachet et après y avoir indiqué le jour où les substances auront été livrées, ainsi que le numéro d'ordre de la transcription sur leur registre. — Ledit registre sera conservé pendant vingt ans au moins et sera représenté à toute réquisition de l'autorité.

Art. 7. — Avant de délivrer la préparation médicale, le pharmacien y apposera une étiquette indiquant son nom et son domicile, et rappelant la destination interne ou externe du médicament.

Art. 8. — L'arsenic et ses composés ne pourront être vendus pour d'autres usages que la médecine, que combinés avec d'autres substances. Les formules de ces préparations seront arrêtées, sous l'approbation de notre ministre, secrétaire d'État, de l'agriculture et du commerce, savoir : pour le traitement des animaux domestiques, par le conseil des professeurs de l'Ecole nationale vétérinaire d'Alfort; pour la destruction des animaux nuisibles et pour la conservation des peaux et objets d'histoire naturelle, par l'Ecole de pharmacie.

Art. 9. — Les préparations mentionnées dans l'article précédent ne pourront être vendues ou délivrées que par des pharmaciens, et seulement à des personnes connues et domiciliées. — Les quantités livrées ainsi que le nom et le domicile des acheteurs seront inscrits sur le registre spécial dont la tenue est prescrite par l'article 6.

Art. 10. — La vente et l'emploi de l'arsenic et de ses composés sont interdits pour le chaulage des graines, l'embaumement des corps et la destruction des insectes.

TITRE III. — *Dispositions générales.*

Art. 11. — Les substances vénéneuses doivent toujours être tenues par les commerçants, fabricants, manufacturiers et pharmaciens dans un endroit sûr et fermé à clef.

Art. 12. — L'expédition, l'emballage, le transport, l'emmagasinage et l'emploi doivent être effectués par les expéditeurs, voituriers, commerçants et manufacturiers, avec les précautions nécessaires pour prévenir tout accident. — Les fûts, récipients ou enveloppes ayant servi directement à contenir les substances vénéneuses ne pourront recevoir aucune autre destination.

Art. 13. — A Paris et dans l'étendue du ressort de la préfecture de police, les déclarations prescrites par l'article 1er seront faites devant le prefet de police.

Art. 14. — Indépendamment des vis tes qui doivent être faites en vertu de la loi du 21 germinal an XI, les maires ou commissaires de police, assistés, s'il y a l eu, d'un docteur en medecine désigne par le prefet, s'assureront de l'execution de la presente ordonnance. Ils visiteront, à cet effet, les officines des pharmaciens, les boutiques et magasins des commercants et manufactur ers vendant ou employant lesdites substances. Ils se feront représenter les registres mentionnés dans les articles 1e 5 et 6 et constateront les contraventions. Leurs procès-verbaux seront transmis au procureur du roi pour l'application des peines prononcées par l'article 1er de la loi du 19 juillet 1845.

### DÉCRET DU 8 JUILLET 1850 SUR LA VENTE DES SUBSTANCES VÉNÉNEUSES  •

Le Président, etc.

Art. 1. — Le tableau des substances vénéneuses annexé à l'ordonnance du 29 octobre 1846 est remplacé par le tableau joint au present décret.

Art. 2. — Dans les visites spéciales prescrites par l'article 14 de l'ordonnance du 29 octobre 1846, les maires ou commissaires de police seront assistés, s'il y a lieu, d'un docteur en médecine, soit de deux professeurs d'une école de pharmac e, soit d'un membre du jury medical et d'un des pharmaciens adjoints à ce jury, désigné par le préfet :

### TABLEAU DES SUBSTANCES VÉNÉNEUSES ANNEXÉ AU DÉCRET DU 8 JUILLET 1850

Acide cyanhydrique.
Alcaloïdes végétaux vénéneux et leurs sels.
Arsenic et ses préparations.
Belladone, extrait et teinture.

Cantharides entières, poudre et extrait.
Chloroforme.
C que du Levant décret du 1er octobre 1864).
Ciguë, extrait et teinture.
Cyanure de mercure.
Cyanure de potassium.
Digitale, extrait et teinture.
Émetique.
Jusquiame, extrait et teinture.
Nicotiane,
Nitrate de mercure.
Opium et son extrait.
Phosphore (une décision ministérielle du 9 avril 1852
ajoute au phosphore la pâte phosphorée .
Seigle ergote.
Stramonium, extrait et teinture.
Sublimé corrosif.

La loi du 26 mars 1873 ajoute à cette nomenclature l'essence d'absinthe.

Les pénalités encourues pour la non-observation de l'ordonnance précitée sont déterminées
par l'article 1er de la loi du 19 juillet 1845.
Voici cet article :

« Les contraventions aux ordonnances royales portant
règlement d'administration publique, sur la vente, l'achat
et l'emploi des substances vénéneuses, seront punies
d'une amende de 100 francs à 3 000 francs et d'un
emprisonnement de six jours a deux mois, sauf application, s'il y a lieu, de l'article 463 du code penal. »

# POIDS ET MESURES

Le système décimal est le seul qui soit actuellement en usage en France. Il est connu de tout le monde, et nous ne croyons pas devoir le transcrire ici, même en abrégé.

On trouve facilement dans le commerce des balances d'une précision suffisante pour les opérations de pharmacie, ainsi que les séries de poids qui doivent les accompagner.

Les divisions du gramme, en raison de leur petit volume, s'égarent facilement. Il est facile de les remplacer par un procédé suivant. On prend un fil de platine mince, bien tiré, d'égale grosseur en tous les points, et on en coupe une longueur qui pèse exactement 1 gramme. En la divisant en deux, on aura deux poids de 50 centigrammes ou de 5 décigrammes. Le 1/5 de l'une des moitiés donnera le décigramme ou 5 centigrammes, etc. On voit facilement le moyen à mettre en œuvre pour avoir de même toutes les autres divisions. On repliera ces bouts de fil en leur donnant une forme conventionnelle qui servira à les reconnaître.

Une série de poids à l'usage de la pharmacie doit comprendre :

| | | | |
|---|---|---|---|
| 2 poids de 1 kg. | 1 poids de 0 gr. 50 centigr. | |
| 1 — de 500 gr. | 1 poids de 0 gr. 20 — | |
| 1 — de 200 gr. | 2 — de 0 gr. 10 — | |
| 2 — de 100 — | 1 — de 0 gr. 05 — | |
| 1 — de 50 — | 1 — de 0 gr. 02 — | |
| 1 — de 20 — | 2 — de 0 gr. 01 — | |
| 2 — de 10 — | 1 — de 0 gr. 005 milligr. | |
| 1 — de 5 — | 1 — de 0 gr. 002 | |
| 2 — de 2 — | 1 — de 6 gr. 001 — | |
| 1 — de 1 — | 2 — de 0 gr. 0005 — | |

Les pesées au milligramme étant fort peu usitées en pharmacie vétérinaire, on pourra s'arrêter au demi-centigramme et même au centigramme.

Il est quelque fois utile de connaître la correspondance des anciennes mesures aux nouvelles. La voici dans un tableau :

| | | |
|---|---|---|
| Une livre (℔ ou 16 onces vaut... | 489 gr. 503 |
| 1 2 —     8 — — ... | 244 — 752 |
| 1 4 —(quarteron) 4 — — ... | 122 — 376 |
| 1 2 quart    2 — — ... | 61 — 188 |
| Une once (ℨ) vaut................ | 30 — 594 |
| 1 2 once — ................ | 15   287 |
| Un gros (ℨ) ou 72 grains vaut..... | 3 — 824 |
| 1 2 gros vaut.................. | 1 — 912 |
| Un scrupule ℈ vaut............. | 1 — 274 |
| 1 2 scrupule (GR ou ℈) vaut..... | 0 — 637 |
| Un grain vaut.................. | 0 — 033 |
| 1 2 grain (β) vaut............. | 0 — 025 |

Les mesures de capacité doivent, autant que possible, être en verre. On trouve facilement aujourd'hui des vases gradués suivant le système décimal. Ils ont l'avantage sur ceux en métal de n'être pas attaqués par les acides et de se nettoyer facilement.

Voici la correspondance des anciennes mesures aux nouvelles :

```
Petit canon....................  100 centim. cub.
Canon.........................  200
Demi-setier...................  235
Setier ou chopine.............  466
Bouteille bordelaise..........  750
Pinte  2 chopines)............  931
```

Enfin il est d'autres mesures d'un usage courant dans la pratique dont il faut aussi connaître la valeur métrique :

```
Une cuillerée à café d'eau ordinaire pèse.   5 gr.
Une cuillerée à soupe..................  20 —
Un verre (8 cuillerées environ  pèse.....  160 —
Une poignée de semences de lin pèse...   80 —
Une pincée de fleurs de camomille, de
    guimauve, de mauve pèse..... entre 1 et 2
```

Certains médicaments se donnent par gouttes. Voici la valeur métrique d'un certain nombre de gouttes pour les liqueurs les plus usitées (ces poids correspondent aux gouttes du compte-gouttes normal).

```
21 gouttes d'acide chlorhydrique à 1, 17 pèsent.  1 gr.
23   —       —   azotique à 1,42 pèsent.........
23   —       —   sulfurique à 1,84 pèsent......
59   —    d'alcool a 90° pèsent..............     —
64   —       —   absolu pèsent..............
55   —    d'eau de Rabel pèsent..............
50   —    d'alcoolature d'aconit pèsent..........
22   —    d'ammoniaque à 22° pèsent.........
54   —    de chloroforme pèsent..............     —
76   —    d'éther sulfurique pesent...........    —
20   —    d'eau distillee pèsent..............    —
24   —    de glycerine pèsent................
49   —    d'huile de croton pèsent............    —
52   —    de laudanum de Rousseau  pèsent....    —
35        de laudanum de Sydenham pèsent....    —
33   —    de liqueur de Fowler pèsent........
51   —    de teinture de digitale pèsent........
```

# ART DE FORMULER

Le praticien qui va ordonner un médicament est obligé de se poser d'abord les questions suivantes :

1° Qu'elle est la substance à employer?

2° Sous quelle forme doit-elle être administrée?

3° A quelle dose doit-on la donner?

4° Doit-on corriger ses effets soit en les diminuant, soit en les augmentant par l'association avec d'autre substances?

Les connaissances de matière médicale et de thérapeutique que possèdent nos lecteurs leur permettront, dans tous les cas, de répondre facilement aux trois premières. Nous allons simplement poser les règles qui doivent les guider pour résoudre la dernière de ces propositions.

A. On associe les médicaments pour augmenter l'énergie de l'un d'eux. Ce résultat s'obtient de plusieurs façons :

1° En mélangeant diverses formes pharmaceutiques de la même substance.

Le principe suivant, dû à Revers, renferme en quelques mots tout ce qui peut être dit à ce sujet :

« Lorsque tous les principes actifs d'un médicament ne sont pas solubles dans le même véhi-

cule et qu'il est impossible de l'administrer en
substance, il faut avoir recours à un mélange de
ses différentes préparations. »

2° En associant des substances qui, isolément,
produisent des effets physiologiques semblables.

L'expérience a en effet démontré que le
mélange agit plus énergiquement que n'importe
lequel des médicaments isolés pris à la même
dose que le mélange lui-même.

3° En ajoutant au médicament une substance
douée de propriétés différentes et n'exerçant
point sur lui d'action chimique, mais possédant
la faculté de rendre l'économie plus sensible à
son influence.

Quelques exemples nous feront comprendre
cette règle :

L'opium augmente l'action des préparations
mercurielles ;

Les carbonates alcalins augmentent l'action
des bromures alcalins ;

Les amers augmentent l'action des purgatifs.

4° En associant au médicament des substances
qui peuvent réagir sur lui de manière à modifier
ses propriétés physiques ou chimiques.

Exemple : le phosphate de chaux, administré
sous forme soluble grâce à son association aux
acides lactique et chlorhydrique, est plus actif
que le phosphate ordinaire.

B. On associe les médicaments pour diminuer
ou supprimer l'action irritante de l'un d'eux.

Voici les diverses règles à observer :

1° On mélange le médicament avec une substance qui en augmente ou qui en diminue la solubilité.

Exemple : le bichlorure de mercure administré avec l'albumine n'agit pas comme caustique sur la muqueuse stomacale.

Rendu très soluble grâce à un chlorure alcalin, il est absorbé avec assez de rapidité pour ne pas agir comme caustique.

2° On associe le médicament avec une substance qui est susceptible de préserver l'estomac et même l'économie de son action trop intense.

Exemple : on associe les drastiques à des infusions de café ou d'anis, ou à du savon ou à du lait pour prévenir les coliques que ces purgatifs occasionnent.

Pour corriger la constipation que donnent les toniques (fer, quinquina), on les associe à la rhubarbe ou à la magnésie.

C. On associe les médicaments pour obtenir à la fois les effets de plusieurs.

Les moyens à mettre en œuvre sont :

1° En mélangeant des médicaments qui produisent le même effet par des moyens différents.

Exemple : on associe l'émétique en lavage au sulfate de soude, et l'on sait que les deux médicaments ne purgent pas par le même mécanisme.

2° En associant des médicaments dont l'action est différente.

Cette règle se comprend facilement; chaque médicament agit isolément, et on a ainsi plusieurs effets différents et simultanés.

Exemple : faire vomir, en même temps que

purger par un mélange de sulfate de soude et d'émétique.

D. On cherche à obtenir des effets qu'une substance médicamenteuse simple prise isolément ne pourrait produire.

Pour cela :

1° On associe des substances qui ne réagissent pas chimiquement les unes sur les autres.

Aucune regle ne saurait être donnée pour ce cas. L'expérience seule peut indiquer quelles sont les substances qui, associées, constituent un médicament dont les effets sont différents de ceux qui entrent dans sa composition.

La poudre de Dower, la thériaque et un grand nombre de formules anciennes sont dans ce cas; ce sont de véritables *recettes* au lieu de formules raisonnées.

2° On associe des substances capables de réagir chimiquement les unes sur les autres, soit pendant la préparation du médicament, soit dans l'organisme.

Un grand nombre de préparations usuelles pourraient être citées en exemple. Nous nous bornons aux suivantes : Liqueur de Villate, Eau blanche de Goulard , Liniment calcaire, pour le cas où l'action chimique se fait pendant la préparation; tous les antidotes pour le cas où elle a lieu dans l'organisme.

E. On cherche à donner au médicament une forme appropriée, soit pour faciliter son administration, soit pour assurer sa conservation.

Exemple : pour administrer une poudre, on l'associe à un extrait ou à une substance siru-

peuse qui permettra de lui donner la forme de
bols ou de pilules ; — on empêche l'axonge qui
entre dans une pommade de rancir en la mélangeant à de l'acide benzoïque, etc.

Lorsque le choix de la substance est fait,
ainsi que celui de la forme sous laquelle on veut
l'administrer, il faut formuler la prescription,
c'est-à-dire l'écrire de telle sorte que le pharmacien puisse l'exécuter comme le praticien l'a
conçue et que la personne préposée aux soins de
l'animal puisse l'administrer comme il est convenable. Cette prescription écrite porte le nom
d'*ordonnance*.

L'ordonnance comprend trois parties :

1º L'inscription ;

2º La souscription ;

3º L'instruction.

**Inscription.** — On fait généralement précéder
l'énumération des substances du signe ℞, abré-
viation du mot latin *recipe* (prenez , puis on
écrit lisiblement le nom des substances et la dose
a laquelle on les donne.

Parmi les substances qui constituent un médicament, celle ou celles qui renferment le principe actif portent le nom de *base*; celle ou celles
qui, par leur action, doivent aider à celle de la
base, prennent le nom d'*adjuvant*; celle ou celles
qui doivent modifier l'odeur ou le goût ou toute
autre action de la base, action que l'on veut
éviter, portent le nom de *correctif*; la substance
qui doit servir à donner la forme voulue s'appelle
*intermede*; enfin celle qui sert à faciliter l'application s'appelle *excipient*.

Exemple : l'onguent vésicatoire vétérinaire :

*Base* : Poudre de cantharides n° 2.
*Adjuvant* : Poudre d'euphorbe.
*Intermede* : Huile grasse.
*Excipient* : { Poix noire. / Poix résine. }

Il n'y a pas de correctif; mais on pourrait, si l'on redoutait l'action de la cantharidine sur le rein, délayer un peu le vésicatoire dans de l'huile camphrée, qui ainsi servirait de correctif.

Dans l'inscription des doses, il faut avoir soin de faire des chiffres bien lisibles et de n'employer, pour indiquer les unités métriques, que des abréviations qui ne prêtent pas a ambiguïté. Cette remarque s'applique surtout aux termes *gouttes, grammes, grains*, mais ce dernier n'est plus usité aujourd'hui. Pour les gouttes, il serait bon, à l'exemple de bon nombre de médecins, d'indiquer le nombre en chiffres romains.

Si une substance entre en quantité indéterminée, variable suivant les besoins de la préparation, la dose est remplacée par les lettres q. s. (quantité suffisante).

Si plusieurs substances entrent dans la préparation pour la même quantité, il est d'usage de mettre après leur nom les lettres ãã répétées autant de fois qu'il y a de substances diverses, et d'écrire à la suite une seule fois la dose. Le nombre de jaunes d'œuf, de têtes de pavot, etc., s'indique par n°. Ainsi, jaune d'œuf n° 2 signifie deux jaunes d'œuf.

L'ordre à suivre pour l'inscription peut être

quelconque; cependant généralement on adopte le suivant : base, intermède, excipient, adjuvant, correctif.

**Souscription.** — Qand il le juge à propos, le praticien écrit le mode de préparation du médicament. Cette indication n'a de raison d'être que dans le cas où le mode de préparation peut influer sur le mode d'action. Dans la généralité des cas, elle est remplacée par ces lettres F. S. A. (fiat secundum artem) placées en dessous de l'inscription et suivies du nom de la forme à donner au médicament; on écrit aussi au-dessous, s'il y a lieu, le nombre de doses :

Exemple :

℥ Carbonate de fer........... 10 çentigr.
   Poudre de rhubarbe........ 20  —
   Bicarbonate de soude....... 10  —
F. s. a. pour un paquet.
Faire 20 de ces paquets.

**Instruction.** — C'est l'indication du mode d'emploi du médicament. Si l'on veut qu'elle soit transcrite sur l'étiquette par le pharmacien, on n'a qu'à ajouter à la suite : transcrivez.

**Doses des poisons.** — Il arrive fréquemment que des pharmaciens refusent de délivrer la quantité d'un poison qui figure sur une ordonnance parce qu'elle leur paraît exagérée. Pour éviter des retards, si la dose que l'on prescrit est réellement anormale, le praticien n'a qu'à écrire a la suite de la dose : je dis telle dose, et écrire la dose en lettres. La responsabilité du pharmacien étant ainsi mise à couvert, il n'hésitera pas à exécuter la prescription.

Pour terminer ce chapitre de l'ordonnance, nous al ons donner un exemple.

*Inscription.*
{
2ᶜ Extrait d'opium......... 50 centigr.
Tête de pavot........... n° 5
Laudanum de Sydenham.. X gouttes.
Riz.................... 20 grammes.
Eau ................. 1500 —
}

*Souscription.*
{
Faites bouillir les têtes de pavot dans l'eau, Passez au linge ; ajoutez l'extrait de pavot et le laudanum.
}

*Instruction.* — A administrer en 3 fois.

  Alfort, le 5 novembre 1885. X..., vétérinaire.
  Pour le chien de M. Y...

Si une ordonnance comprend plusieurs prescriptions différentes, on formule chacune d'elles à la façon ordinaire ; on met avant, 1°, 2°, etc., selon le rang qu'elle occupe ; enfin on réunit par une accolade les noms des diverses substances qui entrent dans chaque prescription.

**Incompatibilités.** — « On dit qu'il y a incompatibilité entre deux ou plusieurs substances lorsqu'elles constituent par leur association un mélange défectueux, soit par la forme, soit par les résultats physiologiques auxquels son administration donnerait lieu. » (Ivon, *Art de formuler*, p. 495.)

Etant donné que l'on connaît peu la nature des réactions qui s'accomplissent dans les organismes vivants, il est fort difficile d'établir d'une façon certaine les incompatibilités des substances médicamenteuses : telles associations ont été déclarées défectueuses que la pratique a montrées efficaces.

Donc sur ce point, où nous visons plus spécialement les incompatibilités physiologiques,
l'expérience, l'empirisme sont souvent supé-
rieurs aux théories les plus savantes.

A d'autres points de vue, il est des incompatibilités qu'il faut toujours éviter. Ainsi il faut
veiller à ce que toujours un corps que l'on veut
donner en solution soit en proportion convenable
avec son dissolvant. Il faut aussi que les substances que l'on associe puissent se mélanger
convenablement pour que le médicament prenne
la forme qu'on veut lui donner. La pratique
seule de la pharmacie peut permettre d'éviter
les associations vicieuses de cette nature.

Mais il est un genre d'incompatibilité qu'il faut
connaître : ce sont les incompatibilités chimiques. En effet, les substances associées peuvent
agir chimiquement les unes sur les autres et
donner lieu a des composés nouveaux qui peu
vent être dangereux ou tout au moins inactifs.

Il serait hors du cadre de cet ouvrage de citer
tous les cas d'incompatibilités chimiques. D'ailleurs, comme nous nous adressons à des lecteurs
qui ont déjà étudié la chimie, il nous suffira de
leur rappeler que la connaissance des lois de
Berthollet et celle des propriétés des divers corps,
qu'ils ont acquises dans l'étude des sciences dites
accessoires à la médecine, leur permettront de
prévoir les réactions pouvant résulter de telle ou
telle association.

# MOYENS PROPRES A FAIRE RECONNAITRE

## LA PURETE DES MÉDICAMENTS USUELS

Dans ce chapitre nous avons voulu donner aux
praticiens les moyens de reconnaitre la pureté
des médicaments qu'ils emploient et cela par des
procédés les plus a la portée de tous. Nous avons
borné notre choix aux médicaments qu'on utilise
le plus ordinairement.

Le vétérinaire a intérêt à se servir de médicaments purs, il faut rejeter au loin cette idée
que la médecine des animaux peut s'accommoder
très bien de produits médicamenteux impurs et
altérés. Ce sont là des données absolument
fausses; le médecin soucieux de sa réputation
s'adressera aux médicaments purs, seuls capables
de lui fournir les effets qu'il recherche.

### ACIDE ARSÉNIEUX

Cet acide est entierement volatilisable par la
chaleur; si on le projette sur des charbons ardents,
il donne lieu à la formation de vapeurs alliacees.
Il est très soluble dans l'eau bouillante. Pour
être pur il ne doit renfermer ni sulfure d'arsenic
ni oxyde d'antimoine. Il arrive qu'on l'additionne
de craie (effervescence avec les acides); de sulfate
de baryte (insoluble dans tous les dissolvants ;

d'amidon (qui bleuit par l'iode et se carbonise à une haute température).

### ACIDE PHÉNIQUE

Cet acide est sans influence sur les carbonates. Si on le traite par l'ammoniaque et le chlorure de chaux en solution concentrée, il se forme une coloration bleue ; si on le traite au contraire par l'eau bromée en excès, c'est une coloration jaune qui apparaît. Le plus souvent il renferme des carbures et il est coloré en rouge par l'acide rosolique.

### ACIDE SALICYLIQUE

Entièrement volatilisable par la chaleur. Il peut contenir : du chlorure de sodium : qui précipite par l'azotate d'argent, en solution acidulée par l'acide nitrique ; de l'acide phénique : on reconnaît la présence de l'acide phénique en ajoutant à une solution d'acide salicylique un peu d'hypochlorite de soude auquel on ajoute de l'ammoniaque jusqu'à réaction alcaline ; il se fait une coloration bleue qui passe au rouge en présence des acides. L'acide salicylique peut encore renfermer de la fécule, du sucre, du sulfate de potasse, corps qu'on reconnaîtra par les moyens ordinaires.

### AXONGE

Elle doit être blanche et dépourvue d'odeur. Pour lui donner du poids on lui incorpore du sel

marin, de la fécule, du plâtre. *Sel marin.* — Il
suffit de faire digérer l'axonge avec de l'eau ; la
perte du poids d'axonge donnera la quantité de
sel dissous. *Plâtre.* — On fait fondre l'axonge,
le plâtre se dépose au fond du vase en une
couche bien distincte. *Fécule :* reconnaissable
par l'iode qui la bleuit. L'axonge ne doit pas
être rance.

### AZOTATE DE BISMUTH

Les principales falsifications qu'il subit sont
dues à l'addition de *talc*, de *sulfate* ou de *carbonate de chaux*, de *carbonate de plomb*, de fécule.

Pour l'essai, on traite une portion du sel par
un excès d'acide azotique. Si la dissolution ne se
fait pas complètement, le produit est impur ; de
même si elle se fait avec effervescence. Dans ce
dernier cas (effervescence), on a affaire au carbonate de chaux ou de plomb. On caractérise le
plomb en étendant la liqueur nitrique de beaucoup d'eau et filtrant ; le liquide traité par l'iodure de potassium donne un précipité jaune.

Le culot inattaqué par l'acide nitrique est
inattaquable aussi par l'acide chlorhydrique si
l'on a affaire à du talc ; il est dissous par cet acide
si l'on est en présence de sulfate de chaux.

Le sous-nitrate suspect agité ou bouilli dans
de l'eau (tube à essai) donne par la teinture
d'iode une coloration bleue, s'il y a addition de
fécule.

### AZOTATE DE POTASSE

C'est un sel très soluble dans l'eau. Sa solution
ne doit pas précipiter : par le chlorure de baryum,
ce qui indiquerait la présence des sulfates ; ni
par le nitrate d'argent, preuve de la présence des
chlorures ; ni par l'oxalate d'ammoniaque, ce qui
dénoterait sa falsification par la chaux.

### CANTHARIDES

On mêle à la cantharide divers insectes tels
que le callichrome musqué (Callichroma mos-
chata) ; la cétoine dorée (Cetonia aurata) ; le
carabe doré (Carabus auratus ; la chrysomèle
(Chrysomela fastuosa). La poudre doit être absolument sèche. On y ajoute souvent de la poudre
d'euphorbe qu'on reconnaîtra en faisant bouillir
la poudre suspecte dans l'alcool ; après avoir
filtré à chaud, l'euphorbe se précipite par refroidissement.

### CHLORAL

Renferme parfois de l'acide chlorhydrique ;
dans ce cas, la solution de chloral rougit la teinture de tournesol, dégage des fumées en présence
de l'ammoniaque et précipite par le nitrate
d'argent. S'il y a du chlore, on voit la solution
de chloral colorer en bleu le papier ioduré d'amidon. Enfin si on l'a falsifié avec l'alcoolate de
chloral, il s'enflamme avec la plus grande facilité et brûle avec une flamme bleue. contraire-
ment à ce qui se passe pour le chloral.

### CHLOROFORME

Le chloroforme pur doit être : 1 Ininflammable ;

2º Avoir une densité de 1,48 et son point d'ébul
lition a 60º8 ;

3º Ne pas se troubler quand on l'agite avec de
l'eau ;

4º Ne pas précipiter par l'azotate d'argent, ce
qui indiquerait la présence du chlore ;

5º Etre neutre.

On doit le conserver dans des flacons colorés
et bouchés hermétiquement. Pour lui garder
toute sa pureté on a recommandé d'y ajouter
quelques centimètres cubes d'alcool.

### CHLORURE DE MERCURE (B I.

Très soluble dans l'éther et dans l'alcool. On
trouve souvent mêlé au sublimé corrosif du protochlorure de mercure et du sel ammoniac. Pour
en montrer la présence il suffit de dissoudre le sel
suspect par l'ether ; s'il est impur, les deux corps
en question, n'étant pas solubles dans l'éther, resteront en suspension. On le falsifie souvent par
l'addition de sulfate de potasse ou de baryte et
d'acide arsénieux qu'on reconnaltra avec beaucoup de facilité.

### CHLORHYDRATE DE MORPHINE

Le plus souvent ce sel est additionné de sucre.
On en reconnaitra la présence en le soumettant
à l'ébullition avec un acide ; dans ces conditions,

le sucre s'intervertit et réduit la liqueur cupro-
potassique. Il peut arriver que ce sel renferme
un excès d'eau, il suffit alors pour s'en assurer
de le soumettre à la température de 120°.

### ÉMÉTIQUE

Il peut contenir, quand il est mal purifié, de
l'oxyde d'antimoine, des chlorures, des arséniates,
de la chaux, de la crème de tartre. On l'additionne frauduleusement de sulfate de potasse.

*Oxyde d'antimoine.* — On dissout de l'émétique
dans l'eau; l'oxyde insoluble reste comme résidu,
le sel se dissout en entier.

*Chlorures, arséniates.* — La solution d'émétique
traitée par l'azotate d'argent donne un précipité
blanc, soluble dans l'ammoniaque quand il contient des chlorures; avec le même réactif, le précipité est rouge brique, quand le produit renferme des arséniates.

*Chaux.* — Par l'oxalate de potasse l'émétique
suspect, préalablement dissous, donne un précipité blanc.

*Crème de tartre.* — La solution traitée par
l'acétate de plomb en présence de l'acide acétique se trouble quand elle contient de la crème
de tartre.

*Sulfate de potasse.* — Par le chlorure de baryum
la solution donne un précipité blanc, insoluble
dans les acides minéraux (azotique, chlorhydrique).

### ESSENCE DE TERÉBENTHINE

L'essence est souvent falsifiée par dissolution
de térébenthine, de colophane ou de l'huile pyro-

génée obtenue par la distillation de la résine.

On reconnaît ces fraudes en traitant dans un tube à essai ou un verre à réactif 100 grammes d'essence par 8 gouttes d'ammoniaque :

Aucun effet, le mélange se sépare nettement : *térébenthine pure.*

Mélange émulsif qui s'éclaircit par le repos, donne un magma gélatineux, semi-transparent, bleu fauve, surnagé par un liquide incolore : *essence contenant 10 p. 100 de térébenthine.*

Même caractère, mais beaucoup moins tranché; magma peu volumineux : *essence contenant 5 p. 100 de térébenthine.*

Chaque goutte d'ammoniaque semble se solidifier en tombant dans le liquide; par l'agitation, solidification en masse consistante semi-transparente : *essence a 10 p. 100 de colophane.*

Même effet, masse plus opaque : *essence à 5 p. 100 de colophane.*

Solidification au bout de quelques secondes; masse butyreuse très blanche, grumelée, comme cristallisée : *essence à 1 p. 100 de colophane.*

Mélange émulsif qui s'éclaircit facilement; l'ammoniaque colorée en fauve gagne le fond du vase : *essence à 10 p. 100 d'huile pyrogénée.*

### ETHER SULFURIQUE

L'éther peut contenir : de l'eau, de l'alcool, de l'huile douce, des acides.

*Alcool.* — On reconnaît sa présence en plaçant un fragment de fuchsine dans l'éther soupçonné; dans ce cas, l'éther prend une coloration rose.

*Acides.* — Facilement reconnaissables en faisant agir sur l'éther un carbonate ou en se servant d'un papier de tournesol.

*Eau.* — L'eau se reconnaît à l'aide du sulfate

de cuivre anhydre qui passe au bleu si l'éther renferme de l'eau.

*Huile douce.* — On fait évaporer l'éther dans le creux de la main. Si l'évaporation n'est pas complète c'est que l'éther renferme de l'huile.

### FARINE DE LIN (POUDRE DE)

La farine de lin doit former avec l'eau une émulsion laiteuse.

Jaune, odorante, douce au toucher. elle renferme 35 pour 100 d'huile fixe et 20 pour 100 de mucilage. On la falsifie avec des tourteaux de lin, de la sciure de bois, de l'ocre jaune, de la farine d'orge, du carbonate de chaux.

### GENTIANE (POUDRE DE

On mélange souvent à la poudre de gentiane de l'ocre jaune ou de la poudre de gaïac. L'ocre se reconnaît par l'incinération. La poudre de gaïac se reconnaît en traitant la poudre soupçonnée par l'alcool; on obtient une teinture qui a toutes les propriétés de la teinture de gaïac.

### GLYCÉRINE

Un litre de glycérine pure doit peser 1 kg. 266; l'addition d'eau diminue ce poids.

La glycérine renferme souvent de la chaux, du sulfate de chaux, des sels métalliques (plomb, cuivre, fer), du chlorure de sodium, de l'acide oxalique.

La *chaux* et ses *sels* se reconnaîtront par l'addition d'oxalate d'ammoniaque qui donnera un précipité blanc.

Les *sulfates* donneront avec le chlorure de baryum acide un précipité blanc insoluble dans les acides.

Les *sels métalliques* précipiteront par l'hydrogène sulfuré.

Le *chlorure de sodium* précipitera par l'azotate d'argent et le précipité sera soluble dans l'ammoniaque.

L'*acide oxalique* enfin sera précipité par ébullition avec du chlorure de calcium et de l'animomonique.

Souvent la glycérine est fraudée par addition de glucose ou de sirop de sucre.

*Glucose.* — On le reconnaît en chauffant la glycérine avec de la liqueur de Fehling. Le sel de cuivre est réduit et il se forme un précipité rouge brique

*Sirop de sucre.* — On fait bouillir un peu de glycérine avec quelques gouttes d'acide chlorhydrique étendu d'eau. On sature par une solution de potasse qui déja noircira la liqueur ; on ajoute la liqueur cupro-potassique et on fait bouillir ; le précipité rouge brique un peu jaunâtre indiquera la présence du sucre.

### HUILE DE CROTON

L'alcool à 40° dissout l'huile de croton sans avoir d'action sur les autres huiles qu'on y aurait ajoutées par fraude.

### IODE

L'iode pur exposé à la chaleur, dans une capsule ou sur une lame de platine, se sublime entièrement; impur, il laisse un résidu (charbon, sable, houille, ardoise pilée, peroxyde de manganèse, graphite, etc.).

Il doit se dissoudre rapidement dans l'éther; si ensuite on ajoute un peu d'eau à la solution, l'éther monte à la partie supérieure, tandis que l'eau qui reste au-dessous étant incolore, permet d'observer s'il existe un dépôt non dissous par l'éther, de substances étrangères.

### IODOFORME

Chauffé dans un tube à essai, l'iodoforme pur doit se volatiliser sans résidu.

Il doit également se dissoudre tout entier dans l'éther.

Il est parfois falsifié avec de l'acide picrique. Dans ce cas, agité avec de l'eau, il lui communique une teinte jaune. Cette eau traitée par le cyanure de potassium prend une coloration rouge brun au bout de dix minutes environ.

### IODURE DE POTASSIUM

Les principales altérations ou falsifications de ce sel sont dues à la présence d'*iodate*, de *carbonate*, de *sulfate*, de *chlorure* ou de *bromure* de potassium.

*Iodate*. — On dissout l'iodure suspect dans de

l'eau distillée et on ajoute à la liqueur quelques gouttes d'une solution d'acide étendu (acide tartrique de préférence à tout autre); si la couleur devient rouge vineux, rouge foncé ou noire, le sel contient de l'iodate et d'autant plus que la couleur est plus intense (Leroy).

*Carbonate.* — Il fait effervescence avec les acides et est insoluble dans l'alcool.

*Sulfate.* — Il est précipité par le chlorure de baryum en solution acide.

*Chlorure.* — La solution traitée par de l'azotate d'argent donne un précipité. On ajoute de l'ammoniaque, on agite et on laisse déposer. On décante l'ammoniaque et on traite le liquide décanté par un acide; s'il se forme un précipité, le sel contenait des chlorures.

*Bromure.* — On mélange la solution d'iodure suspect avec du sulfate de cuivre en excès. On fait passer un courant d'acide sulfureux et on filtre. Si le liquide filtré précipite à nouveau par l'azotate d'argent, c'est qu'il renferme du bromure.

### IODURE DE MERCURE BI-)

Chauffé dans un tube à essai, le sel doit se sublimer entièrement.

Bouilli dans un tube à essai avec de l'alcool, il doit se dissoudre entièrement.

Il doit se dissoudre également sans résidu dans une solution d'iodure de potassium.

Trituré avec de l'eau, celle-ci, après repos et

décantation, ne doit pas précipiter par l'azotate
d'argent (absence de chlorure et d'iodure).

### KERMÈS

Toutes les matières qui servent à frauder le
kermès (peroxyde de fer, ocre rouge, sanguine,
bol d'Arménie, brique pilée, soufre doré d'antimoine, verre d'antimoine, litharge, poudre végé-
tale), peuvent être séparées à l'aide d'une solution de potasse bouillante qui ne dissout que le
kermès et laisse sous forme de dépôt les substances étrangeres. Le kermès qui renferme du
pentasulfure d'antimoine produit quand on le
projette sur des charbons ardents une flamme
bleue.

### MOUTARDE NOIRE (FARINE DE)

Si elle est sèche, elle est inodore et insipide;
humectée, elle devient âcre par suite de la formation de l'essence de moutarde. Elle doit être
verdâtre, parsemée de débris rougeâtres. On la
falsifie avec l'ocre jaune qu'on reconnaît par l'incinération qui permet d'y rencontrer de l'oxyde
de fer; avec le curcuma qui donne à l'eau une
coloration jaune et qui devient rouge en présence de la potasse; avec l'amidon qui se colore
en bleu par l'iode.

### POMMADE MERCURIELLE

Elle est fraudée par substitution à une portion
de mercure de plombagine, d'ardoise pilée, de
charbon, de bioxyde de manganese.

Pour l'essai, on prend un poids déterminé de pommade, 10 grammes par exemple, et on le traite par un excès d'éther, de chloroforme, de benzine ou de sulfure de carbone. L'axonge se dissout, on décante. Ce qui reste doit être du mercure pur, et, pesé, il doit (pour 10 grammes de pommade) peser ou 5 grammes (onguent napolitain ou 2 gr. 5 (onguent gris).

On reconnaît que le mercure isolé est pur en le chauffant dans un tube à essai; il doit distiller sans résidu; ce qui ne distille pas représente les impuretés.

### RACINE DE GRENADIER (ÉCORCE DE)

On fraude cette écorce avec l'écorce d'épine-vinette, de buis, avec l'écorce des tiges de grenadier. Cette dernière fraude est facile à reconnaître, car l'écorce des tiges est couverte de végétations cryptogamiques qui font défaut sur l'écorce de la racine. Quant à l'écorce de buis, elle ne colore pas la salive et son infusion ne donne pas de coloration avec les sels de fer. L'écorce d'épine-vinette colore la salive en jaune, mais elle non plus ne précipite pas les sels de fer. Seule l'écorce véritable précipite ces derniers.

### RÉGLISSE (POUDRE DE)

On la falsifie : 1° avec le stil de grain : composé d'alumine, de carbonate de chaux et de la matière colorante de la graine d'Avignon; on reconnaît cette fraude en humidifiant la poudre de réglisse avec l'haleine, il s'en exhale une odeur argileuse ; traitée par un acide, cette poudre fait effervescence ; 2° la poudre de gaïac : la poudre suspecte traitée par l'alcool donne de la teinture de gaïac qui devient verte ;au contact du chlore.

### SULFATE DE QUININE

Ce sel est fréquemment fraudé par addition de matières minérales (acide borique, phosphate et sulfate de soude, etc.), de produits organiques (acide benzoïque, acide stéarique, etc.), de sels des autres alcaloïdes du quinquina.

On fera l'essai par le procédé de Kœrner : 0 gr. 5 du sulfate sont agités dans un tube à essai avec 10 centimètres cubes d'eau à 50 ou 60 degrés, pendant dix minutes ; on recueille 5 centimètres cubes de cette liqueur refroidie et filtrée ; on les additionne de 1 centimètre cube d'éther et de 5 gouttes d'ammoniaque ; puis on bouche le tube, on agite et on laisse reposer pendant deux heures ; si la partie éthérée de la liqueur ne renferme pas de cristaux, le sulfate est suffisamment pur.

### SULFATE DE SOUDE

On peut y rencontrer :

Sulfate de magnésie que précipitent les carbonates.
Sels ammoniacaux ; si on broie le sel avec de la potasse il se fait un dégagement d'ammoniaque.
Sulfate de magnésie qui en présence d'un sulfure alcalin donne un précipité couleur chair.
Sulfate de chaux précipité par l'oxalate d'ammoniaque.

Chlorure de sodium précipité par le nitrate d'argent. Le sulfate de soude qui renferme du chlorure de sodium décrépite au feu et donne de l'acide chlorhydrique à chaud en présence de l'acide sulfurique.

## RECHERCHES
## DANS LES URINES PATHOLOGIQUES

La détermination des principes morbides de l'urine ne peut avoir en médecine vétérinaire la même importance que dans la médecine humaine En effet, il ne suffit pas de caractériser dans ce liquide la présence de tel ou tel principe, il faut encore pouvoir connaître la quantité produite dans un temps donné, vingt-quatre heures par exemple. Ce résultat ne peut être obtenu qu'en recueillant et mesurant l'urine émise pendant ce laps de temps; obtenir les urines de vingt-quatre heures est nécessaire à un autre point de vue : la composition du liquide n'est pas la même à tous les instants de la journée et on doit pour avoir chaque jour des observations comparables, opérer sur une partie du mélange des urines d'une journée.

Il est difficile dans la pratique courante de recueillir toute l'urine émise par un animal [1]. A l'école de Dresde, MM. Siedamgrotzky et Hofmeister ont fait construire un local spécial où sont placés les animaux à observer; la disposition du

1. On peut se servir avec avantage d'un urinal inventé par MM. Masselin et Porcher. Ces auteurs ont fait confectionner 2 appareils l'un à l'usage du cheval, l'autre à l'usage de la jument.

sol est telle que les urines vont se réunir dans un vase gradué. La même disposition a été adoptée a la Compagnie des petites voitures de Paris pour les recherches spéciales.

On peut cependant retirer de l'examen d'un échantillon d'urine quelques indices précieux pour la clinique, tels que la constatation de produits anormaux : sucre, albumine, acides biliaires, pigments biliaires, globules sanguins, hémoglobine.

### 1° DOSAGE DE L'URÉE

De tous les procédés qui peuvent servir au dosage de l'urée, nous recommanderons l'appareil de Regnard [1] qui donne des indications suffisantes dans les recherches cliniques.

On se sert d'hypobromite de soude qui décompose l'urée en azote et en acide carbonique.

Voici comment on prépare cette liqueur :

```
Eau distillée......................... 140 c. cubes.
Lessive de soude 36°.................   60
Brome.................................    7
```

On mélange d'abord l'eau et la lessive de soude puis on ajoute en agitant continuellement le brome.

L'acide carbonique dégagé est absorbé par la soude en excès dans le réactif et c'est du volume d'azote obtenu qu'on déduit la quantité d'urée. Un décigramme d'urée doit donner 37 centimètres cubes d'azote supposé mesuré à 0° et sous la

_______

1. On se procure l'appareil de Regnard chez Chabaud rue de la Sorbonne avec la notice explicative et les tables.

pression de 760 millimètres. Le volume de gaz recueilli dans l'éprouvette de l'appareil de Regnard est modifié à la fois par la pression atmosphérique, la température et la vapeur d'eau dont le gaz est saturé. Il faut donc lui faire subir des corrections; la première de toutes est celle qui est basée sur ce fait que l'hypobromite ne dégage que les 92 centièmes de l'azote de l'urée; il est donc nécessaire d'augmenter de 8 centièmes le chiffre du volume d'azote. C'est alors seulement sur ce dernier chiffre que porteront les corrections de température et de pression d'après la formule suivante :

$$V^o = V \frac{1}{1 + 0,003665 \times t} \times \frac{H-f}{760}$$

$V^o = $ le volume corrigé.

$V = $ le volume lu sur l'éprouvette.

$H = $ la pression atmosphérique au moment de l'expérience.

$t = $ la température au moment de l'expérience.

$f = $ la force élastique de la vapeur d'eau à cette température.

On a démontré que dans une urine qui renferme du glucose, une urine diabétique par exemple l'hypobromite dégageait tout l'azote de l'urée. Regnard a construit des tables qui suppriment les calculs et qui donnent en grammes et décigrammes la quantité d'urée par litre d'urine.

### 2° RECHERCHE DE L'ALBUMINE

*A.* Si l'urine est trouble, il faut au préalable la filtrer.

On met dans un tube à essai quelques centimètres cubes du liquide clair et on l'acidule par

quelques gouttes d'acide acétique ; puis on chauffe
la partie supérieure du liquide ; s'il y a de l'albumine, il se produit un trouble qui est très apparent par comparaison avec le liquide placé au-
dessous qui est resté clair. Si, lors de l'addition
d'acide acétique, l'urine se trouble, il faut la filtrer
à nouveau avant de chauffer.

*B.* Dans un verre à pied on met 3 ou 4 centimètres cubes d'urine claire et on laisse couler
doucement, le long des parois, de l'acide azotique
qui va au fond du verre. A la limite de séparation
des deux liquides, on verra un trouble plus ou
moins abondant quand l'urine est albumineuse.

*C.* Le réactif de Millon donne une coloration
dans les urines albumineuses :

Mercure métallique.....................  2 gr.
Acide nitrique fort....................  2 —

Dissolvez à froid, puis chauffez. Après dissolution,
ajoutez le double de son volume d'eau ; laissez reposer,
puis decantez la partie claire.

*D.* On peut encore déceler l'albumine par le
réactif de Tanret :

Iodure de potassium pur......... 3 gr. 32
Bichlorure de mercure........... 1 gr. 35
Acide acétique cristallisable...... 20 cent. c.
Eau distillee..... q. s. pour faire 60 c.c.

On verse dans un tube à essai 3 centimètres
cubes d'urine et on ajoute une certaine quantité
du réactif jusqu'à ce que, s'il y a précipitation, le
précipité ne se redissolve pas par agitation. Le précipité ne doit se dissoudre ni par addition d'eau,
(acide urique précipité par l'acide du réactif), ni

par addition d'éther, (les sels biliaires peuvent précipiter par le réactif mais se dissolvent en présence de l'éther).

Pour déceler des traces d'albumine on verse dans un tube a essai 4 à 5 centimètres cubes de réactif, puis on y fait couler doucement et par goutte l'urine filtrée. Au point de contact des deux liquides on aperçoit un disque bleuâtre plus ou moins opaque et épais suivant la quantité d'albumine.

### 3° DOSAGE DE L'ALBUMINE

Le seul procédé véritablement exact est la pesée après coagulation.

On a recours à l'action de la chaleur; 100 centimètres cubes d'urine acidulée par l'acide acétique sont placés dans une capsule de porcelaine et portés à l'ébullition. Le liquide bouillant est porté sur un filtre taré au préalable.

Le précipité est lavé un très grand nombre de fois à l'eau distillée bouillante jusqu'à ce qu'il soit devenu parfaitement blanc.

C'est alors qu'on dessèche le tout à la température de 102° environ, on pèse; l'augmentation du poids du filtre donne la quantité d'albumine recherchée.

Dans les recherches cliniques on peut avoir recours à l'albuminimètre d'Esbach.

### 4° RECHERCHE DU SUCRE

S'assurer par les réactions ci-dessus décrites que l'urine ne contient pas d'albumine. Si elle en

renferme, on la traitera par l'acétate de plomb
et on filtrera; le liquide filtré sera traité par une
solution de sulfate de soude et on filtrera à nouveau. Sur le liquide clair on fera les essais suivants :

*A. Par les alcalis.* — Dans un tube à essai on
chauffera l'urine avec de la potasse en excès. La
liqueur brunira si elle contient du glucose.

*B. Par la liqueur de Fehling.* — On prépare de
la liqueur de Fehling au moment de l'usage. Pour
cela on mélange dans un tube à essai 1 centimètre cube de la solution cuivrique renfermée
dans un flacon à autant de liqueur alcaline renfermée dans un autre, et on étend du double
d'eau.

*Liqueur cuivrique.*

Sulfate de cuivre..........    40 gr.
Eau distillée...............   1600 —

*Liqueur alcaline.*

Sel de Seignette...............   150 gr.
Soude pure.....................   100 —
Eau distillée...... q. s. pour faire   1600 —

On porte le liquide bleu à l'ébullition; il ne
doit pas changer d'aspect. On le laisse refroidir
une minute et on y introduit deux ou quatre
gouttes de l'urine à essayer après qu'elle a été
alcalinisée. On chauffe légèrement et le glucose,
s'il y en a, est caractérisé par l'apparition d'un
précipité jaune qui ne tarde pas à rougir.

### 5° DOSAGE DU SUCRE

On introduit dans un ballon 5 centimètres cubes de la liqueur de Fehling et on ajoute 15 centimètres cubes de solution de potasse concentrée. L'urine qui renferme du sucre, étendue au préalable de 10 ou 20 fois son volume d'eau, est introduite dans une burette graduée.

La liqueur cupro-potassique une fois bouillante, on verse goutte à goutte l'urine jusqu'au moment où apparaît une teinte jaunâtre.

L'opération finie, on lit sur la burette le nombre de divisions employées. Supposons que 20 cm³ de la liqueur de Fehling soient décolorés par 10 centigrammes de glucose et qu'il ait fallu 12 divisions de la burette pour obtenir ce même résultat, une division correspondant à 1 cm les 12 cm³ contiendraient donc 10 centigrammes de glucose, d'où l'on tire

$$\frac{12}{0,10} = \frac{1000}{x}$$

$$x - \frac{0,10 \times 1000}{12} \qquad 8,33$$

Donc 1 litre de cette solution renferme 8 gr. 33 de glucose. Si l'urine a été diluée $n$ fois, il suffit de multiplier ce résultat par $n$.

### 6° RECHERCHE DES ACIDES BILIAIRES

*Réaction de Pettenkofer.* — 3 cm³ d'urine sont additionnés de 2 gouttes d'une solution concentrée de sucre de canne. On ajoute quelques gouttes d'acide sulfurique; s'il y a des acides biliaires, il se produit une belle coloration pourpre. Si la réaction ne se fait pas à froid, chauffer sans dépasser la température de 70°.

*Réaction de Strassbürger.* — On mélange l'urine suspecte avec un volume égal d'une solution concentrée de sucre de canne. On y trempe quelques morceaux de papier-filtre qu'on laisse sécher. On fait ensuite couler sur l'un d'eux une goutte d'acide sulfurique. Il se produit sur le trajet de la goutte une coloration rouge qui passe au violet.

### 7° RECHERCHE DES PIGMENTS BILIAIRES

*Réaction de Gmelin.* — On met dans un verre à pied de l'acide azotique fortement chargé de vapeurs nitreuses et on fait arriver à sa surface, en versant sur les parois du vase et sans agiter, l'urine à essayer. Après quelques secondes, on observe sur les premières couches liquides, quand l'urine renferme des pigments biliaires, des colorations qui se succèdent de haut en bas, dans l'ordre suivant : vert, bleu, violet, rouge, jaune. La formation des couches verte et violette est caractéristique.

### 8° RECHERCHE DES GLOBULES SANGUINS

Lorsque l'urine renferme des globules sanguins, quelques gouttes mises sur une lame portée sous le microscope suffiront pour montrer la présence de cet élément du sang.

### 9° RECHERCHE DE L'HÉMOGLOBINE

On la caractérise par l'examen spectrosco-
pique. Dans ce cas on voit deux bandes noires
qu'on appelle bandes d'absorption de l'hémoglobine ; l'une est située dans le jaune et l'autre dans
le vert. C'est un moyen très précis puisqu'on
observe encore les deux bandes dans une dilution
de sang a un dix-millième.

On peut se servir pour cette recherche du
micro-spectroscope de Prazmowski qui s'adapte
sur le microscope à la place de l'oculaire.

### RECHERCHES DIVERSES

Quand on administre à un animal malade des
médicaments qui s'éliminent par l'urine, il y a
intérêt à savoir si cette élimination se fait régulièrement, afin d'éviter l'accumulation par l'administration de nouvelles doses. Les sels métalliques sont recherchés par des méthodes qui ne
sont pas pratiques en clinique.

Parmi les autres médicaments nous signale-
rons simplement le salicylate de soude.

On le reconnaît dans l'urine à la couleur violette que prend ce liquide quand on y ajoute du
perchlorure de fer étendu.

*Bibliographie :*

YVON. — *Art de formuler.*
JUNGFLEISCH. — *Manipulations de chimie.*
CHEVALLIER ET BAUDRIMONT. — *Dictionnaire des falsifications.*
FREDERICQ. — *Manipulations de physiologie.*

# FORMULAIRE

## MÉDICAMENTS HYPNOTIQUES ET CALMANTS

Ce groupe contient tous les médicaments administrés dans le but de modifier le système nerveux : narcotiques, anesthésiques, antispasmodiques, stupéfiants.

Les narcotiques agissent avec moins de puissance chez les animaux que chez l'homme.

*Effets généraux.* — *A petite dose*, diminution de la sensibilité réflexe et par conséquent ralentissement de l'activité fonctionnelle ; diminution et même arrêt des sécrétions ; dilatation ou contraction de la pupille, affaiblissement de la vue.

*A dose forte*, d'abord accélération de la circulation et élévation de la température, puis diminution de l'une et de l'autre.

*Longtemps répétés*, ils produisent le narcotisme (engourdissement plus ou moins complet).

Les narcotiques peuvent être administrés par n'importe quelle voie sans que les doses changent beaucoup pour produire les mêmes effets.

La tolérance pour ces médicaments s'obtient avec une grande facilité, les doses peuvent être relativement considérables.

*Indications.* — Contre les douleurs exagérées, les maladies du système nerveux.

*Contre-indications.* — L'usage trop prolongé dans les maladies de l'appareil digestif amène la torpeur de celui-ci.

On ne doit pas les administrer aux animaux débiles ou cachectiques.

*Contre-poison des narcotiques.* — Expulser le poison par un vomitif s'il en est encore temps. Administrer une décoction de tannin ou de noix de galle, ou mieux de l'iodure de potassium ioduré. — Faire marcher l'animal et lui donner du café non sucré, à haute dose.

### Opiacés.

Les principes actifs de tous ces médicaments sont la morphine et les alcaloïdes de l'opium.

**Pavot somnifère** (*Papaver somniferum*. — Deux variétés, le pavot blanc et le pavot noir.

*Capsules ou têtes de pavot blanc.* — L'action est celle de l'opium considérablement amoindrie. On les emploie surtout en décoction.

*Décoction de pavot blanc.* — Prenez 5 ou 6 têtes de pavot blanc; enlevez les graines et concassez grossièrement; faites bouillir dans 1 litre d'eau jusqu'a réduction aux 2 3.

*Extrait de pavot.* — Il faut le préparer en traitant par lixiviation 1 kilogr. de capsules de pavot séparées de leurs graines et réduites en poudre grossière par 7 kilogr. d'alcool à 60° centigr.

10 parties remplacent à peu près 1 partie d'opium.

*Sirop de pavot blanc (sirop diacode .*

| | |
|---|---|
| Extrait de pavot..................... | 16 gr. |
| Eau pure......................... | 125 — |
| Sirop simple..................... | 1500 — |

Faites dissoudre l'extrait dans l'eau, filtrez la dissolution, ajoutez-la au sirop bouillant et faites cuire à consistance de s rop. Chaque 32 gr. de sirop contient 30 centigr.
d'extrait.

Employé pour les chiens à la dose de 10 à 30 gr., dans
la bronch te legère.

### FORMULES MAGISTRALES

*Poudre adoucissante (**Lebas**).*

| | | |
|---|---|---|
| Poudre de racine de guimauve.... | } āā 10 gr. | |
| Poudre de reglisse............... | | |
| Soufre sublimé et lavé.............. | 10 — | |
| Extra t de pavot................. | 4 — | |

Divisez l'extrait dans la poudre et passez au tamis de
crin.

Calme la toux, favorise l'expectoration. Se donne dans
du miel ou de la mélasse sous forme d'opiat à la dose de
60 gr. dans la b ouchite du cheval.

*Électuaire adoucissant et calmant **Delafond**).*

| | | |
|---|---|---|
| Poudre de réglisse.............. | } āā 125 gr. | |
| Poudre de guimauve............. | | |
| Extrait de pavot.................... | 64 — | |
| Huile........................... | 125 — | |
| Miel ou mélasse.................. | 500 — | |

Dans la bronchite du cheval.

*Fomentation calmante.*

| | |
|---|---|
| Têtes de pavot.................. | nº 20. |
| Décoction de guimauve.......... | 10 kilogr. |

F. S. A. Contre les douleurs localisées.

*Fomentation narcotique.*

Têtes de pavot....................    n° 6
Eau...............................    1 litre.
Feuilles de morelle...............   50 gr.

F. S. A. Douleurs localisées.

*Lavement de pavot.*

Têtes de pavot....................    n° 6.
Eau...............................    2 litres.

Contre les diarrhées légères. On peut y délayer 50 gr. d'amidon.

*Collyre anodin.*

Capsules de pavot.................    n° 2.
Laitue............................    n° 1.
Safran............................    2 gr.
Eau bouillante....................    500 —

Faites bouillir la laitue et les capsules de pavot pendant une demi-heure; faites infuser le safran, passez l'infusion sans l'exprimer et appliquez des compresses sur les yeux dans les cas d'ophtalmie aiguë.

*Lotion adoucissante.*

Capsules de pavot écrasées......    n° 6.
Son..............................    2 poignées.
Eau commune......................    2 litres.

Après avoir fait la décoction de pavot, ajoutez le son; continuez l'ébullition encore quelques minutes, passez la décoction et employez chaud. — Douleurs localisees.

*Cataplasme calmant.*

Mie de pain......................    1000 gr.

Amenez en consistance de cataplasme en faisant bouillir avec une suffisante quantité d'une décoction de six têtes de pavot. — Douleurs localisées de nature inflammatoire.

**Opium** — Suc épaissi du papaver somniferum. Il renferme différents alcaloïdes dont nous parlerons plus loin, de l'acide méconique, de l'acide lactique, de la gomme, des matières résineuses et des débris végétaux. Les alcaloïdes sont les principes actifs.

On emploie généralement l'opium de Smyrne qui renferme environ 6 p. 0/0 de morphine.

*Propriétés.* — A petite dose, il provoque le sommeil.

A dose élevée, il excite d'abord le cerveau, puis il donne un sommeil profond et agité.

Il arrête les sécrétions intestinales et constipe à petite dose. A dose toxique, il donne de la diarrhée, il en est de même quand il a produit le narcotisme (diarrhée des mangeurs d'opium .

*Indications.* — Usage externe : contre les douleurs exagérées. — A l'intérieur contre les hyper-sécrétions de l'appareil digestif, les maladies nerveuses.

*Contre-indications.* — (Voir les narcotiques en général, p. 2.

*Doses.* — De 5 à 20 grammes au cheval et au bœuf; de 5 à 20 centigrammes aux petits animaux.

La variation de composition de l'opium en ce qui concerne la quantité de morphine a conduit à fabriquer de l'opium dont la teneur en morphine est constante :

**Opium (Aubergier).** *Opium* ou *aff im indigène de pavot pourpre.* Fai es des incisions longitudinales, légèrement inclinées, aux capsules du pavot pourpre, lorsqu'elles ont atteint leur déve oppement complet, et avant qu'elles passent de la couleur verte à la couleur jaune; recueillez immediatement avec le doigt, dans un verre, le suc laiteux qui s'écoule; répétez ces incisions par intervalles jusqu'à ce qu'elles aient embrassé toute la circonférence de la capsule. Réunissez le produit de la récolte dans de larges vases à fond plat; exposez-le au soleil jusqu'a ce qu'il ait acquis une consistance assez ferme pour pouvoir être divisé en pains de 50 grammes. Laissez les pains exposés au soleil et à l'air jusqu'à ce qu'ils puissent être enveloppés dans des feuilles de papier huilé sans s'y attacher.

Cet opium contient le dixième de son poids de morphine.

*Extrait d'opium* ou *d'affium indigène de pavot pourpre.* — Coupez 500 grammes d'opium de pavot pourpre par tranches; versez dessus 6 litres d'eau distillée froide; au bout de douze heures, malaxez l'opium, et après douze nouvelles heures de macération, passez et exprimez. Soumettez le marc à une nouvelle macération dans 6 parties d'eau froide et passez encore avec expression. Décantez les liqueurs et évaporez-les au bain-marie en consistance d'extrait. Versez sur cet extrait 4 kilogrammes d'eau distillée froide, agitez de temps en temps pour faciliter la dissolution, passez les liqueurs et faites évaporer en consistance d'extrait pilulaire.

Cet extrait contient un cinquième de son poids de morphine.

### Vin d'opium titré.

Vin de Madère...................... 500 gr.
Opium titré........................ 50 —

Faites macérer huit jours et filtrez. Si vous ne retirez pas une dose de vin équivalente à celle employée, lavez le résidu avec une quantité de vin suffisante pour compléter 500 grammes. Ce vin contient 1 p. 100 de morphine.

### Teinture d'opium titré.

Extrait d'opium titré................ 10 gr.
Alcool à 60° centigr................. 1 kil.

Faites dissoudre l'extrait d'opium titré dans l'alcool et filtrez la solution. La teinture contient 1 p. 500 de morphine.

### Sirop d'opium titré.

Opium titré........................ 1 gr. 5
Eau................................ 500 —
Sucre blanc........................ 1 kil.

Faites dissoudre l'opium titré dans l'eau; filtrez la solution; faites-y dissoudre le sucre et filtrez le sirop au papier : 10 grammes de sirop contiennent 1 centigr. d'opium et 1 milligr. de morphine. Ces trois préparations permettent d'administrer des quantités déterminées de morphine.

### PRÉPARATIONS OPIACÉES OFFICINALES

*Poudre d'opium.* — Coupez l'opium par tranches; faites-le sécher à l'étuve et pulvérisez sans laisser de résidu. Même dose que l'opium.

Cette poudre entre dans les électuaires, les bols ou les breuvages.

*Extrait d'opium.* — Les formulaires contiennent un grand nombre d'extraits d'opium; nous en mentionnerons un seul, qui est usité dans la médecine vétérinaire.

### *Extrait gommeux* ou *extrait aqueux d'opium.*

℞ Opium choisi.................... 1 kilog.

Coupez-le par tranches et versez dessus 6 kilogr. d'eau distillée froide; au bout de douze heures, malaxez l'opium avec les mains, et après douze heures de macération, passez sur une toile et exprimez. Soumettez le marc à une nouvelle macération dans 6 parties d'eau froide, et passez encore avec expression. Décantez les liqueurs, et évaporez-les au bain-marie jusqu'en consistance d'extrait; versez sur cet extrait 8 kilogr. d'eau froide ou environ seize fois son poids ; agitez de temps en temps pour faciliter la dissolution; passez les liqueurs et faites-les évaporer jusqu'en consistance d'extrait pilulaire.

*Dose.* — S'emploie à des doses moitié plus faibles que l'opium.

### *Vin d'opium composé (laudanum liquide de Sydenham).*
**(Codex.)**

| | | |
|---|---|---|
| ℞ Opium officinal divisé............ | 200 | gr. |
| Safran incisé.................... | 100 | |
| Cannelle concassée............. | 15 | — |
| Girofles concassés.............. | 15 | — |
| Vin de Grenache................ | 1600 | — |

Mettez le tout dans un matras; faites macérer pendant quinze jours; passez; exprimez fortement et filtrez. 4 grammes de ce médicament représentent 25 centigr. d'extrait d'opium; 20 gouttes pèsent à peu près 1 gramme.

On l'emploie sous forme de collyre à la dose de 1 à 2 grammes pour 100 grammes d'eau. On le prescrit pour les chiens à la dose de 10 ou 12 gouttes dans les lavements ou les breuvages; à la dose de 5 à 10 grammes sous forme de lavements dans les cas de diarrhée pour les grands animaux; à l'intérieur de 8 à 16 gr. pour le cheval, de 12 à 24 gr. pour le bœuf, de 0 gr. 5 a 1 gr pour le chien.

### Vin d'opium obtenu par la fermentation (opium ou laudanum de Rousseau . (Codex.)

℞ Opium officinal................    200 gr.
  Miel blanc....................    600 —
  Eau chaude....................      3 litres.
  Levure de bière fraîche.........     40 gr.
  Alcool à 60°..................    200 —

Délayez séparément le miel et l'opium dans l'eau chaude; mélangez les liqueurs; ajoutez-y la levure de bière, et laissez digérer dans un lieu dont la temperature soit d'environ 30 degrés, pendant un mois au moins, jusqu'à ce que la fermentation soit terminée. Passez avec expression; filtrez et distillez à la chaleur du bain-marie, pour retirer 600 grammes de liqueur, laissez-le refroidir, ajoutez les 200 grammes d'alcool; après vingt-quatre heures filtrez de nouveau et conservez pour l'usage. 4 grammes de ce laudanum correspondent à environ 50 centigrammes d'extrait d'opium.

Ce laudanum est employé comme calmant. On le prescrit à la dose de 4 à 6 gouttes dans les lavements pour le chien, et à la dose de 20 gouttes dans les collyres. Quelquefois on instille dans l'œil quelques gouttes de ce laudanum pour combattre les ulcérations et les taies de la cornée.

### Teinture d'extrait d'opium (Codex).

Extrait d'opium....................     10 gr.
Alcool à 60°.....................    120 —

Laissez en contact en vase clos jusqu'à dissolution. Filtrez.

### Poudre calmante Harveng).

| | |
|---|---|
| Oléosaccharum de fenouil.......... | 2 gr. 5 |
| Kermès minéral.................... | 0 gr. 10 |
| Extrait de jusquiame.............. | 0 gr. 10 |
| Opium............................. | 0 gr. 05 |

F. S. A. une poudre.

En deux fois à 24 heures d'intervalle dans une infusion de tilleul. — Contre le symptôme toux. Chiens de luxe.)

### Contre la diarrhée.

| | |
|---|---|
| Teinture d'opium simple......... .. | 100 gr. |
| Décoction mucilagineuse........... | Q. S. |

A administrer en 1 seule fois.

F. S. A. une mixture. — Une cuillerée à bouche toutes les deux heures. (Diarrhée des jeunes chiens.)

### Électuaire antispasmodique.

| | |
|---|---|
| Digitale........................... | 2 gr. |
| Opium.............................. | 4 — |
| Camphre........................... | 8 — |
| Valeriane.......................... | 16 |
| Miel ou mélasse.................... | 32 — |

En deux doses. — Palpitations du cœur. Cheval.)

### Poudre de Dower.

| | | |
|---|---|---|
| ℞ Poudre de sulfate de potasse.. | } | āā 125 gr. |
| Poudre de nitrate de potasse.. | | |
| Poudre d'ipecacuanha........ | } | āā 32 — |
| Poudre de réglisse........... | | |
| Extrait d'opium sec et pulvérisé . | | 32 — |

Faites sécher exactement toutes les poudres à l'étuve et mélangez-les avec le plus grand soin. Cette poudr doit ses propriétés à l'opium et a l'ipecacuanha. On l prescrit au chien dans les bronchites, à la dose de 20 60 centigrammes.

1.

### *Thériaque et diascordium.*

C'est un électuaire d'une composition des plus complexes.

La thériaque se conserve très bien. On la préparait jadis en grande cérémonie, et l'on assurait qu'elle acquérait des propriétes en vieill ssant.

Il serait difficile d'imaginer un plus monstrueux assemblage. La thériaque est une image fidèle du chaos de l'ancienne thérapeutique, et cependant elle a survécu à l'oubli qu'ont encouru justement toutes ces recettes ridicules. La thériaque a été pendant un grand nombre de siècles beaucoup plus employée qu'elle ne l'est aujourd'hui : elle est encore fort usitée de nos jours. La theriaque a survécu parce qu'elle a des propriétés qu'on chercherait en vain dans tous les médicaments simples; c'est pour ainsi dire le pendant du laudanum de Sydenham. Ces deux médicaments sont à la fois toniques et calmants; mais les propriétés calmantes dominent dans le laudanum. tandis que les propriétés excitantes de la thériaque sont plus prononcées. On fait aujourd'hui une thériaque beaucoup moins compliquée que l'ancienne et qui la remplace avantageusement.

On peut remarquer que la thériaque contient, entre autres medicaments actifs, l'opium, c'est le plus essentiel; puis des medicaments toniques, comme le fer et les amers, et des medicaments stimulants, comme les resines et les huiles volatiles. L'association de ces propriétés peut souvent présenter beaucoup d'avantages.

Le diascordium est encore un de ces vieux électuaires qui ont survécu; c'est un médicament utile. L'association de l'opium avec des substances astringentes, stimulantes et toniques le rend précieux pour combattre les diarrhees entretenues par l'atonie du canal digestif. On l'emploie à la dose de 2 à 4 grammes pour le chien et a la dose de 30 grammes pour les grands animaux.

4 grammes de thériaque renferment a peu près 5 centigrammes d'opium brut, par conséquent 3 milligrammes de morphine environ, en supposant qu'elle soit faite avec de l'opium de Smyrne.

Chaque gramme de diascordium renferme 6 milligrammes d'extrait d'opium.

La theriaque n'est employée aujourd'hui que pour la préparation de l'élixir calmant de Lebas. Employée seule, elle est excellente contre les entéralgies.

Le diascordium donne d'excellents résultats contre les diarrées rebelles.

### PRÉPARATIONS MAGISTRALES D'OPIUM

#### *Breuvage anodin* **Besnard** .

    Extrait d'opium............... ....    4 centigr.
    Eau tiede............... .... ...    1 verre.
    Lait ..........................,,,,    1 —

Dissolvez l'extrait dans l'eau. Administrez en trois ou quatre fois dans le courant de la journée. M. Besnard conseille ce breuvage contre l'entérite diarrhéique des veaux.

Le surlendemain il donne 15 gr. de crème de tartre soluble dans une demi-bouteille d'eau tiède édulcorée par un peu de miel ou de mélasse.

#### *Breuvage anodin* **Darreau**).

    Teinture d'opium titré...............    4 gr.
    Eau..............................    500 —

En deux fois, matin et soir, dans l'entérite diarrhéique des poulains. — Continuer jusqu'à ce que les excrements aient repris leur consistance normale.

#### *Breuvage narcotique* (**Vigneau** .

    Extrait d'opum titré................    16 gr.
    Decoction de graine de lin...........    1/2 lit.

En une seule dose. — Affections intestinales aiguës du cheval.

*Breuvage calmant opiacé* **Codex** .

Laudanum de Sydenham............  30 gr.
Ether du commerce à 0,735.........  15 —
Eau....................... ........  1000 —
Mêlez.

*Breuvage opiacé camphré.*

Opium titré......................  10 gr.
Camphre.........................  10
Miel ou mélasse..................  250 —
Decoction de guimauve...........  2 lit.

Pulvérisez le camphre et broyez avec le miel ou la mélasse; délayez le tout dans la moitié de la decoction ; broyez l'opium ; dissolvez-le dans le restant de la décoction ; mélangez les deux liquides.
Enterites du cheval et du bœuf.

*Breuvage opiacé*

Extrait d'opium....................  1 gr.
Têtes de pavot.....................  5 —
Riz................................  20 —
Eau...............................  1 lit. 1 2

Faites bouillir le riz et les têtes de pavot dans l'eau ; passez au linge. Ajoutez l'extrait d'opium.
En 3 doses.
Entérites du chien et des petits animaux.

*Breuvage contre la cystite cantharidienne* (**White**).

Camphre.........................  5 gr.
Opium titré en poudre.............  2 —
Jaune d'œuf......................  n° 1
Eau...............................  1 lit.

F. S. A. — Pour une dose au cheval.

*Breuvage antispasmodique* (**Blaine**).

Eau............................  100 gr.
Ether sulfurique.................  20 gouttes.
Teinture d'opium................  20  —

En 3 doses dans les affections spasmodiques des petits chiens.

*Breuvage astringent opiacé* **Moiroud** .

Écorce de chêne.................. 60 gr.
Extrait d'opium.................. 8
Eau............................. 1 lit. 1 2

Faites bouillir l'écorce dans l'eau et ajoutez l'extrait.
Enterite du cheval.

*Liniment contre les douleurs articulaires.*

Teinture d'opium............ ..⎱
Acide salicyique................ ⎰ aa 16 gr.
Chloroforme...................... 20
Alcool........................... 120
Huile douce...................... 300

*Élixir calmant de Lebas* (**Codex**).

Aloès............................ 2  gr.
Racine de gentiane............... 2
Rhubarbe indigène................ 2  —
Ecorces d'oranges................ 2  —
Safran du Gâtinais............... 1 2
Thériaque vétérinaire............ 3
Extrait de pavot indigène........ ..... 6  —
Éther sulfurique................. 6  —
Alcool à 60° cent................ 64  —

On concasse dans un mortier les 4 premières substances
qu'on mêle à l'alcool avec le safran, la thériaque et l'extrait de pavot; on laisse macérer pendant plusieurs jours,
en ayant soin d agiter le plus souvent possible; on passe
sur une toile avec expression; on filtre et on ajoute l'éther.
Conserver dans un vase bien bouché.
De 100 a 125 grammes dans un litre d'eau ou de vin.
Affections intestinales du cheval et du bœuf.

*Potion calmante.*

Sirop d'opium.................... 10 gr.
 —  de fleurs d'oranger.... ...... 20 —
Eau distillee de tilleul.... .......... 120
F. S. A.

Potion calmante du Codex.

Par cuillerée toutes les heures. Bronchite.
(Chiens de luxe.)

### Mixture contre les diarrhées.

| | |
|---|---|
| Sirop de ratanhia.................... | 40 gr. |
| Teinture de cachou................... | 15 — |
| Carbonate de chaux................ | 5 |
| Laudanum de Sydenham............. | XXV gout. |
| Eau distillée de menthe............. | 150 gr. |

Une cuillerée à café toutes les demi-heures.
(Chiens de luxe.)

### Sirop pectoral.

| | |
|---|---|
| Sirop diacode...................... | 50 gr. |
| — de Tolu ...................... | 100 — |

Mêlez. Une cuillerée à café matin et soir.
Bronchites chroniques (chiens de luxe).

### Électuaire adoucissant.

| | |
|---|---|
| Poudre de gomme arabique ou de dextrine........................... | 30 gr. |
| Poudre de guimauve................ | 60 — |
| Extrait aqueux d'opium............. | 5 — |
| Miel ou mélasse.................... | 250 — |

Broyez l'extrait avec un peu d'eau et incorporez dans le
miel. Ajoutez les poudres en commençant par la gomme.
Bronchites aiguës des grands animaux.

### Julep calmant.

| | |
|---|---|
| Sirop d'opium.................. | 15 gr. |
| — de sucre.................. | 10 — |
| Fleurs de tilleul...... ........ | 4 — |
| Eau bouillante.................. | 150 — |

F. S. A. A prendre par cuillerée. — (Bronchites des
chiens de luxe.)

### Looch calmant.

| | |
|---|---|
| Looch blanc...................... | 150 gr. |
| Sirop diacode.................... | 30 — |

Mêlez. Par cuillerées. Même usage que ci-dessus.

### Potion calmante (**Codex**.

Gomme.............................  10 gr.
Sirop diacode.....................  30 —
Eau distillée de fleurs d'oranger....  10 —
Eau distillée.....................  100 —

Même usage et mêmes doses que les deux précédents.

### Fomentation aromatique opiacée.

Vin aromat que...................  250 gr.
Extrait d'opium..................  2 —

Pansement des ulcères douloureux.

### Bol anodin (**White**).

Opium.............................  5 gr.
Camphre....  .....................  5 —
Anis en poudre............... ...  20 —
Miel ou mélasse...................  Q. S.

F. S. A. un bol. (Bronchite du cheval.)

### Bols sédatifs (**Hirds**).

Asa fœtida.........................  16 gr.
Opium.............................  16 —
Mélasse et poudre de réglisse.........  Q. S.

4 bols. Affections intestinales du cheval.

### Bols astringents **Beasley**).

Opium en poudre...................  2 gr.
Bicarbonate de soude...............  4 —
Cassia lignea......................  6 —
Poudre de réglisse et mélasse.........  Q. S.

Pour 1 bol. (Hématurie du cheval.

### Bols antispasmodique (**Clater**).

Opium.............................  4 gr.
Poudre de belladone...............  10 —

Farine de lin...................... 12 gr.
Mélasse........................... Q. S.

F. S. A. un bol.
Dans la cystite, 2 ou 3 fois dans un jour.

### *Lavement narcotique.*

Décoction de guimauve.............. 2 lit.
Opium brut........................ 5 gr.

Dissolvez l'opium dans la décoction à l'aide du mortier
administrez tiède, dans l'entérite du cheval.

### *Lavement narcotique.*

Decoction de feuilles de mauves....... 2 lit.
Laudanum de Sydenham............ 20 gr.

Mêlez. — Usage comme le précédent.

### *Collyre anodin* (**White**).

Teinture d'opium.................... 10 gr.
Eau............................... 250 —

Mêlez. Appliquez souvent avec une éponge douce, dans
les ophtalmies aiguës.

### *Collyre opiacé* (**Codex**).

Eau distillée de roses.............. 100 gr.
Extrait gommeux d'opium........... 15 centigr.

Faites dissoudre.
Ophtalmie (chiens de luxe).

### *Collyre calmant.*

Eau............................... 200 gr.
Safran............................ 1 —
Laudanum de Rousseau........,.... 2 —
Teinture de myrrhe................ 2 —

Instillez dans les yeux, toutes les deux ou trois heures,
et posez sur les paupières des compresses. Usage comme
le précédent.

### Collyre anodin.

Décoction de guimauve...... ......    500 gr.
Laudanum de Sydenham............,..      5 —
Ophtalmies.

### Solution contre les taies de la cornée
### Erdmann et Hertwig).

Carbonate de potasse pur..... .... ..   50 centigr.
Dissolvez dans :
Eau de fontaine......................   15 gr.

Et ajoutez en remuant bien :

Opium en poudre..............   30 centigr.
Injectez dans l'œil deux ou trois fois par jour.

### Lotion laudanisée.

Amidon ou fécule...................   25 gr.
Laudanum de Sydenham.............   30
Eau commune......................    2 lit.

Délayez l'amidon dans l'eau froide, puis faites bouillir
pendant 8 ou 12 minutes. Retirez du feu. Quand le liquide
est presque refroidi, versez le laudanum. — Douleurs
locales, surtout inflammatoires.

### Lotion ou fomentation opiacée.

Opium brut en poudre..............   10 gr.
Eau bouillante....................    1 lit.

Laissez infuser trois heures en agitant de temps en
temps. Passer sur les parties très douloureuses.

### Cataplasme émollient narcotique.

Farine de lin ou mie de pain....    2 poignées.
Teinture d'opium.............   20 grammes.

Disposez le cataplasme à la manière ordinaire sur la
toile et arrosez la surface avec la teinture. — Douleurs
inflammatoires.

*Cataplasme calmant et narcotique* (**Delafond**).

Poudre de racine de guimauve...    1 poignée.
  —     de têtes de pavot........    1 —
Laudanum de Sydenham.......    32 grammes.

Délayez les poudres dans Q. S. d'eau froide de manière à faire une bouillie claire; faites cuire a consistance de cataplasme et continuez comme pour le précédent. Même usage.

### Cérat laudanisé.

Cérat simple.....................    40 gr.
Laudanum de Sydenham..........    10 —

Mêlez. — Pansements des plaies douloureuses.

### Cérat opiacé.

Cerat simple.....................    16 gr.
Extrait d'opium..................    1 —

Dissolvez l'extrait dans un peu d'eau et mêlez. — Meme usage.

### Liniment narcotique.

Huile...........................    100 gr.
Laudanum de Sydenham..........    10 —
Contre les douleurs vives.

### Liniment savonneux opiacé.

Huile...........................    100 gr.
Teinture d'opium................    50 —
Teinture de savon...............    30 —

Mêlez. — Contre les douleurs rhumatismales.

### Pommade anodine (**Jacob**.

Axonge.. .......................    60 gr.
Laudanum de Sydenham..........    10 —
Faites une pommade. —Douleurs locales inflammatoires.

### Digestif opiacé.

Digestif simple.................    100 gr.
Laudanum de Sydenham..........    10 —
Plaies douloureuses et à cicatrisation difficile.

**Morphine et sels.** — On emploie surtout l'acétate et le chlorhydrate en injections sous-cutanées.

Soporifiques et analgésiques, de 2 à 10 centigrammes chez les petits animaux; de 50 centigrammes à 1 gr. 50 chez les grands.

La *papavérine* est soporifique, elle provoque aussi, peu à peu, le relâchement musculaire.

La *narcéine* endort sans donner le vertige.

La *codéine* a les mêmes propriétés que la morphine, mais considérablement atténuées.

Les alcaloïdes de l'opium sont utiles dans toutes les affections où l'élément douleur doit être combattu.

*Injection sous-cutanée de chlorhydrate de morphine*
**(Nocard).**

Faites une dissolu ion titree au 40°. — 20 cc. aux chevaux irritables avant les operations chirurgicales, en inje tion hypodermique.

*Gouttes de Grindle.*

| | |
|---|---|
| Acétate de morphine.............. | 1 gr. |
| Acide acétique.................... | 3 gout. |
| Alcool........................... | 5 gr. |
| Eau.............................. | 40 — |

12 à 20 gouttes dans une tasse d'infusion de mélisse. Bronchites (chiens de luxe).

*Potion calmante.*

| | |
|---|---|
| Sulfate de morphine.,............. | 25 centigr. |
| Eau de fleurs d oranger........... | 50 gr. |
| Eau de laitue.................... | 100 — |
| Sirop de sucre................... | 40 |

(Chiens de luxe.)

### *Gouttes blanches* (**Gallard**).

| | |
|---|---|
| Chlorhydrate de morphine.......... | 10 centigr. |
| Eau distillée de laurier-cerise........ | 5 gr. |

Injections hypodermiques calmantes.
(Chiens.)

### *Potion contre les rétentions d'urine* (**Thompson** .

| | |
|---|---|
| Chlorhydrate de morphine...... | 10 centigr. |
| Bicarbonate de soude........... | 1 gr. |
| Sirop simple.................. | 30 — |
| Eau.......................... | 90 — |

Une cuillerée à café toutes les demi-heures. (Chiens de luxe.)

### *Sirop de codéine* (**Codex**).

| | |
|---|---|
| Codéine...................... | 20 centigr. |
| Alcool à 90°.................. | 5 gr. |
| Sirop de sucre................ | 95 — |

Réduire à 100 grammes. 20 grammes contiennent 4 centigr. de codéine.
Une cuillerée matin et soir contre le symptôme toux. (Chiens de luxe.)

### *Potion de codéine.*

| | |
|---|---|
| Sirop de codéine................. | 30 gr. |
| Infusion béchique............... | 100 — |

Mêlez. — Par cuillerées toute les heures.
Comme ci-dessus. (Chiens de luxe.)

### *Sirop de morphine* **Codex**).

| | |
|---|---|
| Chlorhydrate de morphine......... | 0 gr. 50 |
| Eau distillée.................. | 10 gr. |
| Sirop de sucre préparé à froid..... | 990 — |

Dissolvez le sel dans l'eau distillée et mélangez le soluté avec le sirop de sucre
20 gr. de ce sirop contiennent 1 centigramme de chlorhydrate de morphine.

*Potion calmante.*

Sirop de codéine...................  60 gr.
Eau de laurier-cerise................  20 —
Eau distillée.......................  100 —
Bronchite. (Ch ens de luxe.)

**Coquelicot.** — Le coquelicot (*Papaver rhœas*) a très peu d'activité; cependant Gaullet a rapporté des exemples d'empoisonnement d'animaux qui avaient mangé du coquelicot en quantité considérable quand les fruits succédaient aux fleurs. Le meilleur contrepoison est le café fort et non sucré à haute dose. Le coquelicot est à peine employé dans la médecine vétérinaire. Cependant on pourrait en faire des décoctions calmantes pour *collyres, lotions* et *fomentations,* en décoctionnant 1 kilogramme de plante fraîche dans 5 kilogrammes d'eau.

**Laitue, thridace, lactucarium.** — Les *laitues vireuses* ou *cultivées* ont une action faible sur l'homme et le chien, plus faible ou nulle sur les autres animaux. On connaît sous le nom de *thridace* un extrait préparé avec l'écorce des tiges fraîche de laitue cultivée calmant à peu près inerte quelquefois prescrit aux chiens. Le *lactucarium* d'Aubergier, ou suc qui s'écoule des incisions pratiquées à cette même plante, possède des propriétés plus actives.

**Lactucarium (Aubergier).** Faites des incisions transversales aux tiges de la laitue gigantesque, à l'époque de la floraison; recueillez le suc laiteux qui s'en écoule dans un verre : retirez du verre, lorsqu'il est plein, le suc coagulé; divisez-le en rondelles peu épaisses que vous ferez sécher sur des claies.

**Extrait alcoolique de lactuoarium (Aubergier).** —
Pulvérisez grossièrement le lactucarium, faites-le macérer
pendant quelques jours avec quatre fois son poids d'alcool
à 60° centésim.; passez avec expression et filtrez. Versez
sur le marc la même quantité d'alcool, et après une nouvelle maceration, passez de nouveau avec expression et
filtrez. Reunissez les teintures, distillez pour en retirer
tout l'alcool; évaporez le residu au bain-marie en consistance d'extrait, et achevez la dessiccation a l'étuve.

1 à 2 décigr. dans du lait pour le chien.

*Sirop de lactucarium* (**Aubergier** .

| | |
|---|---|
| Extrait alcoolique de lactucarium..... | 3 gr. |
| Sucre candi..., .................... | 1 kil. |
| Eau distillée.................... | 500 gr. |
| Eau de fleurs d'oranger............. | 20 — |

Épuisez l'extrait alcoolique en le traitant à deux reprises
par l'eau bouillante, de manière à ne laisser qu'un residu
sans saveur et insoluble. Passez la solution. Completez
les 500 gr., et faites-y fondre le sucre candi; clarifiez au
blanc d'œuf, cuisez a 32° bouillant; passez et ajoutez l'eau
de fleurs d'oranger au sirop refroidi.

Une à deux cuillerées à bouche le soir contre la bronchite et les affections de poitrine du chien.

*Pilules anodines pour le chien* (**Blaine** .

| | |
|---|---|
| Thridace........................... | 2 gr. |
| Baume du Pérou.................... | 1 — |
| Gomme arabique.................... | 5 — |
| Miel.................... .......... | Q. S. |

F. S. A. 20 pilules, pour combattre les affections chroniques du poumon chez le chien. On en donne une ou
deux chaque matin.


**Chloral.** — Produit de substitution de l'alcool
dans lequel de l'hydrogène est remplacé par du
chlore avec perte d'hydrogène. On emploie uni-
quement en médecine le chloral hydraté.

*Propriétés.* — Soporifique — anesthésique,
antiputride et légèrement caustique.

*Indications.* — Chorée, tétanos traumatique (?), empoisonnement par la strychnine, éclampsie. On peut aussi l'employer dans le traitement des plaies de mauvaise *nature* en solution 2 p. 0 0.

Grands animaux, 16 à 32 grammes; moyens, 4 à 8; petits, 2 a 4.

### *Lavement au chloral* (**Nocard** .

```
Chloral..............................  60 gr.
Eau.................................   2 lit.
```

Dans le tétanos, de 2 à 4 fois dans la journée.

### *Sirop de chloral* (**Codex** .

```
Hydrate de chloral cristallisé.........  50 gr.
Eau distillée.........................   45
Sirop de sucre préparé à froid.......   900
Esprit de menthe.....................    5 —
```

Dissolvez l'hydrate de chloral dans l'eau, mélangez le soluté au sirop et aromatisez avec la teinture d'essence de menthe.

Chez le chien, de 4 à 6 gram. de chloral suivant la taille.

### *Potion calmante.*

```
Sirop de chloral....................  30 gr.
  —    de morphine............. ....  30 —
Eau de tilleul......................  30 —
  — de fleurs d'oranger.............  10 —
```

Une cuillerée à bouche toutes les 3 heures.
Chiens de luxe : accidents nerveux.

**Paraldéhyde.** — Polymère de l'aldéhyde éthylique. Excellent antinerveux. Antidote de la strychnine. A essayer en vétérinaire.

### *Elixir à la paraldéhyde* (**Yvon**).

```
Paraldéhyde.........................  10 gr.
Alcool à 90°.........................  48 —
```

Teinture de vanille .................  2 gr.
Sirop simple.......................  60 —

1 cuillerée à bouche. — Chiens de luxe : accidents nerveux.

*Solution pour injections hypodermiques.*

Paraldehyde........................  5 gr.
Eau de laurier-cerise...............  5
Eau distillée......................  15 —

Chiens. — A employer quand l'introduction par les voies digestives est impossible.
Dose de la paraldehyde : de 2 à 5 gram.

### Solanées vireuses.

Ce sont le *Datura stramonium*, l'*Atropa Bella-dona*, l'*Hyosciamus albus* et l'*H. niger*.

Leur action est due à des alcaloïdes contenus dans les racines, les feuilles, les semences.

Par rang d'intensité d'action on les classe ainsi : la stramoine, la belladone et la jusquiame.

*Propriétés.* — Elles combattent la douleur sans être somnifères; elles agissent, la belladone notamment, sur les sphincters qu'elles dilatent; à haute dose elles donnent des vertiges, de la stupeur, des troubles de la vue, de la dilatation des pupilles, de l'agitation, du délire, enfin elles amènent le collapsus, le refroidissement et la mort.

*Indications.* — Contre la toux, les contractions spasmodiques, le ténesme, le tétanos, la chorée, l'épilepsie. On les emploie surtout à produire la dilatation de la pupille dans l'ophtalmie.

*Contre-indications.* — (Voir les narcotiques en général.)

*Contrepoison.* — Faire vomir, donner de l'eau iodurée, du café, du thé et les préparations opiacées qui sont antagonistes des solanées vireuses.

**Atropine.** — Alcaloïde de la belladone, soluble dans l'alcool, peu dans l'eau.

Employée à l'état de sulfate ou de valerianate.

Dans l'épilepsie, la chorée, le tétanos pour combattre les douleurs vives, les toux opiniâtres. Elle dilate facilement la pupille.

*Collyre pour dilater la pupille.*

Atropine........................ 5 centigr.
Eau distillée.................... 20 gr.

Faites dissoudre à l'aide d'une gouttelette d'acide chlorhydrique. Instillez quelques gouttes dans l'œil, avant examen à l'ophtalmoscope.

*Collyre contre l'ophtalmie.*

Sulfate d'atropine............... 10 centigr.
Sulfate de zinc pur cristallisé.... 50
Eau de rose ................... 125 gr.
Dissolvez.

*Collyre contre les ulcères de la cornée (**Nocard**).*

Eau de rose...................... 125 gr.
Borax............................ 4 —
Sulfate d'atropine............... 2 centigr.
Instillez tiède.

**Hyosciamine.** — Alcaloïde du *Hyosciamus niger.*

Soluble dans l'eau chaude, l'alcool, l'éther.

Les Anglais l'associent aux médicaments énergiques (purgatifs, ferrugineux, sulfate de quinine, etc.) afin de s'opposer à leur action irritante sur les tissus.

La dose ne doit pas dépasser (chez les chiens) 6 milligr. et il est indiqué d'arriver à ce chiffre progressivement.

Utile quand il faut combattre l'élément douleur, dans les névroses spasmodiques, l'épilepsie, la chorée.

Dangereuse à dose un peu élevée.

*Pilules d'hyosciamine* (**Oulmont** .

Hyosciamine........................... 5 centigr.
Poudre de guimauve............. ... 1 gr.
Sirop de gomme............ ....... Q. S.

F. S. A. 25 pilules. De 1 à 4 par jour progressivement (Chiens de luxe). -

*Sirop d'hyosciamine.*

Hyosciamine..................... 5 centigr.
Faites dissoudre dans 10 gram. d'eau, à l'aide d'une gouttelette d'acide chlorhydrique, mêlez avec sirop de sucre blanc 1000 gram. 100 gram. de sirop renferment un demi-centig. d'hyosciamine. Bronchites spasmodiques. (Chiens de luxe.)

**Daturine.** — Alcaloïde contenu dans la stramoine (Datura stramonium, pomme épineuse).

Ses propriétés rappellent celles de l'atropine, mais elles sont moins énergiques (Kaufmann). On l'a vantée contre les accidents nerveux désignés sous le nom de convulsions, contre l'épilepsie, le rhumatisme, l'asthme.

Les Arabes administrent une décoction concentrée de stramoine contre les diarrhées rebelles.

Pour l'emploi on se souviendra que la daturine est soluble dans l'alcool, moins dans l'éther et peu dans l'eau dont il faut 280 parties. On emploiera l'alcoolature, la teinture alcoolique et l'infusion de stramoine quand on ne voudra pas avoir recours a l'alcaloïde pur.

### PRÉPARATIONS OFFICINALES DES SOLANÉES VIREUSES

**Poudre de belladone.** — On prend les feuilles de belladone soigneusement séchées et conservant encore toute leur couleur et leur odeur ; on les pulvérise par contusion en arretant l'operation quand la poudre obtenue égale les 4 5 de la plante. La poudre de belladone, comme celles des autres solanées, s'altère très facilement ; il faut la conserver dans des bocaux bien secs et la renouveler fréquemment. A l'exterieur, elle entre dans les topiques narcotiques.

**Suc de belladone.** — Ce suc est très rarement employé à l'etat récent ; c'est un med cament énergique et d'un effet constant. Le suc sert pour la préparation des extraits.

**Suc éthéré de belladone.** — Très bon collyre en instillation dans l'œil dans la plupart des ophtalmies aiguës des divers animaux.

**Extraits de belladone.** — On prépare avec les feuilles de belladone plusieurs extraits.

1° *Extrait de bella lone avec suc non dépuré.* — Il faut évaporer a l'étuve a 35°. Cet extrait est très actif ; il contient, il est vrai, l'albumine inerte, mais les principes actifs n'ont point subi d'altération.

2° *Extrait de belladone avec le suc dépuré.* Cet extrait ne contient point le coagulum albumineux inerte ; mais la chaleur employee pour la coagu ation et l'evaporation au bain-marie ont pu altérer un peu le principe actif. C'est la préparation de belladone la p us employee. Cet extrait fo me la base des pilules, pommades, collyres de belladone.

3° *Extrait alcoolique de belladone.* — Il s'obtient en traitant par lixiviation la belladone pulverisée par de l'alcool à 60° centigr. On distille et l'on évapore au bain-marie. Cet extrait ne contient pas l'albumine, mais il contient la chlorophylle et le principe actif de la belladone.

*Teinture alcoolique de belladone.*

Belladone sèche...................... 1 part.
Alcool à 60° centig.................. 4

**F. S. A.**

C'est un médicament énergique, qui ne doit s'administrer qu'à la dose de quelques gouttes, dans un sirop contre la toux (chiens de luxe).

*Baume tranquille.*

℞ Feuilles fraîches de belladone....  ⎫
      —        —    de jusquiame...   ⎪
      —        —    de morelle.....   ⎪
      —        —    de nicotiane....  ⎬ aā 200 gr.
      —        —    de pavot.......   ⎪
      —        —    de stramonium..   ⎭

Huile essentielle d'absinthe........  ⎫
      —        —    d'hysope.........  ⎪
      —        —    de lavande.......  ⎪
      —        —    de marjolaine.....  ⎬ aā 32 gr.
      —        —    de menthe .......  ⎪
      —        —    de rue..........   ⎪
      —        —    de sauge........   ⎪
      —        —    de thym.........  ⎭
Huile d'olive......................... 5000 gr.

Contusez les plantes fraîches ; mélangez-les à l'huile, et faites cuire sur un feu doux jusqu'à dissipation complète de l'eau de végétation des plantes. Laissez encore digérer pendant deux heures ; passez avec une forte expression, décantez après repos convenable, ajoutez les huiles essentielles, filtrez et conservez dans des vases bien fermes, que vous placerez dans un lieu frais et à l'abri de la lumière.

Cette huile composée est souvent employée pour faire des frictions calmantes.

*Liniment narcotique.*

Baume tranquille...................... 100 gr.
Laudanum de Sydenham............. 10 —

Mêlez. En frictions sur les parties douloureuses.

*Pommade belladonée* **Codex**).

Extrait de :
Belladone........................... 4 gr.
Eau distillée........................ 2 —
Axonge............. ................. 24 —

Délayez l'extrait dans l'eau distillée et incorporez-le dans l'axonge.

*Pommade de bourgeons de peuplier.*
*Onguent populeum* (**Codex**).

Bourgeons de peuplier récemment séchés   800 gr.
Feuilles fraiches de pavot............ 500 —
    —      —     belladone ........ 500
    —      —     jusquiame........ 500 —
    —      —     morelle........... 500 —
Axonge............................. 4000

Pilez les plantes dans un mortier en marbre; mettez-les dans une bassine avec l'axonge et faites chauffer sur un feu doux, en agitant jusqu'à ce que l'eau de végétation soit complètement évaporée. Ajoutez alors les bourgeons de peuplier concassés et faites digérer pendant vingt-quatre heures au bain-marie. Passez avec forte expression ; laissez refroidir lentement. Séparez le dépôt et faites liquéfier de nouveau la pommade pour la couler dans un pot.

*Pommade de peuplier* **Leloup**).

Axonge purifiée................... 25 kilogr.
Suc exprimé de feuilles récentes
   de jusquiame noire...........
Suc exprimé de belladone....... āā 1 kilogr.
           de pavot.........
     —     de mandragore....
     —     de morelle noire...... 15 kilogr.

Après avoir nettoyé et mondé les plantes, on les pile dans un mortier de marbre et on les soumet à la presse.

2.

Le suc obtenu et non filtré est mis dans une bassine de cuivre où l'on a fait fondre l'axonge. On fait bouillir a feu doux, en agitant sans cesse, jusqu'à ce que la plus grande partie de l'humidité ait disparu; on ajoute alors :

Bourgeons de peuplier secs et concassés... 6 kilogr.

On laisse infuser pendant douze heures sur les cendres chaudes; au bout de ce temps, on passe avec expression et l'on sépare l'onguent par decantation.

### PREPARATIONS MAGISTRALES DES SOLANÉES VIREUSES ET DE LEURS ALCALOIDES

*Breuvage contre les douleurs intestinales du cheval*
(**Hering**).

Extrait de jusquiame........ ......   4 gr.
Sulfate de potasse...................  60 —
Infusion de camomille................  400 —

Administrez en un seul breuvage dans les coliques ou tranchees du cheval.

*Électuaire contre les catarrhes* **Clément**).

Poudre de belladone....... .........  10 gr.
 —    d'ipécacuanha.... ,...........   5 —
Poudre d'opium ....................  2,50 centigr.
Miel ou mélasse...................  Q. S.

On peut ajouter de la poudre de guimauve et de la poudre de réglisse pour les grands animaux.

*Électuaire expectorant et calmant* (**Codex**).

Kermès minéral par voie sèche.........  8 gr.
Extrait de belladone..................  4 gr.
Poudre de réglisse................ } ãã Q. S.
Miel............................ }

Triturez ce kermès avec l'extrait de belladone. Ajoutez assez de miel pour obtenir une pâte molle, à laquelle vous donnerez la consistance d'électuaire par addition d'une quantité suffisante de poudre de réglisse.

*Extrait aqueux de belladone dans le tétanos* (**Trasbot**)[*]

    Extrait aqueux de belladone............  4 gr.
    Miel ou mélasse.................. } ãã Q. S.
    Poud e de réglisse...............  }

Faites un électuaire. A administrer lorsque l'animal peut encore le prendre.

A la période de contraction générale lorsque l'animal ne peut plus écarter les mâchoires, dissolvez les 4 gr. d'extrait dans du barbotage.

### Lavement narcotique avec la jusquiame.

    Feuilles de jusquiame noire.  ........  200 gr.
    Eau................................  2 lit. 1 2

Après avoir fait la décoction de la jusquiame et l'avoir passée, ajoutez :

    Miel commun ou mélasse............  250 gr.

Administrez en une seule dose, comme calmant, pour le cheval.

### Collyre belladoné.

    Extrait de belladone.................  10 gr.

Faites dissoudre dans :

    Eau................................  200 gr.

Filtrez. Contre les ophtalmies avec photophobie.

### Collyre calmant.

    Feuilles de belladone.............  }
            de stramonium ..........  } ãã 10 gr.

Faites bouillir dans :

    Eau...................... ...........  1 litre.

Contre les ophtalmies intenses avec photophobie.

### Collyre belladoné saturné **Hayne**.

    Acétate de plomb...................  5 gr.

Dissolvez dans :

    Eau distillée............... ........  500 —

Ajoutez :

Teinture de belladone.............. 5 gr.

Contre l'ophtalmie.

### Collyre belladoné **Hering**).

Extrait de belladone............ } ãã 25 centigr.
Calomel...................... }
Eau distillée...................... 4 gr.

Faites dissoudre l'extrait dans l'eau et lotionnez l'œil, en agitant pour mettre le calomel en suspension.
Dans les accès de fluxion périodique.

### Mélange pour lotion (**Biett**).

Extrait de belladone................ 10 gr.
Eau de chaux.................... 250 —
Huile ........................ 100 —

F. S. A.
Un liniment.
Sur les surfaces enflammées.

### Cérat belladoné.

Extrait belladoné.................. 10 gr.
Cérat.......................... 10

Employé pour faire cesser le resserrement spasmodique de l'urèthre.

### Topique sédatif (**Diday** .

Extrait de belladone................ 6 gr.
Laudanum de Sydenham.............. 3
Chloroforme .................... 4

A étendre plusieurs fois par jour sur les parties siège d'une inflammation aiguë.

### Cataplasme anodin.

Feuilles de belladone....... ........ 100 gr.

Faites bouillir dans :

Eau........................ 500 —

Avec Q. S. de farine de lin préparez un cataplasme.

On peut remplacer la belladone par la jusquiame, le
stramonium et la morelle.

### Pommade belladonisée.

Onguent populéum.................... 500 gr.
Extrait de belladone................ 50 —

Mêlez S. A. Cet onguent est très utile pour calmer les
douleurs locales.

### Onguent calmant.

Onguent populeum.................... 500 gr.
Onguent de laurier.................. 200 —
Extrait de belladone................ 50 —

Mêlez exactement.

Cet onguent est calmant et adoucissant; il convient
pour calmer les douleurs; il donne de la souplesse à la
peau et aux différentes parties articulaires qu'on frictionne
deux ou trois fois par jour.

### Sirop de belladone Codex).

Teinture de belladone............... 75 gr.
Sirop de sucre...................... 925 —

Une cuillerée à café (5 gr.) renferme 37 centigr. de
teinture.

De 10 à 20 gr. par jour.    Bronchite des tout jeunes
chiens.

### Sirop contre les toux nerveuses.

Sirop d'éther.................... ..  )
      d'opium................. .....  } āà 20 grammes.
   —  de belladone..............  )
   —  de fleurs d'oranger........ )

De 10 à 20 gr. par jour par cuillerées à café. — Même
usage que ci-dessus.

### Pilules d'atropine.

Atropine..................... 10 centigr.
Miel et poudre de guimauve Q. S. faire 200 pilules. —

De 1 à 4 pilules en augmentant progressivement et en surveillant l'effet produit.

Épilepsie et chorée des chiens.

**Tabac.** — Le tabac se rapproche sous certains rapports des autres solanées vireuses par son action physiologique, mais il en diffère aussi complètement à plusieurs égards; la nature de son principe actif, la *nicotine*, qu'on a isolée à l'état de la pureté, diffère beaucoup des alcalis actifs des solanées vireuses.

On emploie peu le tabac en médecine vétérinaire. On prescrit principalement les décoctions de tabac pour tuer les poux et les puces de tous les animaux. (Voir médicaments antiparasitaires externes.) La fumée produit le même effet. On les emploie aussi pour combattre la gale et les dartres. Le jus de tabac est employé comme antipsorique. On peut s'en procurer près des manufactures de l'Etat à des prix très avantageux.

La nicotine peut être employée contre l'épilepsie, la paralysie de la vessie. Peu usitée en vétérinaire; dans ces cas, elle a été essayée chez l'homme. C'est un médicament dangereux.

**Morelles.** — Elles renferment de la *solanine*, substance stupéfiante. Les pommes de terre germées sont dangereuses pour les animaux à cause de cet alcaloïde.

La douce-amère n'est pas usitée.

La morelle noire jouit de propriétés calmantes, et comme elle est très répandue on peut l'employer dans quelques cas. Les baies sont dangereuses pour les animaux.

*Lotion avec la morelle.*

Feuilles de morelle noire......... 4 poignées.
Lau commune................... 4 litres.

Après avoir fait la décoction, passez et employez tiède.
En lotions et fomentations.

*Cataplasme calmant.*

Baies de morelle écrasées ........... 200 gr.
Farine de lin..................... Q. S.

Pour un cataplasme qu'on appliquera dans les cas d'inflammations douloureuses.

*Cataplasme de morelle.*

Feuilles fraîches de morelle......... 1 kilogr.

Hachez menu ces feuilles et réduisez-les en pulpe à
l'aide d'un pilon, puis faites un cataplasme avec Q. S. de
farine de seigle.
Contre les tumeurs douloureuses.

**Aconit.** — Trop peu usité en médecine vétérinaire. Excellent dans les bronchites aiguës et
dans tous les cas où la *toux* doit être calmée.
Principe actif, l'*aconitine.*

*Alcoolature de racine d'aconit.*

Plante fraiche d'aconit............... 100 gr.
Alcool à 90° centigr................. 100 —

Contusez la plante fraiche d'aconit, racines et feuilles,
placez-la dans un flacon bien ferme avec l'alcool ; après
quinze jours de macération, décantez, exprimez, filtrez, et
conservez pour l'usage.

Maintes observations témoignent de la puissance de la
racine fraîche d'aconit, et l'on sait que l'alcool dissout
très bien l'aconitine. On pourrait prescrire cette alcoolature à la dose de 1 à 2 gr. pour le chien et à la dose de
10 à 20 gr. pour le cheval.

### Poudre de Martin Chapuis.

| | |
|---|---|
| Aconit des montagnes............... | 100 gr. |
| Guimauve........................ | 100 — |
| Réglisse......................... | 100 — |
| Sulfate de soude.................. | 100 — |
| Soufre.......................... | 100 — |
| Sulfure d'antimoine............... | 15 — |
| Extrait alcoolique de pavot.......... | 5 — |

A prendre par doses de 50 gr. Deux fois par jour. Contre la bronchite du cheval ou du bœuf.

### Potion d'aconit.

| | |
|---|---|
| Alcoolature d'aconit............... | 2 gr. |
| Sirop diacode.................... | 30 — |
| Eau d'orge...................... | 120 — |

A prendre par cuillerées. Contre la bronchite des chiens adultes ou de grande taille.

Pour les jeunes chiens ou ceux de petite taille, on peut modifier ainsi la formule :

| | |
|---|---|
| Alcoolature d'aconit............... | 1 gr. |
| Sirop diacode.................... | 30 — |
| Eau d'orge...................... | 100 — |

On peut dans les mêmes cas employer le sirop d'aconit du Codex (**Ferrant**).

### Sirop d'aconit.

| | |
|---|---|
| Alcoolature d'aconit............... | 100 gr. |
| Sirop de sucre................... | 900 — |

Mêlez 20 gr. de sirop contenant 2 gr. d'alcoolature.

Une à deux cuillerées pour les chiens adultes (bronchite).

Pour le cheval on peut employer des formules analogues en portant à 10 ou 12 gr. la quantité d'alcoolature d'aconit.

L'*aconitine* s'emploie en granules ou en injections hypodermiques, surtout sous cette dernière forme.

Il est difficile de préciser la dose à employer, les effets

de cet alcaloïde étant très variables d'intensité. Kauff-
man a tué un cheval avec 6 milligr.

L'aconitine abaisse la tension artérielle, d'où modéra-
tion de la circulation et de la respiration. Elle est aussi
antipyrétique.

Employer l'azotate ou mieux le sulfate.

### Granules d'aconitine.

    Azotate d'aconitine................ 5 centigr.
    Lactine, gomme, sirop............. Q. S.

F. S. A. 200 granules qui renfermeront 1/4 milligr.
d'aconitine.


**Ciguë et Phellandrie aquatique.** — On les
emploie en Allemagne contre les bronchites chroniques comme cela se pratique dans la médecine
de l'homme.

Ce sont des substances dangereuses qui amènent la mort par la paralysie, d'abord des muscles volontaires puis de tout le système musculaire.

L'alcaloïde de la ciguë est la *conicine* ou *cicutine*.

On emploie la poudre de feuilles de cigue.
Guyon la recommande contre la *toux opiniâtre* du
cheval.

On a employé aussi la ciguë (pulpe) mélangée
à de la farine de graine de lin, en cataplasmes
contre les engorgements squirrheux de la ma-
melle (?). Devay et Guillermond, en médecine
humaine, ont préconisé les semences de cigue
dans les affections cancéreuses.

La phellandrie aquatique a été tres employée
en Allemagne contre les affections chroniques de
l'appareil respiratoire chez le cheval.

### Médicaments cyaniques.

Ils comprennent l'acide cyanhydrique et les cyanures alcalins. Ils n'ont pas d'usage dans la médecine vétérinaire. Ils sont employés seulement pour tuer les animaux auxquels on veut épargner des souffrances.

*Contre poison.* — Chlore en inhalations ou ammoniaque. Aspersions d'eau froide sur la colonne vertébrale.

A l'intérieur, mélange d'hydrate de protoxyde et d'hydrate de sesquioxyde de fer.

M. Zundel recommande le cyanure de potassium soit seul, soit uni à l'extrait de belladone dans la maladie des chiens, quand elle s'accompagne d'accidents nerveux (Tabourin); à ce titre, les pilules antichoréiques de Josat pourraient être essayées :

#### *Pilules de Josat.*

Cyanure de potassium.............. 2 décigr.
Valériane en poudre............... 1 gr.
Sirop simple...................... Q. S.

F. S. A. 8 pilules que l'on conserve dans une boîte renfermant du charbon en poudre.

2 pilules en 24 heures.

Les médicaments qui suivent agissent spécialement sur le système nerveux cérébro-spinal et particulièrement sur l'élément moteur, ils font cesser les désordres appelés *spasmes*.

**Oxyde de zinc** (blanc de zinc, pompholix, *nihilum album*). Il provoque des vomissements chez le chien (Orfila). Son action comme antispasmodique est assez

longue à s'établir. Employé contre la bronchite chronique
pour calmer les accès de toux.

Il est aussi, à l'extérieur, un peu astringent et dessiccatif.

Chez le cheval et le bœuf on peut le donner à la dose
de 15 à 30 gram.

Chez le chien de 0 gr. 5 à 2 gram.

*Pilules antispasmodiques* (**Maunoir**).

Oxyde de zinc........................ 2 g.
Conserve de roses.................... Q. S.

Faites 36 pilules. Une le matin et une le soir.
A essayer contre la bronchite des jeunes chiens.

**Éther sulfurique** *éther hydratique, éther*). — L'éther
est un des médicaments les plus employés dans la medecine vétérinaire. Administré intérieurement a haute dose,
il irrite vivement l'estomac, et produit des étourdisse-
ments, des éblouissements, une sorte d'ivresse, mais très
passagère. On peut observer également ces symptômes
en faisant respirer fortement sa vapeur. Administré ainsi
aux animaux, il peut déterminer une insensibilité complète, pendant laquelle on peut leur pratiquer les plus
grandes opérations sans qu'ils ressentent de douleur. Administré en petites quantités, l'éther produit d'abord un sen-
timent de chaleur, qui, de l'estomac, se transmet rapidement dans tout le corps; il réagit sur le système nerveux,
mais toujours d'une manière passagère.

On prescrit l'éther dans la plupart des affections nerveuses, surtout celles qui ont l'estomac pour siège. Il est
souvent utile dans les coliques. Il est très efficace contre
les indigestions du cheval, et dans la météorisation des
bêtes bovines et ovines.

Il est aussi très utile en irrigation pour produire un
refroidissement notable, qui peut aider à réduire des hernies ou à obtenir une précieuse diminution des douleurs
dans les premiers accidents des brûlures.

*A l'intérieur*, on prescrit l'éther à la dose de 30 à
120 gram. dans un litre d'eau ou de vin pour le cheval
ou le bœuf.

*Ether sulfurique alcoolisé (liqueur d'Hoffmann).*

Prenez : éther sulfurique à 56°..... 10 part.
Alcool à 85° centigr................ 10  —

Mélangez exactement, et conservez pour l'usage dans un flacon bien bouché. Dose comme l'ether; on l'emploie de même.

*Breuvage antispasmodique contre les affections intestinales du cheval* (**Hertwig, Erdmann**).

Infusion de fleurs de camomille, depuis 30 jusqu'à 375 gram. pour 1 litre d'eau, ajoutez à l'infusion tiède :
Liqueur d'Hoffmann 15 gram. En une fois.

Autre :

Éther..................... ............ 20 gr.
Vin rouge......................... 1 lit.

Élixir calmant de Lebas : 120 gr. En une seule fois.

**Camphre.** — Le camphre forme, à lui seul, un type bien tranché. Ce remarquable agent thérapeutique peut être considéré sous bien des faces. Appliqué localement sur les membranes dénudées, c'est un irritant énergique; absorbé, c'est un contro-stimulant dont la puissance est incontestable et souvent invoquée; éliminé par l'appareil respiratoire et par la peau il détermine une réaction bien appréciable, mais qui est souvent paresseuse et infidèle. Ainsi, on le voit, quand on ne distingue point les effets dépendants de son action locale, de son absorption, de son élimination, on peut considérer le camphre tour à tour comme un irritant, comme un contro-stimulant et comme un stimulant. C'est pour avoir confondu ces phases dans son administration que les auteurs sont remplis de contradictions a son égard. Si on considère l'action du camphre sur la série animale, on trouve qu'il tue toutes les plantes, tous les animaux inférieurs; que ceux qu'il n'empoisonne pas immédiatement sont d'autant plus affectés qu'ils s'éloignent plus de l'homme, qui, de tous les êtres de la création, ressent le moins sa fâcheuse influence.

Le camphre présente des affinités chimiques et physiologiques considérables avec les huiles essentielles. M. Bouchardat a prouvé par des expériences précises et nombreuses que les huiles essentielles, lorsque les conditions d'absorption étaient les mêmes, agissaient sur les animaux précisément comme le camphre ; elles sont seulement, en général, plus énergiques. La différence du mode d'absorption, voilà ce qui amène les différences physiologiques qui en ont imposé aux observateurs.

Le camphre a été préconisé comme antispasmodique. On a vanté l'emploi du camphre dans les inflammations, mais particulièrement administré dès leur début. C'est ainsi qu'on l'a employé dans la pleurésie aiguë, dans les pneumonies. On l'a vanté particulièrement en fumigations contre le rhumatisme aigu; on a beaucoup employé le camphre dans les fièvres putrides adynamiques occasionnées par une altération septique du sang, etc. On emploie le camphre à l'intérieur à *petite dose*, comme anti-spasmodique, dans le tétanos, les crampes, le vertige et les douleurs urinaires produites par l'action des cantharides.

Le camphre se montre généralement avantageux en applications externes contre les éruptions cutanées chroniques. Il modifie, excite favorablement la vie nutritive pervertie, ou parfois comme assoupie dans ces éruptions, et tend à calmer les démangeaisons qui les accompagnent si souvent.

Le camphre, employé à l'extérieur, peut être utile de deux manières : 1° par une action locale irritante, il agit comme un excellent substitutif; 2° en s'attaquant à la vitalité des êtres inférieurs qui apparaissent aussitôt qu'une partie animale quelconque s'éloigne de l'état physiologique.

L'action substitutive du camphre est souvent mise à profit isolément; mais plus souvent encore on l'associe heureusement à des substitutifs plus énergiques, tels que l'oxyde rouge de mercure, le sulfate de cuivre. Uni à l'alcool, il constitue l'eau-de-vie camphrée dont l'emploi externe est utile dans les contusions, les entorses du boulet, les distensions synoviales.

La dose est, à l'intérieur, pour les grands animaux, de 2 à 4 grammes, et pour les petits, de 1 à 2 grammes au plus.

**Poudre de camphre.** — On verse un peu d'alcool ou d'éther sur le camphre et l'on pulvérise par trituration. Cette poudre doit autant que possible être préparée au moment de s'en servir.

*Alcool camphré.*

Camphre............................... 1 gr.
Alcool rectifié. ......,................ 7 —

F. S. A.
Rarement employé comme antiseptique.

### Eau-de-vie camphrée.

| | |
|---|---|
| Camphre............................ | 1 gr. |
| Alcool à 60° cent.................... | 50 — |

F. S. A.

Très souvent employée pour panser les plaies de mauvais caractère. Pour les contusions, les entorses du boulet.

### Vinaigre camphré.

| | |
|---|---|
| Camphre en poudre................. | 1 gr. |
| Vinaigre fort....................... | 10 — |

F. S. A.

Employé comme l'eau-de-vie camphrée; très utile contre les contusions.

### Huile camphrée.

| | |
|---|---|
| Camphre............................ | 1 gr. |
| Huile d'olive........................ | 7 — |

F. S. A.

Employée en frictions contre les douleurs articulaires.

**Emplâtre, onguent, cataplasme camphré.** — On introduit souvent le camphre dans ces médicaments : il faut le réduire en poudre, et ne l'ajouter que lorsqu'ils sont refroidis; on agira de même en ajoutant le camphre à la *pierre divine*. Souvent on saupoudre de *camphre pulvérisé* les *emplâtres-vésicatoires*, parce que le camphre atténue l'effet irritant des cantharides sur l'appareil génito-urinaire.

On ajoute du laudanum à l'huile camphrée, pour accroître son effet sédatif.

#### FORMULES MAGISTRALES

| | |
|---|---|
| Camphre........................... | 4 gr. |
| Huile de lin........................ | 180 — |
| Gomme arabique pulvérisée ou dextrine. | 45 — |
| Miel ou melasse.................... | 150 — |
| Eau............... .................. | 720 |

F. S. A.

Une émulsion. Nephrite. Cheval (**Hertwig**.

*Bromure de camphre.*

Employé chez le chien à la dose de 20 centigr. à 50 centigr. contre les manifestations nerveuses de tout genre.
On le donne en pilules.

*Breuvage antispasmodique pour la vache* (**Dneubourg**).

    Camphre pulvérisé.................  60 gr.
    Asa fœtida pulvérisé..............  120 —
    Nitrate de potasse pulvérisé......  120 —

Mélangez. A administrer en huit doses et d'heure en heure dans un demi-litre à un litre d'infusion de camomille, de tilleul ou de fleurs de sureau. Contre la fievre vitulaire de la vache. Si, vingt-quatre heures après l'emploi de la préparation, un mieux bien apparent n'est pas constaté, on supprime l'asa fœtida et l'on remplace le nitrate de potasse par 360 grammes de sulfate de soude.

*Poudre de quinquina camphrée pour le chien* (**Eckel**).

    Poudre de racine d'angélique....  }
      — de quinquina...........  } ãã 2 gr.
    Camphre.........................  15 centigr.

Mêlez. Faites une poudre homogène divisée en trois doses.
Donnez trois fois par jour une dose au chien après l'avoir mélangée avec du beurre. Contre les affections spasmodiques.

*Électuaire antispasmodique contre le vertige
des solipèdes* **Rey**).

    Poudre de valériane, de......  15, 20 à 30 gr.
    Camphre, de................  15, 20 à 30
    Jaunes d'œufs..............  N° 2
    Ou miel, de................  250 à 500 gr.

Faites dissoudre le camphre dans le jaune d'œuf, ajoutez la poudre de valériane et le miel. Dans le vertige abdominal et dans le vertige essentiel du cheval. On unit cette médication camphrée, à l'emploi interne du sulfate de soude comme purgatif, à la dose de 500 grammes.

*Injection détersive.*

Vin rouge.......................... 1 litre.
Alcool camphre................. ... } āā 100 gr.
Teinture d'aloès.............. ... }

Mêlez et employez en injections.

*Contre la diarrhée* **Trasbot**).

Camphre } āā 10 gr.
Asa fœtida}
Jaune d'œuf... N° 2      Fn deux fois.
Eau de riz.... 1  litre.

*Lotion vulnéraire.*

Espèces aromatiques...........    3 poignées.
Eau-de-vie camphree..........    1 2 litre.
Sel ammoniac................    50 gr.
Eau.......................    3 litres.

Faites infuser les plantes dans l'eau bouillante, à vaisseau couvert, jusqu'à refroidissement; passez l'infusion, ajoutez l'eau de-vie camphrée et le sel ammoniac, et mêlez pour l'usage.

*Embrocation stimulante* **Eckel**).

Alcool camphré...................    200 gr.
Ammoniaqie liquide...............    50 —

Mêlez. Frotter une fois par jour la partie douloureuse.

*Embrocation stimulante* (**Bracy-Clarck**).

Huile d'olive.....................    90 gr.
Camphre.. ............ ........ } āā 2 gr.
Essence de térébenthine......... . }
Ammoniaque liquide.............    12 gr.

Eau, une quantité suffisante pour en faire deux litres. Pour les efforts et contusions.

*Pommade camphrée.*

Axonge...........................    3 gr.
Camphre en poudre.......... ......    1 —

3.

Faites fondre l'axonge au bain-marie et remuez jusqu'à refroidissement. Contusions.

**Valériane.** — Le rhizome desséché et pulvérisé est seul employé.

On la donne à la dose de 60 à 120 grammes chez les grands animaux, de 4 à 8 grammes chez les petits.

Employée contre l'épilepsie, la chorée, le tétanos, les paralysies. Les auteurs allemands la prescrivent dans la fièvre vitulaire des vaches.

On emploie aussi le valérianate de zinc et le valérianate d'ammoniaque en médecine humaine. Ces sels pourraient être employés dans la médecine du chien.

| | |
|---|---|
| Racine de valériane | 15 gr. |
| Faites une infusion de | 120 — |
| Teinture d'opium | 4 — |

Une cuillerée à bouche de 2 en 2 heures (chorée, **Hertwig** .

**Asa fœtida.** — L'asa fœtida est un des meilleurs médicaments antispasmodiques ; il agit très puissamment sur l'appareil digestif ; les Orientaux l'emploient comme assaisonnement ; sous ce rapport, il se rapproche évidemment de l'ail, qui possède beaucoup de ses propriétés. Les agriculteurs mettent souvent à profit l'asa fœtida pour réveiller l'énergie des fonctions digestives des animaux languissants : c'est pour les bœufs un condiment très agréable, qu'ils recherchent avidement et à l'aide duquel ils peuvent digérer de mauvais fourrages.

Dans la médecine vétérinaire, l'asa fœtida est

fréquemment employé. On en fait surtout usage contre les coliques du cheval, les helminthes et les affections catarrhales du poumon à titre d'expectorant. On fait avec l'asa fœtida, l'ail, le sel et le poivre, des mastigadours, qu'on force les animaux à mâcher, lorsqu'ils sont dégoûtés, que les digestions sont venteuses et qu'il y a dépréciation du goût. Ils produisent de bons effets. On a exagéré, dit Delafond, les vertus de cette substance dans les maladies typhoïdes.

La dose, comme *antispasmodique*, pour les grands animaux, est de 5 à 15 grammes, unie au miel et au jaune d'œuf et administrée sous forme de pilules. Pour les chiens, elle est de 2 à 4 grammes.

On emploie rarement l'asa fœtida seul comme antispasmodique; on l'associe ordinairement à la valériane et au camphre. On l'unit encore avec succès aux médicaments diurétiques énergiques, à la scille et à la digitale, au nitrate de potasse.

*Émulsion ou lait d'asa fœtida.*

Fn délayant :

    Asa fœtida........................    5 gr.

Dans

    Eau...............................  500 gr.

*On a le lait d'asa fœtida.*

Fn délayant :

    Asa fœtida...... ...............  ...    5 gr.

Dans

    Eau de menthe....................  200 gr.

    On a la *mixture d'asa fœtida*, qu'on peut administrer

au chien. La formule suivante est préférable, parce que la gomme-résine est mieux divisée.

*Potion d'asa fœtida.*

Asa fœtida........................... 1 gr.
Sirop de fleurs d'oranger............. 30 —
Eau distillée de valériane............ 100 —
Jaune d'œuf.......................... 1 2

F. S. A.
Millar préfère la recette suivante :

Asa fœtida........................... 10 gr.
Acétate d'ammoniaque................. 30 —
Eau de pouliot....................... 100 —

On en donne une cuillerée toutes les heures aux chiens comme antispasmodique.

*Teinture alcoolique d'asa fœtida.*

Asa fœtida........................... 1 part.
Alcool à 80° centig.................. 4 —

F. S. A.
(Dose, 1 à 10 gram. pour le chien.) On l'ajoute aux potions et aux lavements en la délayant avec un jaune d'œuf.

*Émulsion d'asa fœtida* (**Eckel**).

Huile de lin......................... 50 gr.
Asa fœtida........................... 15 —

Mêlez avec deux jaunes d'œufs; ajoutez peu à peu :

Infusion de camomille................ 500 gr.

Donnez au cheval en une seule fois après avoir bien agité.

*Breuvage calmant* (**H. Bouley** et **Raynal** .

Camphre.............................. 16 gr.
Asa fœtida........................... 16 —
Eau.................................. 500 —

On se sert fréquemment de ce breuvage pour faire

cesser les coliques violentes des chevaux amenés à la clinique de l'École d'Alfort.

Autre (usité à la clinique de l'École d'Alfort) :

    Asa fœtida.......................... 15 gr.
    Camphre en poudre.................. 15 —
    Ether sulfurique.................... 15 —
    Eau ............................... 1 lit.

Délayez l'asa fœtida dans l'eau. Dissolvez le camphre dans l'éther, mêlez et ajoutez.

### Potion d'asa fœtida (**Eckel**).

    Camomille.......................... 15 gr.

Faites infuser dans

    Eau bouillante..................... 200

Ajoutez à la colature refroidie :

    Asa fœtida......................... 4 gr.
    Camphre............................ 60 centigr.
    Teinture d'opium................... 20 gouttes.

Donnez une cuillerée à café au chien toutes les deux heures.

### Breuvage antispasmodique pour le chien (**Reynard**).

    Asa fœtida......................... 1 à 12 gr.
    Decoction de valériane............. 2 decilit.

Faites dissoudre et administrez au chien atteint de la danse de Saint-Guy ou chorée.

### Électuaire stimulant antispasmodique.

    Asa fœtida......................... 10 gr.
    Valériane en poudre................ 100
    Camphre en poudre.................. 10 —
    Miel............................... 500 —

Après avoir bien mêlé l'asa fœtida avec les poudres dans un mortier, ajoutez le miel.

**Bromure de potassium.** — C'est un médicament qui porte surtout son action sur le système nerveux encéphalique qu'il déprime. Il provoque de l'hébétude, de l'assoupissement, de la faiblesse musculaire et une diminution des actes réflexes. Si on insiste sur son emploi on voit survenir des accidents caractérisés par de la faiblesse générale, de l'amaigrissement, du catarrhe des bronches et de la conjonctive en même temps que de l'hématurie. On recommande son emploi dans le tétanos, l'épilepsie et le priapisme.

Doses (Kaufmann).

| | | |
|---|---|---|
| Cheval...... | 20 à 50 gr. | |
| Bœuf....... | 30 à 80 gr. | |
| Porc-Mouton. | 5 à 15. | |
| Chien ...... | 0,g. 50 — 6 | |
| Chat ....... | 0,20 — 0,50. | |

On l'administre en électuaire.

*Sirop de bromure de potassium* (**Codex**).

| | |
|---|---|
| Bromure de potassium.............. | 50 gr. |
| Eau distillée...................... | 50 — |
| Sirop d'écorce d'oranges amères...... | 900 — |

Dissolvez à chaud le bromure dans l'eau distillée et ajoutez le soluté au sirop.

20 gr. de ce sirop contiennent 1 gramme de bromure de potassium.

*Contre les convulsions consécutives à la maladie des jeunes chiens* (**Iversen**).

| | |
|---|---|
| Bromure de potassium.............. | 15 gr. |
| Eau de seltz...................... | 250 gr. |

1 cuillerée à café 2 fois par jour.

## Chloroforme.

*Électuaire antispasmodique pour le cheval* (**Saunier**).

| | |
|---|---|
| Chloroforme.................. | 10 à 15 gr. |
| Poudre de guimauve........... | 25 gr. |
| Miel ou mélasse.............. | 250 — |

Dans le vertige essentiel.

*Mixture contre la carie dentaire* (**Magitot**).

Chloroforme.......................... 5 gr.
Laudanum de Sydenham.............. 2
Teint. de benjoin................. .... 10 —

M. S. A.
Contre les caries douloureuses.

*Contre les douleurs intestinales.*

Chloroforme pur...... .............. 1 gr.
Glycérine neutre.................... 15 —

Mélange. A administrer par cuillerées dans de l'eau.
Chiens.

**Antipyrine.** *Injection hypodermique.*

Doses : Cheval................ 5 gr.
Bœuf.................. 5 à 7 gr.
Mouton .............. 3 gr.
Chien................ 0 gr. 50

**Sulfonal.** Chien................ 1 à 3 gr.
En poudre delayée dans l'eau ou le lait.

**Hypnal.** Mêmes doses que le chloral.

**Hypnone.**
Gros chien...... 0 gr. 50 à 2 gr.
Petit chien..... 0 gr. 25 à 0 gr. 50
Sous forme de pilules.

---

# MÉDICAMENTS ANESTHÉSIQUES

L'anesthésie, c'est-à-dire la suppression momentanée de la sensibilité, peut être générale ou locale. Dans le premier cas l'individu tout entier a perdu la faculté de ressentir de la douleur et n'offre plus au chirurgien qu'un corps incapable de réagir. Dans le second cas c'est sur une région bien limitée de l'organisme qu'est porté le médicament et c'est seulement à l'endroit de l'applica-cation que la sensibilité a disparu. Les deux moyens de supprimer la douleur soit dans le ter-ritoire organique, soit seulemeut dans un de ses départements ont déja trouvé leur application dans la chirurgie vétérinaire. Il serait à souhaiter que leur emploi se généralisât davantage.

### ANESTHESIE GÉNÉRALE

Les agents qui servent le plus ordinairement dans la pratique de l'anesthésie sont : le chloro-forme, l'éther, le chloral. Nous dirons un mot des *méthodes mixtes* et des avantages qu'elles pré-sentent.

**Chloroforme.**    C'est un anesthésique puis-sant très employé. On l'administre par inhala-tion. Le chloroforme demande à être manié avec beaucoup de précautions, il est des animaux extrêmement sensibles à son action. On a mis sur le compte de l'impureté du médicament les accidents qui surviennent au cours de l'anes-thésie. Il y a là une opinion exagérée, le chloro-forme le plus pur est susceptible de produire des accidents. Néanmoins il faut toujours se servir d'un chloroforme absolument pur. (Voir chapitre sur la pureté des médicaments.)

Une précaution essentielle dans la pratique de l'anesthésie est d'éviter l'introduction de doses massives de vapeurs anesthésiques; veiller à ce que l'air pénètre dans l'appareil respiratoire en même temps que le chloroforme. Enfin durant toute la durée de l'anesthésie ne pas manquer de surveiller la respiration, le cœur et les différents réflexes, surtout le réflexe oculo-palpébral; quand celui-ci a disparu il faut cesser les inhalations sous peine de voir survenir les accidents.

*Cheval.* — Le chloroforme peut être employé pour produire l'anesthésie chez le cheval. Moller a par ce moyen anesthésié plusieurs centaines de chevaux sans avoir constaté un seul accident. La quantité de chloroforme employée pour produire la narcose est d'environ 110 grammes. L'anesthésie est obtenue en un quart d'heure environ.

*Chien.* — Le chien est très sensible à l'action du chloroforme et il faut une certaine habitude pour pratiquer sur cet animal l'anesthésie par le chloroforme seul. Le mieux est d'avoir recours à la méthode mixte (atropine-morphine-chloroforme) dont nous dirons un mot plus loin.

**Éther.** — L'éther a jusqu'ici été fort employé dans l'anesthésie du *cheval* et du *chien*. Mais, il faut le dire, pour le cheval principalement, il est difficile qu'on obtienne l'anesthésie complète; c'est plutôt un état de torpeur, d'hébétude. De plus il en faut toujours des quantités considérables. En résumé l'éther ne mérite pas d'être substitué au chloroforme ni aux méthodes mixtes si l'on veut obtenir la narcose absolue d'autant plus que la période d'excitation qui précède le sommeil est toujours de très longue durée.

**Chloral.** — L'hydrate de chloral est un des

meilleurs anesthésiques que l'on possède. Injecté dans le système veineux d'un animal il produit l'anesthésie en une ou deux minutes. La période d'excitation est de courte durée et l'anesthésie dure longtemps.

On se sert de solution de chloral à 1 pour 3 ou à 1 pour 5.

*Injection intra-veineuse* (**Nocard**).

Chloral hydraté...................... 30 gr.
Eau distillée........................ 100 —

(Ponction directe de la jugulaire à l'aide d'un trocart capillaire.)

En injection intra-veineuse, la dose est de 10 gram. de chloral par 100 kilogr. du poids de l'animal.

L'anesthésie dure de 1/2 heure à 1 heure et permet de pratiquer les opérations les plus laborieuses chez le cheval.

Pour le *chien* la quantité de choral nécessaire est d'environ 4 à 6 grammes suivant la taille. En réalité l'anesthésie par le chloral serait la meilleure de toutes les méthodes si des accidents graves n'étaient à redouter. Ce médicament exerce une action caustique sur les tissus sur lesquels on le dépose, et il n'est pas rare, si la main qui a pratiqué l'injection n'est pas exercée, de voir survenir des phlébites, de la nécrose et de la mortification des tissus. D'autre part l'injection doit être poussée avec une extrême lenteur si l'on ne veut pas voir survenir soit l'arrêt du cœur, soit l'arrêt de la respiration. En résumé les injections intra-veineuses de chloral, malgré leur efficacité, ne sont pas à recommander dans la pratique, en raison des nombreux dangers qu'elles présentent.

Le chloral administré par les voies digestives
ne détermine pas l'anesthésie parfaite, on n'obtient par ce moyen qu'un émoussement de la
sensibilité.

## MÉTHODES MIXTES

1° *Morphine-chloral.* — MM. Cadéac et Mallet
ont proposé d'associer la morphine et le chloral
pour produire l'anesthésie chez le *cheval.*

Voici comment ils procèdent :

Injections dans le tissu conjonctif sous-cutané
de 0 gr. 80 à 1 gramme de chlorhydrate de morphine. Dix minutes après on administre un lavement renfermant 80 à 100 grammes d'hydrate de
chloral. Ces auteurs ont obtenu d'excellents résultats par l'emploi de cette méthode.

Pour le *chien* cette méthode peut être encore
utilisée, voici comment on procède :

> Chlorhydrate de morphine......... 0 gr. 005
>     par kilogramme du poids.
> Chloral en lavement.............. 1 gramme
>     par kilogramme.

Richet a préconisé pour le *chien* une méthode
d'anesthésie qui consiste à injecter dans le péritoine une certaine dose de chloral associé à la morphine. C'est là un procédé qui dans nos expériences nous a semblé inoffensif si le chloral n'est
pas en solution trop concentrée (Desoubry).

Voici quelles doivent être les doses :

> Chloral................ 5 décigrammes par kilo-
>     gramme d'animal.

Chlorhydrate de morphine. 25 dixièmes de milligramme
par kilogramme.

2° *Atropine-morphine-chloroforme.* — On sait si
l'on fait des inhalatious de chloroforme qu'il n'est
pas rare de voir survenir des accidents graves
tels que la syncope cardiaque et la syncope respiratoire primitives. Dans ce cas l'irritation provoquée au niveau des premières voies respiratoires
par le passage des vapeurs anesthésiques a amené
par action réflexe un arrêt de la respiration et
des mouvements du cœur. Un peu plus tard, si la
substance anesthésique envahit trop brusquement
la moelle et le bulbe, il n'est pas rare de voir survenir encore ici des accidents du même genre qu'on
désigne sous le nom de syncope cardiaque et respiratoire secondaires. Il était donc indiqué de
chercher le moyen de donner aux centres nerveux
une impressionnabilité moins grande.

La méthode mixte (atropine-morphine-chloroforme) répond à tous ces desiderata. Outre qu'elle
fait disparaître la période d'excitation qui ne
manque pas de se produire au début de l'anesthésie chloroformique elle place, grâce à la morphine, le sujet dans un état de dépression très
favorable pour subir l'action du chloroforme ; en
même temps que l'atropine paralyse la sphère
d'action du pneumo-gastrique et empêche la production des arrêts réflexes du cœur.

Ce sont MM. Dastre et Morat qui ont préconisé
cette méthode.

Voici le procédé pour le *chien* :

On commence par injecter sous la peau une
solution composée de :

```
Chlorhydrate de morphine..........    2 gr.
Sulfate  d'atropine................    0 gr. 2.
Eau distillée......................  100 gr.
```

à raison de un demi-centimètre cube par kilogramme du poids de l'animal. Vingt minutes après, quand l'absorption a eu lieu, on peut commencer l'inhalation de chloroforme dont il suffit de quelques centimètres cubes.

Desoubry et Almy ont démontré que cette méthode était applicable au *cheval.* Voici comment ils opèrent :

On injecte d'abord sous la peau :

```
Chlorhydrate de morphine..   10 centigrammes
Sulfate neutre d'atropine...   5 milligr.
Eau distillée..............    10 gr.
```

C'est seulement *30 minutes* après cette injection qu'on fera les inhalations de chloroforme dont il faut environ 70 grammes.

Cette méthode se recommande par l'absence complète des accidents qui signalent l'anesthésie par le chloroforme seulement.

Pour le *chat* on peut encore employer cette méthode. Guinard recommande seulement de ne pas dépasser la dose de 0 gr. 0005 de morphine par kilogramme d'animal. Après un quart d'heure on enferme l'animal sous une cloche avec quelques éponges imprégnées de chloroforme. Quand les signes de faiblesse apparaissent on enlève le chat de dessous la cloche et on continue encore quelques instants les inhalations chloroformiques.

On peut employer pour anesthésier localement soit la réfrigération qu'on obtient au moyen de procédés et d'agents divers; soit l'action spécifique de substances comme la cocaïne.

1° *Réfrigération.* — On peut employer à cet effet des applications de glace ou de mélanges réfrigérants, ou mieux encore les pulvérisations d'éther, et de bromure d'éthyle. Le procédé du docteur Bailly, le stypage n'a pas trouvé son application en chirurgie vétérinaire.

2° *Cocaïne.* — Découverte par Gardeke en 1855, par Samuel R. Percy en 1857 et enfin par Niemann en 1859. On emploie le chlorhydrate de cocaïne en solution de trois manières différentes : A) en instillation dans l'œil; B) en badigeonnages appliqués sur le tégument des muqueuses; C) en injections dermiques ou hypodermiques.

Pour la chirurgie oculaire on emploie des solutions de cocaïne à 1 pour 200.

En badigeonnages, en injections dans le canal de l'urèthre on emploie des solutions à 5 pour 100, à 4 pour 100, à 2 pour 100.

En injection hypodermique on se sert de solutions à 2 pour 100.

La cocaïne a déjà été employée en chirurgie vétérinaire et peut y rendre d'excellents services. (Opérations sur les yeux, le pharynx, le larynx, le canal de l'urèthre, le vagin, ponction d'abcès, etc., etc.)

## MÉDICAMENTS HYPERESTHÉSIQUES

Ils agissent sur la moelle épinière et donnent lieu à des contractions spasmodiques brusques et passagères et parfois très violentes suivies de rigidité tétanique.

Le type de ces médicaments est la strychnine, de laquelle il faut rapprocher la brucine, ainsi que les sels de ces deux alcaloïdes.

Ce sont des poisons violents.

*Contrepoison.* — Voici les moyens à essayer contre l'empoisonnement par ces substances : faire vomir, administrer a l'intérieur de l'iodure de potassium ioduré. Les anesthésiques sont les meilleurs contrepoisons dans le cas d'intoxication par la strychnine.

**Strychnine.** — Principe actif de la noix vomique, de la fève de Saint-Ignace et de l'upas tieuté.

Employée contre les maladies avec affaiblissement, les paralysies, les névroses. En injections hypodermiques : grands animaux, 12 centigr.; 5 mg. chez les petits.

*Sirop de strychnine* **Codex**).

| | |
|---|---|
| Sulfate de strychnine............ | 5 centigr. |
| Sirop de sucre................. | 195 gr. |
| Eau distillee................. | 4 — |

Dissolvez le sulfate de strychnine dans l'eau; mêlez au sirop.

20 gr. de sirop contiennent 5 milligr. de sulfate de strychnine. Employé par Trousseau contre la chorée du chien (Tabourin .

La strychnine est employée en pommade contre les amauroses en médecine humaine. Lafosse et Chaillaux rapportent des cas de guérison de cette affection chez le cheval par le même moyen (?.

*Injection d'arséniate de strychnine.*

Arséniate de strychnine............. 1 gr.
Eau ........................... 1000 —

F. S. A. une dissolution. En injection hypodermique contre la paralysie des jeunes chiens; 1 à 3 milligr. de principe actif, c'est à-dire 1 à 3 centim. cubes de la solution.

**Noix vomique.** — Elle renferme, outre la strychnine, de la brucine dont l'action est moindre.

La brucine est préférable à la strychnine chez les petits animaux. On la donne chez ces derniers à la dose de 4 centigr. en injections hypodermiques.

**Poudre de noix vomique.** — On prépare cette poudre en râpant les noix vomiques; mais on préfère les exposer sur un tamis à l'action de la vapeur d'eau jusqu'à ce qu'elles soient ramollies; on les concasse en cet état, on les fait sécher à l'étuve, et l'on achève la pulvérisation dans un mortier.

Elle se prescrit à la dose de 10 centigr. pour le chien, de 1 gram. pour le mouton, et de 10 gram. pour les grands animaux.

**Extrait de noix vomique.**    C'est l'alcool à 80° cent. que l'on doit préférer pour obtenir cet extrait. La noix vomique fournit le dixième de son poids d'extrait. Il se prescrit à la dose de 5 à 20 centigr. pour le chien, et de 4 à 10 gr. pour les grands animaux.

**Teinture de noix vomique.** — Alcool à 80° centigr. 5. Laissez macérer 15 jours et filtrez.

La strychnine est recommandée en médecine humaine comme antiseptique : elle combat les constipations rebelles; à dose convenable, elle arrête les diarrhées; en frictions, elle est indiquée contre les paralysies partielles Magendie). En vétérinaire Maurer, Rynder, Lafosse, l'ont employée à tous ces titres avec succès.

*Onguent contre le trismus* (**Erdmann** et **Hertwig**).

Azotate de strychnine............... 1 gr.
Axonge ........................... 45 —
Contre le resserrement des mâchoires dans le tétanos (?).

*Électuaire de noix vomique* (**Hayne**).

Extrait de noix vomique.......... } ãã 4 gr.
Camphre......................... }
Baies de genièvre en poudre.......... 30 —
Mêlez avec miel ou mélasse et poudre de guimauve.

*Pilules contre la diarrhée* **Erdmann** et **Hertwig** .

Poudre de noix vomique............. 15 gr.
Fleurs de camomille pulvérisées...... 60 —
Farine de seigle et eau de fontaine, Q. S.
En 4 pilules égales.

*Gouttes amères* (**Baumé** .

Alcool à 66°..................... 1000 gr.
Fèves de Saint-Ignace............. 500 —
Carbonate de potasse............. 5 —
Suie pure....................... 1 —

Faites digérer au bain-marie pendant 15 jours, exprimez, filtrez. 1 à 8 gouttes. — Dyspepsies. Chiens.

*Friction stimulante* **Magendie**.

Teinture de noix vomique.. . ....... 40 gr.
Ammoniaque...................... 10 —

**Fève de Calabar.** Agit par l'ésérine. Déprime les fonctions de la moelle, diminue la sensibilité réflexe. C'est un antagoniste de l'atropine.

A tous ces titres elle devrait être essayée contre le tétanos et, comme elle diminue la sécrétion

de la conjonctive (Vecker), contre les conjonctivites.

*Collyre d'ésérine* (**Galezowski**).

Sulfate d'ésérine............ 5 à 10 centigr.
Eau................. ......    10 gr.

Dissolvez.

------

## MÉDICAMENTS STIMULANTS

Ils ont pour effet d'augmenter l'énergie des
fonctions vitales. On appelle stimulants *généraux*
ceux qui n'ont pas de voie spéciale d'élimination
et qui réagissent sur tous les organes.

On les divise en stimulants *diffusibles* et stimulants non *diffusibles*; les premiers agissent très
vite, les seconds ont une action beaucoup plus
tardive, mais l'action des premiers est relativement courte, celle des seconds est de plus longue
durée. Les diffusibles sont l'alcool, le vin et les
éthers.

Les stimulants sont indiqués comme préventifs
des maladies aiguës et au début des affections
aiguës en voie d'évolution. On les emploie aussi
en médecine vétérinaire contre le coma qui sur-
vient dans les dernières périodes des maladies
graves de l'appareil respiratoire (pneumonie gan-
greneuse).

**Térébenthines.** — On donne ce nom à des
produits naturels demi-liquides, composés d'es-

sence et de résine, qui s'écoulent des pins et sapins et d'autres arbres appartenant soit à la famille des conifères, soit à celle des térébentha-cées. On emploie généralement en médecine et en chirurgie la *térébenthine* de Bordeaux, qui, en France, est la plus économique.

Les térébenthines sont des substances actives, d'une grande âcreté; leur action se porte sur les membranes muqueuses. Elles agissent spéciale-ment sur l'appareil sécréteur des urines, aux-quelles elles donnent une odeur de violette; elles agissent aussi, par l'essence, sur l'appareil ner-veux.

Appliquées extérieurement, les térébenthines sont légerement irritantes : on les emploie aussi pour favoriser la résolution des engorgements chroniques. Elles jouent un rôle considérable dans la préparation des onguents qui sont employés soit pour hâter la cicatrisation des plaies, soit pour modifier les ulcères de mauvaise nature.

*Dose.* — On peut prescrire la térébenthine mélangée avec du miel à la dose de 100 à 150 grammes par jour pour les grands animaux.

**Essence de térébenthine.** — Elle est souvent recommandée soit pour l'usage interne, soit pour l'emploi externe. C'est un médicament très impor-tant dans la médecine vétérinaire.

On a vanté l'essence dans la bronchite aiguë, et surtout chronique, dans le catarrhe de la vessie chez le chien.

Contre la sciatique et plusieurs autres névral-gies, l'essence de térébenthine paraît avoir de l'efficacité. La meilleure manière de l'administrer,

c'est de l'unir avec miel blanc 4, essence 1 ; on a
le *miel térébenthiné.*

L'essence a été employée en lavement pour
détruire une constipation opiniâtre (Lafore .

L'essence s'administre à l'intérieur comme un
puissant diurétique dans les hydropisies. Voir
les diurétiques.)

*Doses.* — L'essence de térébenthine se donne
à l'intérieur, associé au miel ou à un mucilage à
la dose de 30 à 150 grammes pour les grands
animaux, et à celle de 2 à 10 grammes pour les
moutons et les chiens.

L'essence de térébenthine est très fréquemment
employée à l'extérieur dans la médecine vétérinaire. La modicité de son prix, son activité en
font un remède usuel. Cette essence, employée
en frictions sur la peau des animaux, détermine
une prompte irritation et une douleur très vive,
notamment chez les chevaux, qui se livrent alors
à des mouvements désordonnés. C'est la promptitude de cette action et la douleur qui l'accompagne qui font employer cette essence en frictions
avec tant d'avantage, dans les congestions intestinales, les congestions pulmonaires, la fourbure
récente, etc. (Voir Révulsifs.) On en fait aussi
usage avec beaucoup de succès pour tuer les
insectes parasites, comme les poux, les puces, les
acarus, etc., qui vivent à la surface de la peau.
C'est un des meilleurs parasiticides et des plus
inoffensifs. (Voir Antiparasitaires externes.)

**Pilules de térébenthine cuite.** — On prend de la
térébenthine, on la met dans une bassine avec de l'eau
qu'on entretient bouillante jusqu'à ce qu'en versant un

peu de cette résine dans l'eau froide elle s'y solidifie;
alors on la divise en pilules de 20 centigr. en la conservant molle dans l'eau tiède.
3 ou 4 dans la cystite du chien

### *Électuaire de térébenthine avec l'essence.*

Essence de térébenthine de Bordeaux... 28 gr.
Magnésie calcinée.................... 1 —

Triturez.
Employé à la dose de 30 à 35 gr.

### *Digestif de térébenthine.*

Térébenthine de Venise............... 100 gr.

On la mêle avec trois jaunes d'œufs, puis on y ajoute
Q. S. d'huile pour faire un onguent demi liquide; si l'on
y ajoute 1 8 de laudanum de Sydenham, on a le *digestif
opiacé*; si, au contraire, on y mêle parties égales de
styrax liquide, on a le *digestif animé*. On peut encore avoir
du digestif animé en y ajoutant de la *teinture d'aloès*, de
la *potasse caustique*, etc. Ces médicaments externes sont
particulièrement employés pour exciter les suppurations
indolentes et fournir des plaies d'un bon caractère, quand
la nature du pus est viciée. Dans le cas de gangrène, on
y ajoute quelquefois de la poudre de quinquina, de la
poudre de camphre.

### *Sirop de térébenthine* **Codex**.

Térébenthine au citron............. 100 gr.
Sirop de sucre.................... 1000 —

Faites digérer au bain-marie pendant 2 heures et en
agitant : passez.
Bronchite chronique des chiens de luxe.

### *Eau balsamique* (**Erdmann** et **Hertwig**).

Térébenthine commune.............. 30 gr.
Essence de térébenthine........ .... 8 —
Jaunes d'œufs.................... n° 2
Eau de chaux...... .............. 250 gr.

F. S. A.

4.

Émulsion pour panser les plaies et les ulcères de mauvaise nature.

### *Solution balsamique* (**Wolskein**).

Térébenthine......................    58 gr.
Jaunes d'œufs......................    n° 2
Eau de chaux......................    175 gr.

Mêlez la térébenthine aux jaunes d'œufs et ajoutez l'eau de chaux.

En injection dans les plaies fistuleuses.

### *Eau de Werner.*

Térébenthine  de Venise............    1000 gr.
Bicarbonate de soude...............    25 —
Eau distillée......................    10 litres.

Faites digérer cinq jours. Contre les plaies traumatiques.

### *Breuvage stimulant contre l'obstruction du feuillet des grands ruminants* (**Robellet**.

Essence de térébenthine.......    30, 45, 60 gr.
Infusion d'espèces aromatiques........ ..    1 lit.

Mélangez au moment d'administrer.

### *Électuaire d'essence de térébenthine.*

Essence de térébenthine..........    10 à 15 gr.
Poudre de réglisse................ $\Big\}$ aa Q. S,
Mélasse...........................

F. S. A.

### *Collyre térébenthiné* (**Laugier**).

Térébenthine de Venise..............    20 gr.
Essence de térébenthine.............    10 —

Mettez la térébenthine dans un mortier; chauffez lentement et quand la térébenthine est fondue ajoutez l'essence par petites portions.

Instillez matin et soir 2 ou 5 gouttes. Conjonctivites, kératites.

*Frictions stimulantes* **Hayne).**

Essence de térébenthine.............. 30 gr.
Chlorure de chaux................... 8 —

Mêlez.

*Liniment stimulant* (**Hayne** .

Essence de térébenthine.......... }
Huile de laurier.................. } ãã 15 gr.
Poudre de c ntharides.............,... 2 —

Mêlez. Révulsif assez énergique.

*Liniment de Binz.*

Carbonate de potasse.................. 60 gr.
Essence de térébenthine............,.. 120
Ammoniaque liquide.................. 90 —
Alcool.............................. 350 —

Plaies de mauvaise nature.

**Poix blanche ou Poix de Bourgogne.** — Cette matière vient des Vosges; elle est recueillie sur un sapin, la *pesse* ou *epicéa*. Elle est solidifiée par l'évaporation spontanée d'une partie de son essence.

Employée à l'extérieur comme stimulant dans les cas d'engorgement chronique, la poix de Bourgogne entre dans plusieurs onguents ou charges très employés.

**Galipot.** — C'est le produit qui s'est concrété après la récolte de la térébenthine de Bordeaux, par évaporation de son essence.

**Colophane.** — C'est le produit fixe résultant de la distillation de la térébenthine. On la nomme encore *brai sec, arcanson*. Elle entre dans plusieurs emplâtres; pulvérisée, elle est employée pour arrêter les hémorragies légères.

**Poix-résine ou résine.** — Si, lors de sa fusion, on brasse la colophane avec de l'eau, on obtient la résine jaune, qui entre dans plusieurs onguents.

**Huile de poix; Poix noire.** — En brûlant des éclats de tronc de pin et les déchets de térébenthine, et en laissant écouler le produit résineux, qui se liquéfie, dans un réservoir extérieur, on obtient un mélange qui se sépare en deux couches : 1° un liquide, c'est l'*huile de poix*; 2° une masse molle qu'on solidifie en la faisant bouillir avec de l'eau, c'est la *poix noire*, qui entre dans l'onguent basilicum et dans quelques autres onguents.

**Goudron.**    On l'obtient en soumettant à une espèce de distillation, *per descensum*, les parties les plus résineuses de plusieurs espèces de pins.

Le goudron et l'huile volatile de goudron sont employés depuis longtemps pour combattre plusieurs affections de la peau des animaux, et les anciens vétérinaires avaient bien constaté tout le parti qu'on peut en retirer. On l'administre à l'intérieur dans la bronchite chronique, la cystite.

Il est aussi très employé pour enduire les pansements faits après les opérations sur le pied.

*Bol dans la bronchite chronique.*

| | |
|---|---|
| Poudre de réglisse.................... | 15 gr. |
| Farine de lin ou d'orge.............. | 30 — |

```
Goudron.............................  ........  2 —
Miel ou mélasse....................  2 gr.
```
F. S. A.
Un bol.

*Onguent de pied au goudron* **Godwin**).

```
Goudron.........................  ⎱
                                  ⎰ ãã Q. S.
Axonge..........................  
```

*Eau de goudron.*

Enduisez de goudron un vase en grès et remplissez-le d'eau. Remettez de l'eau au fur et a mesure que le vase se vide.

En chargeant 'eau de quelques grammes de bicarbonate de soude la dissolution est plus facile.

Affections catarrhales et toutes les muqueuses.

*Sirop de goudron* **Pereire**).

```
Goudron...........................  1000 gr.
Eau de rivière....................  250 —
```

Maintenez le tout pendant 24 heures à 60°, agitez, laissez refroidir, décantez, filtrez. Faites dissoudre a froid 500 gr. de sucre; filtrez.

Affections catarrhales des muqueuses chez les chiens de luxe.)

*Emplâtre de poix.*

```
Cire jaune........................  1 pa t.
Poix blanche......................  3
```
Usité pour faire des emplâtres excitants.

*Emplâtre agglutinatif.*

```
Poix blanche......................  250 gr.
Résine élémi......................  64
Térébenthine......................  32
Huile de laurier..  ...............  32 —
```
F. S. A.
Bon agglutinatif.

### *Emplâtre de cire.*

Cire jaune............................ 3 gr.
Suif de mouton....................... 3 —
Poix blanche......................... 1 —

F. S. A.

### *Onguent basilicum.*

Poix noire........................  }
Cire jaune........................  } a͞a 1 part.
Colophane........................  )
Huile d'olive........................ 4 —

On fait liquéfier la poix et la colophane; on y ajoute la
cire et l'huile, et on passe quand tout est fondu. Cet
onguent est très employé comme résolutif pour hâter la
cicatrisation des ulcères indolents et pour panser les sétons.

### *Onguent d'althœa.*

Huile de mucilage................... 100 gr.
Cire jaune........................ 250 —
Poix résine....................... 125 —
Térébenthine...................... 125 —

F. S. A.
Employé comme dessiccatif. Dans la médecine vétérinaire,
on préfère des formules plus simples, que nous donnons
plus loin.

### *Onguent digestif de Clater.*

Cire............................  } a͞a 100 gr.
Térébenthine...................  }
Poix noire....................... 30 —
Résine.......................... 200 —
Huile de lin..................... 50 —

Faites fondre. Ajoutez :

Essence de térébenthine............. 120 gr.

Mêlez. Pour le pansement des plaies.

### *Onguent de térébenthine (Eckel.*

Onguent simple allemand........... 300 gr.
Térébenthine..................... 1000 —

Faites fondre à un feu doux; agitez pendant le refroidissement.

### *Liniment adoucissant avec l'althœa* **Bourgelat** .

Onguent d'althœa.................... 100 gr.
Huile d'olive....................... 100 —

On fait fondre à une douce chaleur l'onguent et on ajoute l'huile. On peut remplacer l'onguent d'althœa par la pommade de peuplier. Maturatif.

### *Onguent de pied.*

Huile blanche..................... 1 kilogr.
Térébenthine...................... 1   —
Cire jaune........................ 1   —
Axonge............................ 2   —

Coupez la cire par morceaux, faites-la fondre dans l'huile avec l'axonge; après avoir retiré la bassine du feu, ajoutez la térébenthine; laissez refroidir l'onguent en ayant soin de l'agiter par intervalles.

L'onguent de pied sert à entretenir la corne du sabot et la couronne dans un état de souplesse convenable; il favorise l'accroissement de la muraille, prévient et guérit les crevasses. On noircit à volonté cet onguent avec le noir de fumée.

### *Onguent de pied plus économique.*

Graisse de cheval................. 2 kilogr,
Cire jaune........................ 500 gr.
Galipot........................... 1 kilogr.

Faites fondre à une douce chaleur; passez.

### *Onguent de pied* (**Erdmann** et **Hertwig** .

Cire jaune........................ 2 part.
Poix liquide...................... 3
Axonge de porc................ } āā 12 part.
Suif de mouton................ }

A étendre une fois par jour sur le sabot.

*Onguent de pied* (**Lassaigne** et **Delafond**).

Cire jaune......................  
Graisse de porc..................  
Huile d'olive....................  } āā 500 gr.  
Térébenthine....................  
Huile de pied de bœuf ou miel....

Après avoir fait fondre à une douce chaleur, dans une bassine de cuivre, la cire, la graisse et l'huile mêlees ensemble, on retire le vase du feu et on y ajoute la térébenthine et le miel en remuant jusqu'à refroidissement de l'onguent.

Quelques vétérinaires le colorent en noir par un peu de noir de fumée ou de noir d'os, lorsqu'il doit être appliqué immédiatement sur le sabot.

Nous remplaçons le miel, dans cet onguent, par l'huile de pied, parce que cette huile le rend plus onctueux.

*Usages*. — Cet onguent est surtout employé pour graisser le sabot lorsque la corne est dure et desséchée.

*Onguent de pied* (**Bracy-Clark**).

Suif.............................. 2000 gr.  
Cire jaune........................ 120  
Goudron.......................... 250 —

Faites fondre le tout doucement sur le feu, et remuez bien l'onguent lorsqu'il commencera à acquérir de la consistance.

Cette preparation est d'un grand service pour secher les talons meurtris, les sabots fondus où la cutidure a été enlevée par la râpe des maréchaux ; elle conserve le sabot dans un état de souplesse et d'élasticité convenables.

*Topique excitant.*

Térébenthine.................... } āā 100 gr.  
Poix de Bourgogne.............  
Poudre d'euphorbe................. 10 —

Mêlez à une douce chaleur et appliquez sur les engorgements et les distensions articulaires.

*Cataplasme maturatif.*

Cataplasme de farine de lin....... 1 kilogr.
Onguent basilicum............... 200 gr.

Mêlez. Au lieu du cataplasme de farine de lin on peut prendre de l'oseille cuite et hachée.

*Emplâtre agglutinatif.*

Emplâtre simple.................... 8 part.
Poix blanche de Bourgogne.......... 3 —

Faites liquéfier à une douce chaleur, passez à travers une toile claire, laissez refroidir, et diviser en magdaléons.

L'emplâtre agglutinatif est employé pour réunir les lèvres des plaies sans suture; il faut qu'il soit d'une consistance molle.

*Charge ou emplâtre fortifiant* (**Bracy-Clark**).

Poix de Bourgogne.................... 120 gr.
Térebenthine......................... 180 —
Huile d'olive........................ 120 —

Cet emplâtre de poix, sur un morceau de peau, est un excellent remède, lorsqu'il est appliqué de suite, dans les cas d'articulations ouvertes, servant à exclure l'air, quand l'application est bien faite.

**Bourgeons de sapin.** — Ils doivent leurs propriétés excitantes à la térébenthine qu'ils contiennent dans leurs écailles. On les emploie en infusion.

**Suie.** — On a employé les préparations de suie comme antivermineuses, antispasmodiques. On s'en est servi dans le traitement des dartres; on les a préconisées contre les ulcères, les ophtalmies, etc. On donne la suie à la dose de 100 grammes aux grands animaux.

**Charbon.** — Appliqué à l'extérieur, le charbon peut agir de deux manières : 1° en absorbant les gaz putrides et en s'opposant aux progrès de la putréfaction; 2° en stimulant mécaniquement les surfaces ulcérées où languit l'action vitale. C'est ainsi qu'on l'emploie pour combattre les ulcères accompagnés d'une odeur fétide, la gangrène proprement dite.

### *Poudre de charbon et de quinquina.*

Charbon de bois en poudre............  100 gr.
Poudre de quinquina....... de 10 à     20 —

Sur les plaies de mauvaise nature.

### *Décoction de suie* **Marinas**).

Suie  tamisée......................  40 gr.
Eau...............................  100 —

Pour désinfecter les plaies.

### *Cataplasme au charbon* (**Casenave**).

Charbon de bois en poudre........ }
Farine de lin..................... } ãã Q. S.
Eau chaude....................... }

Plaies ulcéreuses.

Chlorure de chaux.................  25 gr.
Charbon de bois en poudre.........  45 —

F. S. A. une poudre. — Parties gangrenées.

**Baies de genièvre.** — Elles possèdent des propriétés stimulantes et diurétiques.

**Poivre long, poivre noir.** — Le poivre noir est un stimulant énergique que l'on peut employer en *mastigadour* et que l'on a fait entrer dans quelques électuaires stimulants.

### Baume du Pérou.

*Contre l'alopécie.*

Baume du Pérou...................... 1 gr.
Alcool............................. 10 —

### Baume de Tolu.

*Teinture balsamique composée baume du Commandeur).*

♃ Racine d'angélique............. .... 15 gr.
Fleurs d'hypericum................ 30 —
Alcool à 80 cent................ 1125 —

Faites digérer, à une douce chaleur, en vase clos et en agitant de temps en temps, pendant huit jours ; passez avec une forte expression et ajoutez à la liqueur :

Myrrhe...........................
Oliban..., .......................  } ãã 15 gr.

Faites digérer comme il a été dit précédemment ; ajoutez :

Aloès............................. 15 gr.
Baume de Tolu...............
Benjoin..........................  } ãã 100 —

Cette teinture mélangée à 4 fois son poids d'eau est employée à l'extérieur comme hémostatique, substitutif et cicatrisant.

**Absinthe. — Camomille.** — L'absinthe est un stimulant des forces digestives en même temps qu'un anthelmintique (voir Anthelmintiques). La camomille agit comme l'absinthe, mais elle n'est pas anthelmintique. On l'emploie contre les coliques.

*Breuvage de camomille.*

Camomille......................... 10 gr.
Eau............................... 1 lit.

Infusez.
(Contre les coliques.)

Fleurs de camomille................ 45 gr.
Faites une infusion de.............. 720 —

Ajoutez huile de baies de genièvre 2 à 4 gram. En une seule fois. Répétez d'heure en heure. Fièvre vitulaire (Spinola).

### Poudre de camomille.

Peu usitée.
De 20 à 50 gram.

### Infusion de camomille (Hayne).

Fleurs de camomille................. 60 gr.

Infusez dans eau Q. S. pour avoir un 1 2 litre de colature.

### Espèces pour lavement Erdmann et Hertwig.

Feuilles de mauve.................... 2 gr.
Fleurs de camomille.................. 2 —
Gâteau de graine de lin.............. 6 —

Mêlez, concassez, bouchez et conservez pour l'usage.

### Lavement carminatif.

Têtes de pavots................ N° 6.
Camomille romaine............ 2 poignées.
Semence d'anis................ 20 gram.
Eau........................... 2 litres 1 2.

Décoctez les pavots, ajoutez les fleurs et les semences, infusez une demi-heure, passez et administrez tiède.

**Ombellifères aromatiques.** — Les *racines des ombellifères* ont une assez grande importance en économie domestique. Les plus employées sont les racines d'angélique, d'ache, de carotte, de charbon roland, de fenouil, d'impératoire, de méum, de persil. Les racines d'ombellifères qui contiennent une grande proportion d'huile essentielle, unie à une résine molle qui la retient, telles que celles d'impératoire, de méum, de chervi, sont des toniques excitants assez énergiques. Celles qui contiennent moins d'essence, comme les racines de persil, de fenouil, de charbon roland, sont employées comme diurétiques. Celles qui sont succulentes servent d'aliments, comme la carotte, le panais, le céleri.

**Carotte** (*Daucus carotta*). — Cette racine a une grande importance dans l'alimentation des animaux domestiques. Voici comment Delafond appréciait son utilité :

« Elle est mangée avec beaucoup de plaisir par les chevaux ; elle leur donne un poil lustré et couché, diminue la dureté des matières excrémentitielles, fait cesser et devenir grasses les toux sèches et opiniâtres dont ils sont souvent atteints.

« Coupée par morceaux et unie à la farine d'orge, elle compose des mâches excellentes pour les chevaux qui ont souffert d'un long travail et dont la poitrine est délabrée. Cette racine est surtout très précieuse pendant l'hiver ; elle peut très bien remplacer l'herbe fraîche qu'on donne si avantageusement au printemps pour les chevaux qui sont atteints de quelque maladie cutanée.....

« La carotte cuite, réduite en pulpe, délayée dans l'eau où elle a cuit, puis unie à la farine d'orge, au petit-lait, constitue une provende fort émolliente et un peu nourrissante, que les porcs mangent avec délices. Elle convient surtout pour les jeunes porcs qui sont convalescents de l'angine et d'inflammation des intestins.

« Les carottes cuites avec une tête de mouton ou les pieds des mêmes animaux, composent un bouillon excellent pour les chiens atteints de bronchite, de pneumonie et de gastro-entérite. »

**Angélique officinale** (*Angelica archangelica*). — L'angélique est stimulante; elle excite les forces de l'estomac. On la réduit en poudre.

*Doses.* — De 20 à 150 grammes pour les grands animaux, 10 à 20 grammes pour les petits.

**Anis.** — C'est un puissant stimulant dont on peut faire usage dans les coliques gazeuses et dans les indigestions d'eau froide.

*Dose.* — De 20 à 40 grammes pour les grands animaux.

Le prix trop élevé de l'anis vert lui fait préférer souvent les graines de fenouil.

**Fenouil** (*Feniculum*). — Ses semences ont une saveur chaude, sucrée, assez semblable à celle de l'anis. On les donne avec avantage dans les coliques gazeuses, les indigestions, à la dose de 50 à 100 grammes pour les grands animaux.

**Cumin, Coriandre, Carvi.** — Quant aux semences du cumin officinal (*Cuminum cyminum*), de la coriandre cultivée (*Coriandrum sativum*), du carvi officinal (*Carum carvi*), elles sont rarement employées, si ce n'est dans les localités où on peut récolter ces graines à bon marché. Les graines de carvi sont souvent mélangées avec l'avoine des chevaux, auxquels elles donnent beaucoup d'appétit.

**Laurier noble** (*Laurus nobilis*). — On emploie

en médecine vétérinaire la feuille et les baies de laurier, et l'huile qu'on extrait de ces dernières.

**Feuilles et baies de laurier.** — Elles contiennent une huile volatile ; elles possèdent des propriétés stimulantes actives.

*Huile de laurier.* — On l'obtient en soumettant à une forte presse, entre des plaques échauffées, les baies de laurier réduites en poudre et exposées a la vapeur d'eau bouillante.

*Onguent de laurier, pommade de laurier.* — On la prépare en faisant fondre à une douce chaleur parties égales d'huile de laurier et de graisse. Voici une recette différente qui est donnée par le Codex :

Feuilles récentes de laurier...... $\}$ āā 500 gr.
Baies de laurier................ $\}$
Graisse de porc................. 1000 —

Contusez les feuilles et les baies de laurier, et faites-les chauffer avec la graisse sur un feu modéré jusqu'a ce que toute l'humidité soit dissipée ; passez avec une forte expression, laissez refroidir lentement, séparez le dépôt, liquéfiez de nouveau la pommade, et quand elle sera à moitié refroidie, coulez-la dans un pot.

Cette pommade est utile pour exciter la suppuration des abcès.

**Cannelle.** — On connaît sous ce nom la seconde écorce du *Laurus cinnamomum* de la famille des laurinées. Elle est peu employée en médecine vétérinaire à cause de son prix élevé ; on préfère la cannelle de Chine, parce qu'elle coûte beaucoup moins que celle de Ceylan.

La cannelle est très stimulante et tonique. On fait dissoudre souvent ses principes actifs dans le vin ou le cidre en la décoctionnant quelques instants avec ces liquides. On l'administre encore dans les indigestions, dans les parturitions difficiles dues à la faiblesse de la mère. La dose est de 20 à 50 grammes pour les grands animaux, et de 5 à 10 grammes pour les petits. La poudre est aussi souvent associée au son, à l'avoine, à la provende.

L'écorce de Winter, la cannelle blanche sont employés comme succédanées de la cannelle.

**Labiées.** — Elles sont stimulantes, antispasmodiques et légèrement sudorifiques. Utiles pour faire réagir l'économie contre les influences morbides (refroidissement, ingestion trop copieuse d'aliments, etc., etc.); pour soutenir les forces des animaux tombés dans le coma par suite de longues maladies, de suppuration. Certaines préparations sont usitées à l'extérieur, sur les plaies notamment.

**Romarin** (*Rosmarinus*, T.). — Le romarin officinal est peu employé : cette plante contient une huile essentielle très aromatique; elle se prescrit quelquefois en infusion dans l'eau, le vin ou le cidre : 20 grammes pour un litre.

**Sauge** (*Salvia*, L.). — Les feuilles de sauge officinale donnent une infusion aromatique assez agréable qui est usitée. La sauge intervient dans plusieurs préparations aromatiques composées. On prépare avec elle des breuvages stimulants avec l'eau ou le vin : 20 grammes de sauge par litre. On l'emploie contre l'anémie du mouton.

*Infusion de sauge* Eckel .

| | |
|---|---|
| Sauge............................... | 60 gr. |
| Eau................................ | 1 litre. |

Faites infuser. Pour injecter dans la bouche contre les aphthes épizootiques.

**Marrube** (*Marrubium*) . — Les sommités de marrube ont été vantées par les anciens dans les bronchites du cheval; elles sont à peine usitées aujourd'hui.

**Hysope** (*Hyssopus*). — Les sommités fleuries de l'hysope officinale sont employées comme expectorant sous forme d'infusion.

**Lavande** (*Lavandula*, L.). — Les sommités de lavande officinale sont riches en une *essence*, appelée *essence de lavande*, qui était autrefois fréquemment employée en vétérinaire.

*Alcoolat de lavande (eau-de-vie de lavande* .

| | |
|---|---|
| Alcool à 80°...................... | 30 part. |
| Huile volatile de lavande............ | 1 — |

Mêlez. Cet alcoolat peut être employé aux mêmes usages que l'eau-de-vie camphrée pour l'extérieur. Il est plus économique et tout aussi efficace.

**Menthe** (*Mentha*, L.). — Le genre *menthe* fournit différentes espèces qui sont employées en médecine vétérinaire, *Mentha viridis, sylvestris, crispa, pulegium, piperita.*

La *menthe poivrée* est la plus efficace; on la donne en infusion à la dose de 20 grammes pour 1 litre d'eau. A l'extérieur on l'emploie aussi en infusion pour lotionner les plaies de mauvaise nature.

3.

**Thym** (*Thymus*). — Le thym vulgaire et le thym-serpolet sont très riches en huiles essentielles ; ils entrent dans les espèces aromatiques et dans tous les médicaments composés où elles interviennent.

**Mélisse** (*Melissa*). — Les feuilles du *Melissa officinalis* fournissent une infusion qui s'administre en breuvages stimulants : 20 grammes pour 1 litre d'eau.

### *Espèces aromatiques dites vulnéraires, ou aromatico-vulnéraires.*

Mêlez feuilles de sauge, thym, serpolet, hysope, menthe aquatique, absinthe, origan, romarin āā parties égales. Se prescrivent en infusions stimulantes, à la dose d'une poignée pour un litre d'eau.

### *Espèces aromatiques allemandes* (Eckel).

Hysope, marrube, origan, rue, sauge, sariette, serpolet, āā parties égales. Mêlez.

### *Alcoolat vulnéraire. — Eau vulnéraire.*

Espèces vulnéraires .................... 1 gr.
Alcool à 60° ........................ 48 —

Faites macérer pendant 8 jours, retirez à la distillation 32 parties d'alcoolat.

On peut le préparer en dissolvant 1 d'essence vulnéraire dans 30 d'alcool à 80°.

*Essence vulnéraire.* — On l'obtient en distillant les espèces vulnéraires avec de l'eau.

### *Breuvage contre les tranchées du cheval.*

Infusion de sauge .................... 2 litres.
Teinture vulnéraire ............... } āā 100 gr.
Thériaque .................... }

Mêlez. Administrez-en deux fois.

*Vin aromatique.* — Faites macérer pendant vingt-quatre heures, dans 1 litre de bon vin rouge, 125 grammes d'espèces vulnéraires; passez, filtrez, ajoutez 32 grammes d'alcoolat vulnéraire. C'est un vin tonique et qui s'emploie aussi en fomentations à l'extérieur contre les engorgements. On peut le prescrire comme tonique au cheval à la dose d'un litre.

*Vinaigre aromatique.* — Se prépare de même que le vin, en substituant le vinaigre blanc au vin. Employé coupé d'eau pour combattre les démangeaisons des animaux.

### Baume opodeldoch.

| | |
|---|---|
| Alcool à 90°....................... | 1000 gr. |
| Essence de romarin................. | 24 — |
| Essence de thym................... | 8 — |

Mêlez; ajoutez 120 gram. de savon animal que vous ferez dissoudre à la chaleur du bain-marie; ajoutez 96 grammes de camphre, et quand il est dissous, 40 gram. d'ammoniaque liquide; filtrez à chaud, et recevez dans des flacons allongés à large ouverture; fermez avec des bouchons trempés dans la cire ou enveloppés d'une feuille d'étain, et qui ainsi sont préservés de l'action de l'ammoniaque et des essences. Le baume opodeldoch est un excitant assez énergique.

### Liniment contre la carie.

| | |
|---|---|
| Baume opodeldoch.................. | 10 gr. |
| Huile de lin....................... | 90 — |

Mêlez. Pour injection; selon le degré d'irritabilité du sujet, on diminue successivement l'huile, de sorte que, par une transition insensible, on arrive au bout d'un certain temps à pouvoir employer le baume pur (**Van den Broock**).

### Infusion de plantes aromatiques.

| | |
|---|---|
| Plantes aromatiques................ | 100 gr. |
| Eau............................... | 1 litre. |

(Stimulant.

**Alcool.** — L'alcool fut découvert par Raymond Lulle, professeur à Montpellier; on l'employa d'abord seulement comme médicament. On retire l'alcool de toutes les boissons vineuses, du vin, du cidre, de la bière, de toutes les substances qui peuvent éprouver une décomposition connue sous le nom de fermentation alcoolique. L'alcool tel qu'on le trouve dans le commerce n'est pas pur ; pour l'obtenir tel, on soumet celui-ci à plusieurs opérations connues sous le nom de rectification.

L'alcool anhydre, appliqué sur la peau, détermine une excitation assez vive des vaisseaux capillaires ; il y a rougeur et chaleur ; si on laisse séjourner dans la bouche une certaine quantité d'alcool anhydre, on y éprouve une cuisson vive, qui se change promptement en une sensation de brûlure ; cette première action paraît tenir à ce qu'il enlève avec beaucoup d'activité l'eau propre aux tissus vivants, et cette action peut quelquefois être assez vive pour éteindre la vie dans ces parties. Après l'effet primitif, la sécrétion muqueuse est considérablement augmentée. Si l'alcool pur est introduit dans l'estomac à la dose de 10 à 20 gram., cet organe devient immédiatement le siège d'une intense inflammation ; une sensation brûlante s'y fait sentir, une vive excitation se manifeste qui se propage rapidement aux autres organes et particulièrement au cervelet, suivant les observations de Flourens. Lorsque la quantité d'alcool ingéré est plus considérable, l'excitation cérébrale est plus grave, le délire puis une sorte de coma apoplectique se déclarent, et la mort peut même en être la suite.

L'action de l'alcool est beaucoup plus vive chez les animaux carnivores que chez l'homme : le chien peut être empoisonné par une dose modérée d'alcool; le cheval et le bœuf supportent mieux les alcooliques. Plusieurs oiseaux le supportent très bien.

L'alcool étendu ou l'eau-de-vie, administrée à l'intérieur, à la dose de 10 à 50 centilitres, est un excitant diffusible fréquemment usité dans les maladies des animaux. On le donne pour combattre les indigestions du cheval, les météorisations des ruminants, et surtout les coliques dues à l'ingestion d'une trop grande quantité d'eau froide dans l'estomac.

Dans les pneumonies l'alcool est un des médicaments des plus recommandables.

A l'extérieur, l'eau-de-vie seule est employée comme résolutive et détersive, et comme excitante pour le pansement des plaies de mauvais caractère.

### *Potion de Todd.*

| | |
|---|---|
| Eau-de-vie de France.................. | 80 gr. |
| Sirop de fleurs d'oranger............. | 20 — |
| Eau ................................. | 20 — |

Mêlez. Pneumonies adynamiques.

A cause des droits élevés qu'il supporte, l'alcool bon goût coûte très cher. Pour la préparation d'un grand nombre de teintures, notamment pour celles exclusivement destinées à l'usage externe, on peut le remplacer par de l'alcool dénaturé qui est exempt de droits ou tout au moins qui en paye fort peu. La régie dénature l'alcool quand la demande en est faite dans les formes

voulues. Les formules de dénaturation sont différentes suivant l'usage auquel l'alcool est destiné.

**Vin.** — Il agit par l'alcool, le tannin et les
éthers qu'il renferme.

On l'emploie à l'extérieur ou à l'intérieur. A
l'extérieur, il est donné soit pur, soit associé à
des principes actifs, tels que quinquina, etc. Les
animaux sont très sensibles à son action. On le
donne dans les états anémiques; pour relever les
forces des animaux qui relèvent d'une longue
maladie, en un mot chaque fois que l'on veut
produire une excitation rapide.

**Café. — Thé.** — Ils excitent les fonctions
digestives, le système nerveux. Le café est diurétique. On emploie le café dans l'anasarque
du cheval, la maladie du jeune âge des chiens
(Trasbot).

Recommandés aussi dans les indigestions; on
les associe alors à l'alcool. Le thé de foin est plus
employé que le thé ordinaire chez les animaux.

Le café est employé à haute dose dans le cas
d'intoxication narcotique.

Le principe actif, la caféine, est un diurétique des plus puissants en même temps qu'un
excitant général. A employer chez les petits
animaux seulement, dans les affections cardia-
ques compliquées d'hydropisie à la dose de 20
à 50 centigrammes. On peut augmenter la dose
jusqu'à 1 gramme.

En injection sous-cutanée on peut employer la
formule suivante :

Caféine....................... 5 gr.
Benzoate de soude............. 5 —

Eau q. s. pour faire 20 centimètres cubes de solution.

Injecter 2 à 3 centimètres cubes par jour.

**L'Arnica, l'Ortie, la Muscade, le Gingembre, le Galanga, le Curcuma, le Calamus aromaticus, l'Ail,** sont aussi stimulauts. On les emploie peu en médecine vétérinaire.

**Crucifères.** — Le Raifort sauvage, le Cochléaria officinal sont peu employés.

**Moutarde noire.** — Peu employée à l'intérieur. On utilise surtout la farine, à l'extérieur, pour faire des sinapismes.

*Alcoolat de cochléaria (esprit ardent).*

Feuilles de cochléaria............... 3000 gr.
Raifort sauvage..................... 400 —
Alcool à 80°........................ 350 —

F. S. A. (stimulant , se donne à l'intérieur.

*Mixture antiscorbutique.*

Miel rosat........................... 50 gr.
Alcoolat de cochlearia............ }
Teinture de quinquina............. } ãã 10 —

Pour lotionner les gencives malades (gingivite et scorbut .

La farine de moutarde traitée par les huiles légères de pétrole est plus active que la farine ordinaire.

Les sinapismes ne doivent jamais être faits avec de l'eau chaude.

**Houblon. — Noyer.** — Le houblon est peu employé. Les feuilles de noyer sont stimulantes et détersives et peuvent être employées vu leur bas prix en médecine vétérinaire.

*Injections de noyer intra-utérines.*

Feuilles sèches de noyer,............... Q. S.
Eau bouillante......................... —
Faites une décoction.

**Chlorure de sodium.** — C'est un condiment très recherché des animaux. On l'emploie pour réveiller l'appétit (foin légèrement arrosé d'eau salée). Les mashs en contiennent. A haute dose, il est purgatif et toxique.

On emploie ainsi l'eau salée dans le traitement des plaies, des contusions.

Très recommandable dans l'anémie concurremment à la médication ferrugineuse qu'il rend plus efficace. (Voir les toniques.)

*Provende excitante.*

Orge concassée................ ⎫
Avoine concassée.............. ⎬ āā 2000 gr.
Baies de genièvre concassées.... ⎭
Sel marin......................... 1000 —
Mélangez et donnez en plusieurs rations.

*Lavement au sel* **Hayne).**

Sel................................. 120 gr.
Décoction de lin................... 2 litres.
A donner en lavement contre les coliques du cheval.

*Lavement irritant* (**Bourgelat**).

Savon noir...................... ⎫
Sel de cuisine................... ⎬ āā 64 gr.
Eau............................... 2 litres.
Faites dissoudre le savon noir et le sel, et administrez

au cheval et aux grands ruminants, contre le vertige et
les coliques stercorales.

## Stimulant de la digestion.

*Sel de Carlsbal artificiel.*

Sulfate de soude...................... 100 gr.
Chlorure de sodium.................... 50 —
Bicarbonate de soude................. 10 —

*Lavement salé pour le cheval* (**Eckel**.

Racine de guimauve concassée......... 50 gr.
Faites bouillir un quart d'heure dans :
    Eau........................ ............ 1 litre.
Ajoutez :
    Fleurs de camomille................. 50 gr.
Faites reposer un quart d'heure en vase clos; ajoutez à
la colature :
    Sel de cuisine...................... 100 gr.

*Collyre au sel* (**Desmarres**).

Eau ...........................,......... 10 gr.
Sel marin........................,... 5 centigr.

1 goutte 6 fois par jour entre les paupières dans la
conjonctivite catarrhale.

*Pommade au sel* (**Aucelon**).

Sel...............................
Huile de lin..................... } aā Q. S.
Axonge...........................
Mêlez. Fondante et révulsive chiens .

## Chlorure de chaux.

*Solution contre les ulcères*
**Erdmann et Hertwig** .

Chlorure de chaux,.................. 15 gr.
Eau..............................,....... 180 —
Dissolvez. Agitez le flacon avant chaque usage.

### Chlorhydrate d'ammoniaque.

*Bronchite aiguë du chien*
**(Friedberger et Frohner).**

Chlorhydrate d'ammoniaque........ } ãã 5 gr.
Jus de réglisse.................... }
Tartre stibié............................... 0 gr. 5
Eau distillée........................... 300 gr.

A administrer par cuillerées à soupe 3 fois par jour.

*Liqueur ammoniacale anisée*
**(Friedberger et Frohner).**

Essence d'anis........... ........... 1 gr.
Ammoniaque...,.................... 5 —
Alcool....................... .......... 24 —

Bronchite du chien.

*Pour exciter l'appétit.*

Chlorhydrate d'ammoniaque.......... 50 gr.
Chlorure de sodium................. 100 —
Sulfate de soude................... 300 —

Une cuillerée à café par repas.

**Carbonate d'ammoniaque** (*sel volatil de corne de cerf*), — Ce sel, qui a l'odeur de l'ammoniaque liquide, possède aussi ses propriétés. On l'emploie comme stimulant diffusible dans toutes les conditions où l'ammoniaque est prescrite. Comme il est moins actif que cette dernière, on s'en sert rarement. Il n'est recommandable que lorsqu'on prescrit les ammoniacaux, soit sous forme d'électuaire, soit sous celle de pilules. La dose varie de 20 à 50 grammes pour le bœuf et le cheval, et de 2 à 10 grammes pour le chien et le mouton.

**Acétate d'ammoniaque** (*esprit de Mindererus*). — Ce produit, quoique possédant une action moins puissante que l'ammoniaque liquide ou le carbonate d'ammoniaque, est cependant assez souvent encore employé en médecine vétérinaire; il est prescrit comme diaphorétique stimulant dans les affections typhoïdiques, dans les cas de gangrène grave. On le prescrit encore dans l'influenza. A l'extérieur, il est employé pour hâter la résolution des tumeurs indolentes.

*Doses.* — 100 à 250 grammes pour les grands animaux, dans un breuvage, et 5 à 10 grammes pour les petits.

*Breuvage stimulant.*

Acétate d'ammoniaque............... 100 gr.
Infusion de sauge................... 1 lit.

*Solution stimulante* (**Perolval**).

Alcool............................. 125 gr.
Eau................................ 1 2 lit.
Solution d'acétate d'ammoniaque...... 125 gr.

———

# MÉDICAMENTS EXPECTORANTS

*Kermès minéral.*

Prenez :
Sulfure d'antimoine................. 1 gr.
Carbonate de soude cristallisé........ 32
Eau de rivière.................... 250

Faites bouillir pendant une heure dans une marmite de fonte, filtrez bouillant et recevez dans des terrines chaudes. Recueillez le kermès déposé par le refroidissement, lavez le à l'eau froide et séchez avec soin (**Cluzel**.

Il est surtout expectorant. On l'a recommandé aussi comme succédané de l'émétique dans la médication contre-stimulante pneumonie) [Trousseau]. Employé surtout dans la bronchite.

*Dose.* — De 16 à 32 grammes chez le cheval; on peut doubler pour le bœuf; chez le chien, de 2 à 4 grammes.

*Breuvage kermétisé.*

| | |
|---|---|
| Kermès............................... | 20 gr. |
| Eau.................................... | 2 lit. |
| Mélasse............................... | 100 gr. |
| Poudre de réglisse.............. ⎱ ãã | 20 — |
| Poudre de guimauve........... ⎰ | |

Mêlez. En 5 doses en ayant soin d'agiter chaque fois.

*Électuaire diaphorétique.*

| | |
|---|---|
| Kermès minéral........................ | 50 gr. |
| Poudre d'aunée ................. ⎱ ãã | 100 — |
| Poudre de baies de genièvre.... ⎰ | |
| Mélasse............................... | Q. S. |

Faites un électuaire.
(Bronchite du cheval.)

*Pilules anticatarrhales.*

| | |
|---|---|
| Kermès................................ | 3 gr. |
| Opium brut........................... | 2 — |
| Miel ou mélasse................ ⎱ ãã | 20 — |
| Beurre frais..................... ⎰ | |
| Poudre de guimauve................. | Q. S. |

F. S. A. des pilules de la grosseur d'un gros pois. Roulez dans du sucre et administrez plusieurs fois par jour dans la bronchite du chien.

*Julep expectorant (**Sandras**).*

| | |
|---|---|
| Julep béchique........................ | 100 gr. |
| Sirop diacode......................... | 20 — |
| Tartre stibié......................... | 5 centigr. |

Bronchite du chien. 1 cuillerée toutes les heures.

*Espèces expectorantes* (**Wurtemberg** .

| | |
|---|---|
| Feuilles de guimauve.................... | 200 gr. |
| Racine de guimauve .................. | 150 |
| — de polygala............ de réglisse............ | } ãã 50 — |
| Fleurs de bouil. blanc......... Feuilles de pavot rouge........ | } ãã 25 — |

Incisez, mêlez. Pour 4 litres d'infusion qu'on édulcore à volonté.
(Bronchites.)

**Ipécacuanha.** — Employé comme vomitif habituellement, mais jouissant aussi de propriétés expectorantes.

*Sirop d'ipécacuanha composé.*

| | |
|---|---|
| Ipéca gris......................... | 30 gr. |
| Sené............................... | 100 — |
| Serpolet........................... | 30 — |
| Coquelicot......................... | 125 — |
| Sulfate de magnésie............... | 100 — |
| Vin blanc.......................... | 750 — |
| Eau de fleurs d'orangers........... | 750 — |
| Eau............................... | 3000 — |
| Sucre blanc........................ | 3000 — |

F. S. A. (**Codex**).
Une cuillerée à café dans la bronchite des jeunes chiens.

## Terpine.

*Dans la bronchite du chien* (**Bissauge**).

| | |
|---|---|
| Terpine............................ | 2 gr. |
| Glycérine.......................... | 60 — |
| Alcool à 90°....................... | 60 — |

3 cuillerées à café par jour.

*Injection hypodermique* (**Bissauge** .

| | |
|---|---|
| Terpinol........................... | 5 gr. |
| Vaseline liquide médicinale.......... | 95 — |

On injecte 5 à 10 gr. de la solution pour le chien, 25 à 30 pour le cheval.

**Benjoin. — Baumes de Tolu et du Pérou.**
— Ce sont des pectoraux, leur action est celle
de la térébenthine qui les remplace d'ailleurs
en médecine vétérinaire. On peut cependant les
employer pour les chiens de luxe.

*Sirop de baume de Tolu.*

Baume de Tolu.....................     50 gr.
Eau pure..........................    500 —
Sucre blanc.......................   1000

Faites digérer le baume de Tolu avec l'eau au bain-
marie couvert pendant 12 heures en ayant soin d'agiter
de temps en temps. Filtrez, ajoutez le sucre en laissant
dissoudre à une douce chaleur en vase clos. Filtrez au
papier.

*Breuvage expectorant pour le bœuf* (**Claten** .

Réglisse concassée....................     50 gr.

Faites bouillir dans un litre d'eau jusqu'à réduction d'un
quart. Passez ; ajoutez :

Poudre de scille......................     10 gr.
Résine de galac....................  ⎫
Teinture de baume de Tolu........  ⎬ ãã 15 —
Miel..............................  ⎭
Miel..............................    100 —

Dans les affections catharrhales chroniques.
On prépare la *teinture du baume de Tolu* avec 1 de
baume de Tolu et 4 d'alcool rectifié.

*Pilules balsamiques pour les chiens* (**Blaine** .

Gomme ammoniaque..................     10 gr.
Scille..............................      1 —
Baume du Pérou.................. ..      6 —
Acide benzoïque.....................      2 —
Baume de soufre....................     Q. S.

F. S. A. 40 pilules.
On en donne une ou deux chaque matin aux chiens;
contre les affections chroniques du poumon.

*Bols pour la bronchite chronique du cheval* (**Hinds** .

Sulfure de potasse...............⎫
Réglisse en poudre...............⎬ ãã 30 gr.
Térébenthine de Venise...........⎭
Asa fœtida........................

Pour 4 bols, 1 par jour le soir.

*Eaux sulfureuses artificielles.*

Monosulfure de sodium.......... 13 centigr.
Chlorure de sodium.............. 13 gr.
Eau bouillie................... 650 —

Faites dissoudre, conservez bouché **Codex**).
Cette formule est économique, facile a exécuter et, à
tous ces titres, mérite d'être essayee dans le traitement des
affections de l'appareil respiratoire des animaux.

*Poudre pour eau sulfureuse* (**Pouillet** .

Sulfure de sodium.............⎫
Bicarbonate de soude...........⎪
Sulfate de soude...............⎬ ãã part. eg.
Sulfate de potasse.....  .......⎪
Gomme arabique............. .⎭
Acide tartrique.....  .........

Séchez et mêlez. 50 centigr. pour 1 litre d'eau.
Conservez la poudre dans un recipient bouché.
Même remarque que pour la précédente.

**Soufre doré d'antimoine.** — Succédané du
kermès; peu employé en France.

**Sulfure d'antimoine.** — **Crocus metallorum.**
— **Verre d'antimoine.** — **Foie d'antimoine.** —
**Antimoine diaphorétique.** — **Antimoine en
poudre.** — Ce sont des altérants peu employés
depuis que l'on a renoncé à essayer de guérir
les affections morvo-farcineuses.

*Poudre dans la bronchite.*

Émétique........................... 8 gr.
Sulfure d'antimoine.........  ........ 10 —

**Aunée.** — Tonique, stimulant, expectorant.
On emploie surtout la racine pulvérisée.

En infusion dans les bronchites du chien.

Le sucre, le miel, la mélasse sont également des expectorants.

## EMMÉNAGOGUES

En médecine vétérinaire, ce nom doit être réservé aux seuls médicaments excitateurs de l'utérus, l'écoulement menstruel n'existant pas chez les femelles des animaux domestiques.

**Seigle ergoté** ou **ergot de seigle.** — On a cru que le seigle ergoté était une altération des grains produite par les années humides; mais de Candolle a démontré que ce produit était dû à l'envahissement d'un champignon, le *claviceps purpurea*. Ce fait est prouvé par l'analyse chimique qui nous y démontre les principes ordinaires des champignons.

Des populations entières se nourrissent de seigle contenant de l'ergot. Quand le pain en renferme un cinquième, il provoque chez l'homme une espèce d'enivrement. L'usage longuement continué cause un abrutissement semblable à celui des ivrognes et des mangeurs d'opium; un autre phénomène des plus remarquables, c'est le sphacèle qui s'empare souvent des mains, des pieds, et qui peut aussi envahir tous les membres inférieurs. Les animaux sont aussi atteints par l'ergot de seigle pris en grande quantité. Des expériences de M. Payan (d'Aix), et celles de M. Boudin, ont prouvé que le seigle ergoté possédait une action excitatrice spéciale sur la moelle spinale. De toutes les propriétés de l'ergot de seigle, la plus importante et la mieux constatée est celle de solliciter les contractions utérines dans le cas d'inertie de la matrice. La durée de l'action du médicament varie d'une demi-heure à une heure et demie; cette action va en s'affaiblissant au bout d'une demi-heure; mais elle reprend son intensité si on en donne une nouvelle dose, même quand les contractions sollicitées par la première auraient baissé. L'emploi du seigle ergoté est indiqué quand le travail est languissant et que la dilatation du col utérin est manifeste.

On a encore vanté le seigle ergoté dans les cas : 1° de la délivrance tardive; 2° de caillots dans la matrice; 3° dans les hémorragies utérines puerpérales et non puerpérales; 4° dans les cas de paralysie de la vessie et du rectum. (Voir Hémostatiques.)

La *poudre de seigle ergoté* est la meilleure forme à employer, mais comme elle s'altère vite, il faut la faire immédiatement à mesure du besoin. Sans cette précaution, on court risque d'avoir un médicament infidèle. Il faut aussi avoir du seigle ergoté qui n'ait pas plus d'un an.

*Doses thérapeutiques de la poudre d'ergot de seigle.*

| | |
|---|---|
| Cheval...................... | 15 à 30 gr. |
| Bœuf..................... | 20 à 50 — |
| Mouton ................. | 5 à 10 — |

Chien............... ........    0 gr. 5 à 3 gr.
Chat..................... 0 gr. 10 à 0 gr. 50
Porc...................    1 à 4 gr.

Dans breuvage alcoolique ou électuaire (**Kaufmann** .

**Ergotine.** (Extrait aqueux de seigle ergoté.) — On épuise par l'eau et par déplacement de la poudre de seigle ergoté et l'on chauffe au bain-marie la dissolution. Sous l'influence de la chaleur, tantôt cette dissolution se coagule par la présence d'une certaine quantité d'albumine, tantôt elle ne se coagule pas. Dans le premier cas, on sépare le coagulum par le filtre, on concentre au bain-marie la liqueur filtrée jusqu'en consistance de sirop clair; puis on ajoute un grand excès d'alcool qui précipite toutes les matières gommeuses. On abandonne le mélange au repos jusqu'à ce que toute la gomme soit précipitée et que le liquide ait repris sa transpalence et sa limpidité et l'on décante ensuite la riqueur pour la réduire au bain-marie en consistance d'extrait mou. Dans le second cas, on amène la solution aqueuse à un état demi-sirupeux, et on la traite par l'alcool comme il vient d'être dit pour en obtenir l'extrait.

*Ergotine Bonjean. Injection hypodermique.*

Bœuf et cheval............    5 à 10 gr.
Mouton et porc........... 0 gr. 30 à 0 gr. 80
Chien ................... 0 gr. 10 à 0 gr. 30
(**Kaufmann.**)

*Ergotinine de Tanret. Injection hypodermique.*

Chien.................... 0 gr. 001 à 0 gr. 002
(**Kaufmann.**)

**Safran.** — Les *stigmates du safran* sont la partie de cette plante qu'on emploie; ils perdent les trois quarts par la dessiccation.

A haute dose, le safran est un stimulant énergique qui agit particulièrement sur l'utérus; il est d'un prix trop élevé pour être communément employé dans la médecine vétérinaire. Il entre dans quelques collyres.

**Rue odorante** (*Ruta graveolens*, L.). — La rue est une plante fort active et qui demande beaucoup de prudence dans son administration; c'est un stimulant général très énergique, qui paraît exercer une influence particulière sur l'utérus. Elle est quelquefois usitée dans les cas d'accidents qui surviennent après l'accouchement des animaux, etc. Elle jouit de propriétés vermifuges, mais c'est un médicament qui n'est guère employé aujourd'hui.

La *poudre* de rue est quelquefois usitée pour déterger les vieux ulcères.

Les doses de rue fraîche sont :

| | |
|---|---|
| Grandes femelles............... | 60 à 125 gr. |
| Moyennes.................... | 15 à 30 — |
| Petites .................... | 4 à 8 — |

En infusion. (**Kaufmann.**)

**Sabine.** — On emploie les feuilles et les rameaux du *Juniperus sabina*; elle est très âcre, et peut produire l'inflammation de la peau; à l'intérieur, elle peut empoisonner en déterminant une vive inflammation de l'estomac; à une dose ménagée, c'est un excitant énergique qui a une action spéciale sur l'utérus. On l'emploie en poudre à la dose de 20 grammes pour les grandes femelles, dans un décilitre de vin.

Plusieurs faits témoignent de l'efficacité de la sabine employée dans les hémorragies.

*Teinture utérine de Caramija.*

Alcool à 90°........................ 2000 gr.
Sabine pulvérisée.................. 250 —
Thériaque ........................ 190 —
Cumin en poudre.................. 125 —
Essence de rue.................... 80 —
Essence de sabine................ 80 —

On met les quatre premières substances dans un matras et on les laisse exposées pendant un mois à une douce chaleur.

Au bout de ce temps on passe avec expression et l'on ajoute les essences. On conserve dans un flacon bouché à l'émeri.

La dose est depuis 50 grammes jusqu'à 150, administrée dans une bouteille de vin blanc ou rouge. Quand on veut continuer l'administration pendant plusieurs jours, il est prudent de n'en donner qu'à la dose de 60 grammes chaque fois.

*L'absinthe* et *l'aloès* à haute dose sont aussi des emménagogues.

---

## MÉDICAMENTS ÉMÉTIQUES

On désigne ainsi les médicaments qui déterminent le vomissement et qui sont administrés dans ce but.

Émétique. — Son action locale est essentiellement irritante. Aussi, appliqué sur la peau des animaux, détermine-t-il ordinairement une inflammation plus ou moins intense, et ordinairement une éruption pustuleuse d'un aspect particulier. Administré au chien à petites doses, les premiers effets qui en résultent sont des nausées suivies de vomissements fréquents et quelquefois d'évacuations alvines. Ces effets ne doivent point être attribués à l'action locale de l'émétique, car des expériences précises ont prouvé qu'ils ont lieu toutes les fois qu'on l'introduit d'une manière quelconque dans le torrent de la circulation; ils paraissent donc dépendre d'une action spéciale de ce médicament sur le canal digestif. L'émétique est un des vomitifs dont l'emploi est le plus sûr et le plus commode pour le chien et le porc. On le prescrit pour ces animaux comme purgatif, en l'administrant à faible dose et en dissolution très étendue. A haute dose, l'émétique doit être considéré comme le meilleur des médicaments contro-stimulants et agissant encore comme purgatif pour le cheval, le bœuf et le mouton. (V. *Purgatifs.*)

Employé chez le cheval dans la pneumonie. Chez le chien et le porc, l'émétique détermine le vomissement. On le donne dans les empoisonnements et dans la pneumonie aiguë. (Voir *Controstimulants.*)

*Dose.* — Pour le cheval et pour le bœuf, la dose est de 6 à 12 grammes. On peut aller jusqu'à 16 pour le bœuf.

*Doses vomitives* (**Kaufmann**).

Chien.......................... 0,10 à 0,30
Porc. ............. ............. 0,50 à 1 gr.

6.

Chat ........................ 0,05 à 0,20
Oiseaux de basse-cour............ 0,05 à 0,15

On l'unit ordinairement aux aliments que ces animaux recherchent.

Les substances végétales, qui renferment du tanin ou de l'acide gallique, comme le quinquina, l'écorce de chêne, la noix de galle, etc., donnent, avec l'émétique, un composé insoluble qui dénature le médicament et annule ses effets. De cette connaissance résulte l'indication de ne point mettre l'émétique en contact avec les substances dont il s'agit; de là aussi celle de bien laisser les animaux à la diète lorsqu'on leur administre ce sel, parce qu'il peut être plus ou moins altéré par les matières alimentaires végétales, renfermant du tanin, contenues dans l'estomac ou les intestins.

*A l'extérieur*, l'émétique a des usages nombreux : en dissolution dans l'eau, et en lotion, il est employé pour combattre la gale et les dartres. On en compose aussi une pommade qui est un bon antipsorique et un moyen dérivatif précieux. (V. *Révulsifs*.)

**Ipécacuanha.** — Poudre de racine d'ipécacuanha. Le principe actif est l'émétine. Elle agit aussi comme expectorant. Elle fait vomir moins sûrement que l'émétique.

Peu employée chez les grands animaux.

Employée pour faire vomir et aussi pour arrêter les diarrhées séreuses.

*Poudre émétique.*

Ipécacuanha......................... 1 gr.
Emétique............................ 10 centigr.

Dans les empoisonnements du chien; en 3 paquets, à cinq minutes d'intervalle; faire boire de l'eau tiède entre chaque prise.

*Doses vomitives d'ipéca* **Kaufmann**.

Poudre d'ipéca. Estomac.

| | |
|---|---|
| Porc...................... | 1 gr. à 3 gr. 50 |
| Chien..................... | 0,50 à 2       50 |
| Chat ..................... | 0,25 à 0       75. |

## Émétine.

*Doses vomitives (estomac .*

Chien............ 0 gr. 025 à 0 gr. 10 (Chouppe).

## Sulfate de zinc.

*Doses vomitives* **Kaufmann).**

| | |
|---|---|
| Porc............................. | 0,5 à 1 gr. |
| Chien............................ | 0,1 à 0,3 |
| Chat ............................ | 0,03 à 0,1 |

## Sulfate de cuivre.

*Doses vomitives* **(Kaufmann).**

| | |
|---|---|
| Chien........................... | 0.10 à 0,60 |
| Chat ........................... | 0,05 à 0,20 |
| Porc............................ | 0,50 à 1,50 |

**Apomorphine.** — C'est le chlorhydrate obtenu par l'action de l'acide chlorhydrique sur la morphine qui est employé. 5 à 10 milligr. pour les petits animaux, en injection hypodermique dans q. s. d'eau, produisent le vomissement. A employer dans les empoisonnements.

## MÉDICAMENTS PURGATIFS

On donne ce nom aux médicaments qui augmen·
tent d'une manière notable les évacuations alvines.

On a établi de nombreuses distinctions dans
la classe des purgatifs; celle qui paraît au premier abord la plus positive dépend de leur action
spéciale sur différentes parties du tube intestinal. Ainsi, les uns, comme le colchique, paraissent agir également dans toute l'étendue du
canal intestinal; d'autres, au contraire, portent
particulièrement leur activité sur un point déterminé. L'aloès affecte surtout le gros intestin, la
scammonée et la gomme-gutte l'intestin grêle.
Suivant l'énergie des purgatifs, on leur donne
encore différents noms; ainsi, on désigne sous
le nom de *drastiques* les purgatifs énergiques,
dont l'action est la plus violente. On connaît sous
le nom de *minoratifs* ou *d'eccoprotiques*, ceux
dont l'action est la plus douce; enfin les *cath ir-*
*tiques* tiennent le milieu entre les drastiques et
les minoratifs.

Il est incontestable que tous les organes sécré-
teurs de l'appareil digestif ne sont pas également
influencés par les divers purgatifs.

Les uns purgent parce qu'ils déterminent une
irritation locale intense, et les matières qui sont
alors sécrétées en plus grande abondance par
tout le canal digestif sont ou muqueuses, ou san-
guinolentes. Les autres purgent par suite d'une

action exosmotique spéciale, et les selles prennent un caractère remarquable, elles deviennent séreuses; les purgatifs agissent alors dans le même sens que la saignée. L'organe sécréteur de la bile peut être influencé plus fortement par certains purgatifs. Les selles sont alors bilieuses. Certaines substances agissent en augmentant la contractilité intestinale; les selles sont alors solides et essentiellement formées par les matières diverses qui se rencontrent dans les intestins.

Nous adopterons pour la description la division suivante : *drastiques, cathartiques, laxatifs.*

**Vératrine.** — Base organique très âcre. Contre la pneumonie, les hydropisies, les rhumatismes articulaires, aigus.

En injections hypodermiques contre les coliques; dans la pneumonie; les indigestions chroniques des ruminants.

Au début des phlegmasies elle calme la fièvre. Cheval : 15 centigr. Chien : 1 centigr.

Le vératre vert, les ellébores blancs et noirs purgent par la vératrine qu'ils renferment.

**Huile de croton.** — D'après Moiroud, 20 à 30 gouttes suffisent pour purger un gros cheval; 15 a 20 gouttes purgent un cheval de moyenne taille.

D'après le même auteur, 12 gouttes injectées dans les veines d'un cheval ont produit, quelques instants après, des évacuations alvines. Une injection de 30 gouttes a suscité une violente inflammation intestinale qui a déterminé promptement la mort; 36 gouttes unies à 32 grammes d'aloès, et une infusion de 64 grammes de séné données en breuvage, ont amené le même résultat chez une forte jument de trait. Ici l'intestin grêle était plus fortement enflammé que le gros.

Employée en friction, sur les parois inférieures de l'abdomen d'un petit cheval, à la dose de 50 gouttes en dissolution dans un demi-décilitre d'alcool, Moiroud a vu l'huile de croton faire naître, quelques heures après, un engorgement considérable. Le surlendemain, il est survenu des évacuations alvines, trois à quatre fois plus abondantes que dans l'état normal; elles ont continué près de deux jours : les matières avaient conservé leur consistance ordinaire. Delafond a été témoin de ces expériences, et il a pu en constater les résultats. Ce purgatif énergique peut être utilement prescrit contre le vertige, soit symptomatique, soit essentiel.

*Breuvage purgatif* (**Falke**).

| | | |
|---|---|---|
| Huile de croton............. | 12 à 14 goutt. | |
| Baies de genièvre pulvérisées. <br> Poudre de guimauve........ } āā | 12 gram. | |
| Eau ordinaire.................... | Q. S. | |

Pour le cheval.

*Électuaire purgatif.*

| | |
|---|---|
| Huile de croton.................. | 20 goutt. |
| Poudre de guimauve.............. | 10 gr. |
| Miel ou mélasse................. | Q. S. |

On verse l'huile sur la poudre et on l'incorpore ensuite au miel. En 2 bols et en une seule fois au cheval.

*Électuaire au croton* (**Moiroud**).

| | |
|---|---|
| Huile de croton.................. | 20 goutt. |
| Séné en poudre.................. | 15 gr. |

Miel.............................. Q. S.
F. S. A. un électuaire. En 2 bols au cheval à jeun.

*Purgatif au croton.*

Huile de croton................... 1 goutt.
Pain.............................. Q. S.
F. S. A. un bol.
Au chien dans les constipations opiniâtres.

**Coloquinte.** — Drastique énergique à employer pour produire une révulsion puissante sur l'appareil digestif. Peu employé en médecine vétérinaire.

**Gomme-gutte.** — Daubenton a vanté ce purgatif pour les moutons dans les cas de cachexie aqueuse; c'est un purgatif difficile à manier, 5 grammes purgent infidèlement, et 8 grammes ont déterminé chez le mouton une superpurgation mortelle. A la dose de 80 grammes pour le cheval, elle produit peu d'effet, suivant Moiroud, et à la dose de 160 grammes, elle a empoisonné une vache. Quoi qu'il en soit, M. Bouchardat pense que, comme dans la médecine humaine, la gomme-gutte devra rarement être employée seule en médecine vétérinaire. On pourra la réunir aux autres purgatifs sûrs à la dose de 20 a 30 grammes pour les grands animaux, 2 à 5 grammes pour le mouton, et 30 centigrammes pour le chien.

**Jalap.** — Racine du *Convolvulus jalapa.* La racine de jalap est un purgatif énergique pour l'homme et pour le chien. Bourgelat et Moiroud ont expérimenté ce purgatif sur le cheval; ils l'ont donné à cet animal à la dose de 60 à 100 grammes; à une brebis de quatre ans, à la dose de 60 grammes, sans produire d'évacuation alvine : seulement, ainsi que l'avait déjà remarqué Bourgelat, l'effet de cette racine s'est borné à déterminer une sécrétion assez abondante d'urine. On voit, d'après cela, que ce purgatif a peu d'importance dans la médecine vétérinaire. Il en est de même pour la *résine de jalap*, qui est quelquefois employée pour le chien, à la dose de 20 ou 30 centigrammes.

*Bol purgatif* (**Erdmann** et **Hertwig**).

| | |
|---|---|
| Poudre de jalap...................... | $\widetilde{aa}$ 2 gr. |
| Sulfate de magnésie............... | |
| Miel ou mélasse....................... | Q. S. |

En une fois. Chien.

**EAU-DE-VIE ALLEMANDE**

(*Teinture de Jalap composée.*)

| | |
|---|---|
| Jalap............................ | 40 gr. |
| Turbith............................ | 10 — |
| Scammonée d'Alep................. | 80 — |
| Alcool à 60°...................... | 960 — |

De 5 à 10 grammes comme purgatif drastique contre les hydropisies. (Chien.)

**Scammonée.** — Gomme-résine fournie par cette même famille de Convolvulacées. Encore moins conseillée en médecine vétérinaire que le jalap ou la résine, parce qu'elle coûte beaucoup plus sans avoir un mode d'action différent.

*Breuvage purgatif pour le chien.*

| | |
|---|---|
| Poudre de racine de jalap........... | 3 gram. |
| Lait tiède........................ | 1 verre. |

Délayez et administrez en une fois.

*Potion purgative pour le chien.*

Scammonée...................... 50 centigr.
Lait............................ 1 2 verre.
Délayez et administrez.

**Aloès.** — L'aloès est un des médicaments les plus importants et les plus employés de la médecine et de la chirurgie vétérinaires. C'est le purgatif qu'on administre le plus souvent au cheval ; il est moins sûr pour les autres animaux domestiques ; il est peu fidèle pour le bœuf et le mouton.

Les bonnes sortes d'aloès sont rares en France ; car on ne veut chez nous, comme l'observe M. Guibourt avec beaucoup de raison, que des drogues à bon marché. Cela est très fâcheux, car l'effet purgatif de l'aloès soccotrin vrai est infiniment plus sûr que celui de ce mauvais aloès du Cap, qui a usurpé dans nos pharmacies le nom d'aloès soccotrin. J'engage beaucoup les pharmaciens à tenir des aloès de bonne qualité. Avec de l'argent et de la bonne volonté, ils en trouveront dans le commerce. Les vétérinaires, qui jadis se contentaient d'aloès caballin, prescrivent aujourd'hui aux chevaux des sortes d'aloès infiniment préférables à celles qu'on délivre chez nous aux humains. En Angleterre, on n'emploie que de bons aloès et on les paye convenablement.

Le meilleur aloès à employer est l'aloès soccotrin. Malheureusement il est rare et ne se trouve plus guère que par hasard dans le commerce.

L'aloès appliqué localement détermine une

irritation spécifique, qui était jadis plus souvent mise à profit qu'aujourd'hui, comme moyen de substitution dans le pansement des plaies chroniques ; les vétérinaires prescrivent encore beaucoup la teinture d'aloès dans ce but. (V. *Astringents* et *Cicatrisants*.)

L'aloès est un des purgatifs les meilleurs et les plus employés. Wedekind prétend qu'il ne porte pas son action primitive sur les intestins, mais qu'il agit sur le foie, dont il augmente la sécrétion. Ce qui est sûr, c'est qu'il n'agit qu'un certain temps après son administration. Un autre résultat de l'emploi de l'aloès, c'est qu'il agit particulièrement sur le système sanguin de la veine porte, et que son administration provoque la congestion des vaisseaux hémorroïdaux.

Chez les grands animaux, la purgation par l'aloès ne s'opère que quinze à vingt-quatre heures après son administration. On en fait usage dans la constipation, les coliques stercorales, le pica, le vertige symptomatique, et toutes les fois qu'il s'agit de débarrasser l'appareil digestif et de produire une révulsion intestinale.

On doit l'administrer avec précaution aux animaux irritables et aux femelles pleines.

On doit aussi considérer l'aloès administré à dose purgative comme vermifuge.

Il est peu de substances qui aient fourni une série plus nombreuse de médicaments sans aucune importance au point de vue pharmaceutique, mais en acquérant par des associations variées qui modifient ou augmentent l'effet de l'aloès ; car, s'il s'agit seulement de l'administra-

tion de ce médicament, peu de formes suffisent
a toutes les indications.

*Doses.* — L'aloès des Barbades ou calebasse se
donne à la dose de 5 à 30 grammes pour les
grands animaux, et à celle de 1 à 5 grammes
pour les petits. L'aloès du Cap, appelé impropre-
ment en France *soccotrin*, s'administre à celle
de 30 à 60 grammes pour les grandes espèces, et
2 à 10 pour les petites.

*Breuvage purgatif ordinaire.*

Aloès des Barbades.................. 30 gr.
Eau ordinaire...................... 1 lit.
Miel ou mélasse.................... 120 gr.

Faites dissoudre et délayez l'aloès dans l'eau tiède;
ajoutez le miel ou la mélasse; administrez au cheval le
matin a jeun, en une seule fois.

*Breuvage purgatif avec l'aloès et le sulfate de soude.*

Aloès des Barbades.................. 20 gr.
Sulfate de soude................... 100 —
Eau tiède.......................... 1 lit.

Faites dissoudre et délayez l'aloès et le sel dans l'eau.
Administrez au cheval en une fois.

*Breuvage purgatif avec l'aloès et le séné.*

Aloès des Barbades........... }
Feuilles de séné............. } ãã 20 gr.
Mélasse........................... 200 —
Eau............................... 1 lit.

Faites infuser le séné dans l'eau; passez. Ajoutez l'aloès
et la mélasse; administrez en une seule fois.

*Breuvage purgatif pour le bœuf* Coenraetz.

Follicules de séné.................. 62 gr.
Aloès du Cap....................... 45 —
Eau................................ 1 lit.

Faites une décoction avec les follicules de séné, et dissolvez l'aloès dans cette décoction. M. Coenraetz assure que ce breuvage purge parfaitement le gros bétail.

*Breuvage purgatif pour la vache* (**Carter**).

Aloès du Cap...................... } ãã 50 gr.
Feuilles de séné.................. }
Eau............................... 1 lit.

Administrez quotidiennement jusqu'à purgation dans les paralysies qui suivent la parturition, concurremment avec des frictions irritantes sur la région dorso-lombaire et de larges saignées (?).

*Breuvage purgatif* (**Clément**).

Sirop de nerprun................... 120 gr.
Aloès des Barbades................. 10 —
Eau tiède.......................... 1 lit.

Pour le cheval.

*Breuvage purgatif* (**White**).

Aloès des Barbades................. 32 gr.
Savon.............................. 10 —
Sel de tartre...................... 8 —
Eau................................ 1 lit.

Apoplexies et vertiges.

*Miel aloétique* (**Lassaigne** et **Delafond**).

Aloès des Barbades pulvérisé........ 64 gr.
Miel ou mélasse.................... 250 —
Eau de rivière..................... 500 —

Faites macérer l'aloès dans l'eau pendant quarante-huit heures, en remuant de temps en temps; passez à travers un blanchet pour séparer le dépôt; ajoutez le miel et faites cuire jusqu'à ce qu'il marque 35 degrés bouillants. Refroidi on le passe à travers un blanchet et on le renferme dans des bouteilles bouchées.

Peut remplacer le sirop de nerprun.

*Électuaire purgatif.*

Poudre de réglisse................. 50 gr.
Aloès des Barbades................. 20 —
Miel ou mélasse.................... Q. S.

En 4 bols qu'on roule dans la farine.

*Electuaire purgatif dans la méningite*
**(Erdmann et Hertwig).**

| | | |
|---|---|---|
| Sulfate de soude.................... | | 375 gr. |
| Aloès soccotrin en poudre...... | } āā | 45 — |
| Poudre de guimauve........... | | |
| Eau de fontaine.................... | | Q. S. |

Pour un électuaire.

Par quart toutes les deux heures, chaque fois qu'il faut produire une révulsion sur l'intestin.

*Électuaire purgatif savonneux.*

| | |
|---|---|
| Poudre d'aloès soccotrin...... de 15 a | 25 gr. |
| Poudre de jalap...................... | 15 — |
| Savon blanc râpé............. ....... | 30 — |
| Miel ou melasse.................... | Q. S. |

F. S. A.

*Électuaire purgatif* **(Trasbot).**

| | | |
|---|---|---|
| Aloès soccotrin.............. de 15 à | | 30 gr. |
| Savon vert......... ........... | } āā | Q. S. |
| Mélasse...................... | | |
| Poudre de réglisse............. | | |

On incorpore l'aloès dans le savon jusqu'à consistance voulue, on roule dans une pâte faite avec la poudre et la mélasse.

*Bol purgatif drastique.*

| | |
|---|---|
| Aloès............................. | 15 gram. |
| Gomme-gutte...................... | 8 — |
| Graines de croton concassées....... | 50 centigr. |
| Poudre de réglisse................. | 15 gram. |
| Miel ou mélasse.................... | Q.  S. |

*Bol purgatif* ou *aloétique.*

| | |
|---|---|
| Aloès.............................. | 25 gr. |
| Coloquinte pulv...................... | 2 — |
| Savon noir........................ | Q. S. |

Pour un bol.

*Pilules purgatives* (Eckel).

| | |
|---|---|
| Aloès soccotrin...................... | 5 gr. |
| Sulfate de potasse................... | 15 — |
| Savon............................. | Q. S. |

Faites 100 pilules que vous roulez dans la poudre de réglisse.

10 pilules au chien le matin à jeun.

*Lavement aloétique.*

| | |
|---|---|
| Sel marin......................... | 200 gr. |
| Eau.............................. | 1 lit. |
| Aloès finement pulvérisé........... | 20 gr. |

*. Lavement laxatif* (Gouatte .

| | |
|---|---|
| Aloès des Barbades.................. | 30 gr |
| Eau............................... | 2 lit. |

*Lavement purgatif.*

| | |
|---|---|
| Aloès............... ............... | 50 gr, |
| Sel marin ....................... .... | 100 — |
| Mélasse ...................... ..... | 200 — |
| Eau tiède........................... | 1 lit. |

Dissolvez et administrez.

**Calomel.** — *Calomélas. Mercure doux. Proto-chlorure de mercure.*

Employé comme purgatif et vermifuge. Son application dans le cas d'inflammation des grandes séreuses donne d'excellents résultats, 4 à 12 grammes pour les grands animaux, de 0,25 à 4 grammes pour les petits.

*Potion contre l'ictère* (formule anglaise).

| | |
|---|---|
| Calomel............................ | 6 gr. |
| Opium.............................. | 2 — |
| Gingembre ......................... | 8 — |
| Décoction d'orge peu délayée.......... | Q. S. |

(Ictère du cheval.)

*Autre pour le bœuf* (**Clater**).

Calomel........................ ⎱ ãã 1 gr.
Opium.......................... ⎰
Mêlez dans de l'orge bouillie un peu epaisse.

*Poudre purgative* (**Delwart**).

Calomel à la vapeur............. 60 centigr.
Jalap en poudre................. 16 —
Mêlez. En 4 doses.
(Helminthes du chien.)

*Poudre vomitive et laxative.*

Calomel..................... ⎱ ãã 10 centigr.
Tartre stibié............... ⎰
Sucre blanc en poudre........... 50 —

*Poudre contre l'entérite* (**Erdmann** et **Hertwig**).

Calomel......................... 4 gr.
Sulfate de potasse.............. 60 —
Farine de graine de lin......... 30 —
A donner avec 400 gr. d'eau.
Affection inflammatoire de l'intestin, du foie. Dans la
péritonite et la pleurésie, cette préparation est d'un bon
usage (**Trasbot**.

———

Calomel......................... 2 gr.
Opium en poudre................. 1 gr. 25
Farine de lin................... 15 gr.
F. S. A. un bol.
(Péritonite.)

———

*Tartine purgative* (**Delafond**.

Pain coupé en tartines.......... 60 gr.
Calomel à la vapeur............. 1 —
Crème fraîche................... Q. S.
Saupoudrez la tartine avec le calomel et étalez la crème.
(Constipation des veaux.

*Électuaire au calomel et au camphre* (**Hayne**).

Calomel........................ ⎰ a͞a    4 gr.
Camphre........................ ⎱
Farine de lin........................ 500 —
Farine et eau........................ Q. S.

Pour un électuaire. 2 doses semblables par jour.
(Entérite du cheval.)

*Bol contre l'hépatite* (**Blaine**).

Calomel............................ 4 gr.
Sulfure d'antimoine.................. 8 —
Aloès.............................. 12 —
Sirop ou mélasse.................... Q. S.

1 toutes les quatre ou cinq heures jusqu'à ce que le
ventre soit libre.

**Sulfate de soude** (*sel de Glauber*). — Le plus
économique, le meilleur des sels neutres purgatifs, celui qui est le plus employé dans la médecine vétérinaire.

Ce sel est un excellent purgatif pour les porcs
et les chiens. On le donne en solution dans l'eau
pure ou dans de l'eau miellée. Il purge après six,
huit ou dix heures au plus après son administration. Il occasionne des selles muqueuses et
séreuses.

*Doses.* — Pour les grands animaux la dose
est de 500 grammes, pour le mouton de 20 à
100 grammes, et pour le chien, de 10 à 40
grammes au plus. On l'unit souvent à l'aloès, au
séné, à la rhubarbe, à la manne.

**Sulfate de magnésie** (*sel d'Epsom, de Sedlitz,
d'Egra, sel cathartique amer*). — Ce sel jouit des
mêmes propriétés que le sulfate de soude.

Comme il est plus cher et qu'il ne vaut pas mieux, il faut préférer celui-ci.

*Doses.* — Mêmes doses que le sulfate de soude.

### *Breuvage purgatif minoratif pour les poulains* (**Darreau**).

    Sulfate de soude................ 90 à   150 gr.
    Miel ou mélasse......................  125 —
    Eau...............................    1 2 lit.

Mêlez et faites dissoudre. Pour rendre l'action du purgatif plus énergique, M. Darreau conseille d'ajouter au sel de Glauber 8 à 10 gr. d'aloès soccotrin.

(Arthrite des jeunes poulains.)

### *Breuvage purgatif.*

    Sulfate de soude...................  200 gr.
    Eau ...............................    1 lit.
    Sirop de nerprun...................  100 gr.

Dissolvez le sel dans l'eau, ajoutez le sirop.
En une fois au cheval.

### *Électuaire purgatif.*

    Sulfate de soude...................  375 gr.
    Poudre de guimauve.................   45 —
    Eau de fontaine....................  Q. S.

Mêlez. En une seule fois au chien.

### *Électuaire laxatif.*

    Manne grasse.......................  150 gr.
    Miel ou mélasse....................  Q. S.
    Sulfate de soude...................  200 gr.

En une seule dose au cheval.

### *Potion purgative* (**Eckel**).

    Sulfate de soude...................   15 gr.
    Poudre de rhubarbe de Chine........    5 —
    Eau de fontaine....................  100 —

Mêlez. En une seule fois au ch en.

*Bols purgatifs.*

| | |
|---|---|
| Sulfate de soude............................ | 100 gr. |
| Emétique...................................... | 1 — |
| Manne grasse................................. | 100 — |
| Miel............................................ | ãã Q. S. |
| Poudre de réglisse........................... | |

Cinq bols. Le matin au cheval à jeun.

*Lavement purgatif.*

| | |
|---|---|
| Sulfate de soude............................ | 300 gr. |
| Eau............................................. | Q. S. |
| Feuilles de mauve........................... | 1 poignée. |

Décoctez les feuilles, ajoutez le sel.

*Électuaire laxatif* (**Delafond**).

| | |
|---|---|
| Miel ou mélasse............................. | 500 gr. |
| Son............................................. | 1 lit. |
| Sulfate de magnésie......................... | 125 gr. |

Le sirop et le sel sont mélangés au son, on fait cuire
dans Q. S. d'eau.

En une fois au cheval.

*Eau de Sedlitz artificielle* (**Yvon**).

| | |
|---|---|
| Sulfate de magnésie......................... | 20 gr. |
| Eau............................................. | 40 — |
| Essence de menthe .......................... | 2 goutt. |

Dans un demi-verre d'eau.
(Laxatif pour les chiens.)

**Magnésie** (*magnésie calcinée, magnésie décar-
bonatée*). — La magnésie calcinée jouit de propriétés purgatives, mais son action est lente;
elle ne purge guère que dix à douze heures et
plus après son administration. Elle agit plus
sûrement lorsqu'on l'associe à une dose [couve-
nable de sucre ou de miel; elle ne détermine
point de coliques. Cependant, lorsqu'on en con-

tinue longtemps l'usage, elle peut donner lieu à
du ténesme rectal.

La magnésie calcinée est rarement employée
en médecine vétérinaire; cependant on pourrait
en faire un usage utile pour les jeunes animaux
atteints de météorisation et d'une légère constipation. Étant sans odeur et sans saveur, les animaux la prennent très bien avec une petite
quantité d'aliments choisis, comme le lait, le
beurre et le miel.

*Doses.* — 5 à 20 grammes pour les jeunes poulains et les veaux, et de 2 à 8 grammes pour le
chien.

**Carbonate de magnésie** (*magnésie blanche*).

*Doses.* — Ce sel jouit des mêmes propriétés
que la magnésie calcinée, et est employé aux
mêmes usages et à une dose double.

Le **citrate** et le **tartrate de magnésie** sont
peu usités en vétérinaire. On peut cependant les
employer pour les chiens de luxe.

*Médecine de magnésie.*

Lait.................................... 60 gr.
Sucre.................................. 50 —
Magnésie calcinée...................... 5 —

Broyez dans un mortier la magnésie et le lait; chauffez
dans un poêlon en agitant.

Retirez du feu, ajoutez le sucre, dissolvez-le, passez.
En une seule fois au chien.

*Limonade purgative au citrate de magnésie.*

Acide citrique........................ 30 gr.
Hydro-carbonate de magnésie........ 18 —
Eau .................................. 300 —
Sirop de sucre incolore.............. 100 —
Alcoolature de zestes de citron....... 1 —

Dissolvez l'acide citrique dans l'eau, ajoutez le carbonate de magnésie et lorsque la réaction sera terminée, filtrez la solution dans la bouteille même qui contiendra le sirop aromatisé.

### EAUX SALINES PURGATIVES ARTIFICIELLES

#### Eau de Sedlitz.

| | |
|---|---|
| Sulfate de magnésie cristallisée....... | 30 gr. |
| Eau pure........................... | 650 — |

#### Autre (Codex).

| | |
|---|---|
| Sulfate de magnésie................. | 30 gr. |
| Bicarbonate de soude................. | 4 — |
| Acide tartrique..................... | 4 — |
| Eau................................ | 650 — |

**Crème de tartre soluble** (*tartro-borate de potasse*). — La crème de tartre soluble est un excellent purgatif tempérant qui irrite fort peu le canal intestinal. On doit surtout en faire usage pour les jeunes animaux.

*Dose.* — De 20 à 120 grammes pour les jeunes poulains, les génisses et les moutons; pour les chiens, elles est de 10 à 20 grammes.

#### Breuvage purgatif minoratif (Darreau).

| | |
|---|---|
| Tartro-borate de potasse......... | 60 à 75 gr. |
| Eau............................. | 3 à 4 lit. |

Miel ou mélasse Q. S. pour édulcorer.

Contre l'entérite diarrhéique des poulains.

On donne la dose indiquée ci-dessus en boisson toutes les heures pendant 12 ou 15 heures. Si l'animal refuse de boire, on la fait prendre de force à la dose d'un demi-litre. On doit continuer cette préparation jusqu'à ce que la diarrhée ait cessé.

CHLORURE DE SODIUM

*Lavement purgatif pour le cheval* (**White**).

Eau............................... 2 lit.
Sel commun....................... 250 gr.

**Rhubarbe.** — La racine de rhubarbe, à grande et à petite dose, agit comme tonique sur les grands animaux domestiques et ne les purge pas. Tiedemann en administra 200 grammes à un cheval, qui ne fut point purgé; mais ses urines se colorèrent en jaune. La rhubarbe est rarement ordonnée seule aux grands animaux; elle ne sert que d'adjuvant. Pour le chien, on l'administre en *poudre* à la dose de 1 gramme comme tonique, et de 10 grammes comme purgatif.

**Sénés.** — On connaît sous le nom de séné les folioles de plusieurs espèces du genre *Cassia*. On distingue dans le commerce plusieurs variétés de séné : le *séné de la palte*, séné d'Alep, séné de Tripoli.

**Grabeaux de séné.** — On désigne ainsi un mélange pulvérulent provenant des débris du séné, auquel on ajoute souvent des feuilles étrangères : parmi ces falsifications, la plus coupable est celle qui s'effectue avec les feuilles de redoul, *Coriaria myrtifolia*, de la famille des Coriarées. On cite plusieurs cas d'empoisonnement produits par un pareil séné.

Les praticiens doivent veiller a sa pureté; car, étant plus économique, il est particulièrement employé en vétérinaire.

*Doses.* — Le séné se prescrit à la dose de 30 à 60 grammes pour les grands animaux, et de 5 à 10 grammes pour les chiens.

Lavement purgatif pour le cheval (Chabert).

Séné............................. 100 gr.

Faites infuser dans :
Eau............................... 1 litre.

Passez, ajoutez :
Sel marin....................... 100 gr.

Lavement purgatif drastique.

Feuilles de séné.................... 50 gr.
   —       de tabac.................. 50 —
Sel marin......................... 100 —
Eau.............................. 3 litres.

Faites bouillir quelques minutes le séné dans l'eau; passez; faites dissoudre le sel; administrez en deux doses au cheval.

Breuvage purgatif.

Séné........................... ... 60 gr.

Infusez dans 1 litre d'eau.
Ajoutez :
Sel marin....................... 200 gr.
Miel ou mélasse.................. 200 —

Breuvage purgatif Bourgelat).

Séné.............................. 30 gr.
Faites bouillir dans 500 grammes, passez et délayez :
Aloès en poudre.................... 30 gr.

Potion purgative pour le chien.

Séné.............................. 5 gr.

Infusez dans 100 gr. d'eau et ajoutez :
Sirop de nerprun....................... 30 gr.

*Lavement purgatif pour le cheval* (**Clater**).

Séné............................... 30 gr.

Faites infuser dans 1 litre 1 2 d'eau.
Passez, ajoutez :

Sel marin......................... 30 gr.
Huile............................. 100 —

Agitez et administrez.
(Coliques, constipation.)

**Nerprun.** De la famille des Rhamnées. — On donne le nom de *nerprun* au fruit du *Rhamnus catharticus*. Il est doué de propriétés purgatives assez énergiques. 25 ou 30 de ces fruits suffisent pour purger un chien : et il faut au contraire plus de 30 grammes de suc, ce qui prouve que la matière purgative est peu soluble dans l'eau. On n'emploie guère actuellement que le *sirop de nerprun*. On le prépare en faisant fondre 1 p. de sucre dans 1 partie de suc, et en évaporant en consistance sirupeuse ; pour obtenir le suc, on laisse fermenter pendant trois jours les fruits écrasés ; on passe et on conserve. Le sirop de nerprun est un purgatif doux ; il purge le chien à la dose de 60 grammes.

**Huile de ricin.** — C'est un bon purgatif pour le chien ; utile encore pour les grands animaux dans leur jeunesse ou affaiblis par les maladies.

*Doses.* — 200 à 500 grammes pour les grands animaux, 10 à 50 grammes pour les chiens.

*Breuvage laxatif* (**Moiroud** .

Huile de ricin........  ............. 350 gr.
Décoction de guimauve.............. 3/4 lit.

En une fois au cheval.

*Potion dans l'entérite chronique* **Blaine** .

| | |
|---|---|
| Huile de ricin...................... | 200 gr. |
| Ipécacuanha en poudre.............. | 5 — |
| Opium ............................ | 1 — |
| Décoction claire d'amidon........... | 250 — |

Répétez ce médicament une ou deux fois à des intervalles de six heures, puis substituez une décoction d'amidon.

*Émulsion purgative.*

| | |
|---|---|
| Huile de ricin....................... | 30 gr. |
| Gomme arabique en poudre........... | 8 — |
| Eau de menthe...................... | 35 — |
| Eau commune....................... | 60 — |
| Sirop simple........................ | 10 — |

F. S. A.
Au chien, en une fois.

**Mannes.** — Elles découlent de deux espèces
de frênes de la famille des jasminées, les *fraxi-
nus ornus* et *rotundifolia.* On les récolte en Sicile
et en Calabre; on en trouve dans le commerce
trois sortes : 1° la *manne en larmes*; 2° la *manne
en sorte*; 3° la *manne grasse.* C'est cette dernière
qu'on préfère dans la médecine vétérinaire,
parce qu'elle purge aussi bien que les autres et
coûte beaucoup moins.

La manne grasse est un purgatif doux pour
les chiens et même pour les chevaux, pour l'administrer, on la fait dissoudre dans du lait ou
de l'eau. On l'emploie avec avantage pour les
petits animaux, dans les constipations et le
début de la maladie des chiens. Administrée unie
au miel et donnée sous forme d'électuaire aux
jeunes chevaux qui toussent, elle procure un
soulagement assez prompt.

*Doses.* — Pour les grands animaux, on la donne à la dose de 100 à 200 grammes, et pour les petits à celle de 15 a 40 grammes.

**Casse pulpe de** . — Se prescrit quelquefois comme purgatif pour le chien, à la dose de 30 grammes.

**Tamarin (pulpe de).** — S'emploie à la dose de 30 grammes pour 500 grammes de petit-lait, pour relâcher le chien.

**Miels.** — Ils purgent moins que les mannes. Ce n'est qu'à la dose de 200 à 500 grammes qu'on obtient un effet purgatif peu décidé chez les grands animaux.

**Pruneaux.** — On emploie comme un excipient de tisane laxative une décoction de 200 grammes de pruneaux dans un litre d'eau.

**Podophyllin.** — Résine tirée de la racine du *podophyllum peltatum.* Contre la constipation des petits animaux.

Podophyllin........................... 3 **gr.**
Poudre de gingembre.................. 3 —

Miel ou mélasse, q. s.
F. S. A. 100 pilules. 1 à 2 chaque jour. Constipation opiniâtre du chien.

———————

Podophyllin........................ 50 centigr.
Extrait belladone................... 15 —
    — jusquiame ................. 30 —

F. S. A. 50 pilules. 1 à 3 par jour. Même usage que la précédente.

**Purgatifs mécaniques.** — On peut désigner sous ce nom les substances telles que la *moutarde blanche,* qui peut s'administrer aux chiens

constipés à la dose de deux cuillerées à bouche
chaque matin, et le *soufre*, qui purgent par suite
de leur masse et d'une très légère irritation
qu'elles déterminent.

---

*Sirop de chicorée composé.*

| | | |
|---|---|---|
| Rhubarbe de Chine............. ... | 200 | gr. |
| Racine de chicorée................. | 200 | |
| Feuilles de chicorée................ | 300 | — |
| Fumeterre...................... | 100 | — |
| Scolopendre .................... | 100 | — |
| Baies d'alkékenge................. | 58 | |
| Cannelle de Ceylan............... | 20 | |
| Santal citrin.................... | 20 | — |
| Sucre blanc.................... | 3000 | — |
| Eau distillée.................... | Q. S. | |

Purgatif laxatif employé dans la médecine du chien.
Dose de 10 à 15 grammes.

**Savons.** — Le savon le plus employé en vétérinaire est le savon vert. Il sert à l'extérieur et à
l'intérieur. A l'extérieur, ses usages sont nombreux; à l'intérieur, on ne l'utilise guère qu'en
lavements ou comme excipient pour les poudres
purgatives à administrer.

*Lavement de savon* (**Hayne**).

| | | |
|---|---|---|
| Savon blanc..................... | 60 | gr. |
| Eau ......................... | 1 | lit. |

Dans les affections intestinales.

### Ésérine.

Alcaloïde de la fève de Calabar, l'ésérine en injections
hypodermiques, par son action sur les fibres lisses de l'in-

testin, est un excellent médicament à employer contre les indigestions par surcharge, les congestions intestinales. A ce titre, elle a été essayée avec succès par le professeur Nocard, d'Alfort, d'après les indications du professeur Dieckerhof, de Berlin.

Sulfate d'ésérine.....................  2 gr.
Eau distillee...  .....................  100 —

Injectez avec une seringue de Pravaz. 5 centim. cubes contiennent 10 centigr. de sulfate. Telle est la dose pour un cheval.

Se servir d'une solution récente. Pour le chien la dose est de 2 centigr.

**Jaborandi et Pilocarpine.** — La pilocarpine est l'alcaloïde du jaborandi. Leur administration provoque la sueur et la salivation. On les a vantés dans la bronchite, la pleurésie (Vulpian).

Le chlorhydrate de pilocarpine en solution dans l'eau et administré en injections sous-cutanées à la dose de 15 à 25 centigr. donne d'excellents résultats dans les cas de congestion intestinale (**Nocard**).

### Citrulline (Baum).

Cheval.    1 gr. dans un lavement de 200 gr. d'eau, à administrer en 4 ou 5 doses égales à une demi-heure d'intervalle.
Chèvre.    0 g. 025 dans 40 gr. d'eau.
Porc.      0 gr. 050 dans 180 gr. d'eau à administrer en 3 fois.
Mouton.    0 g. 010 dans 80 gr. d'eau.
Chien.     0 g. 020 à 0 g. 050 dans 120 gr. d'eau en plusieurs fois a une demi-heure d'intervalle.

## MÉDICAMENTS SUDORIFIQUES
## OU DIAPHORÉTIQUES

On donne le nom de *sudorifiques* aux médicaments qui augmentent la transpiration cutanée. Cet effet peut être déterminé par des substances appartenant à différentes classes, pourvu qu'elles soient administrées dans un véhicule chaud et abondant. La plupart des sudorifiques classiques ne doivent leurs propriétés qu'à l'eau qui leur sert de véhicule; mais il est certain que plusieurs agents ont une action manifeste sur la peau : c'est particulièrement ceux qui sont éliminés par cette voie.

On distinguait autrefois les sudorifiques en *diaphorétiques* et en *sudorifiques* proprement dits, selon qu'ils se bornaient à augmenter l'exhalation naturelle de la peau ou qu'ils allaient jusqu'à déterminer la sueur. Cette distinction est abandonnée parce qu'elle reposait moins sur une différence entre ces médicaments que sur la température et l'état hygrométrique de l'air ambiant.

On peut dire d'une manière générale que pour faciliter l'action des sudorifiques on doit les prescrire dans un véhicule aqueux abondant, et qu'il faut placer l'animal dans une température douce et à l'abri des courants d'air, en l'enveloppant de bonnes couvertures de laine.

### Ammoniacaux.

Les préparations ammoniacales ont repris depuis quelques années une faveur marquée;

l'ammoniaque liquide et plusieurs sels ammoniacaux sont journellement employés aujourd'hui,
tant à l'intérieur qu'à l'extérieur. L'ammoniaque
liquide est un médicament très important pour la
médecine vétérinaire.

Le carbonate d'ammoniaque est un médicament dont les propriétés alcalines et stimulantes
sont très précieuses, trop peu utilisé dans la
médecine vétérinaire ; on prescrit davantage le
chlorhydrate d'ammoniaque et quelquefois l'acétate.

**Ammoniaque liquide** (*alcali volatil*). — C'est
un des médicaments les plus importants de la
médecine vétérinaire, un de ceux qu'on emploie
fréquemment.

*Usage interne.* — A l'intérieur, l'ammoniaque
concentrée agit comme un poison irritant très
violent ; étendue d'eau, c'est un agent stimulant
diaphorétique et sudorifique d'une grande puissance, qui peut rendre de grands services. On
l'administre avec succès dans les fièvres ataxi-
ques. Administrée aux animaux herbivores qui
sont affectés d'un gonflement excessif quand ils
ont mangé du trèfle vert, elle les rétablit presque
instantanément.

Mêlée dans un breuvage aqueux à la dose de
10 à 15 grammes pour le cheval, 30 gram. pour
le bœuf, et 20 à 24 gouttes pour le mouton, elle
est le plus puissant stimulant des propriétés
vitales ; elle accélère la circulation, relève les
forces. V. Stimulants.

*Usage externe.* — Appliquée sur la peau des
animaux, l'ammoniaque liquide à 22° produit

rapidement une rougeur assez vive, quelquefois des phlyctènes, et même une eschare quand le contact est assez prolongé. On l'emploie comme rubéfiant dans les rhumatismes chroniques, les tumeurs froides, les névralgies, les engorgements récents des mamelles, etc. On s'en sert comme dérivatif et révulsif dans une foule d'affections diverses. V. Révulsifs. Outre ces usages, on a vanté comme résolutifs, ou comme excitants, des mélanges qui dégagent continuellement du gaz ammoniac.

*Breuvage contre la météorisation des ruminants*
**(Erdmann et Hertwig).**

Ammoniaque........................  30 gr.
Alcool............................  60 —
Infusion de camomille..............  750 —
En 2 fois dans l'espace d'une demi-heure.

## Carbonate d'ammoniaque.

*Électuaire diaphorétique.*

Carbonate d'ammoniaque.............  20 gr.
Thériaque.........................  50 —
Mêlez. En 3 fois dans la journée.

**Soufre.** — Le soufre et surtout ses préparations constituent des médicaments des plus fréquemment employés en médecine vétérinaire, et de ceux qui rendent des services indubitables. — Le soufre, administré à l'intérieur à hautes doses, est purgatif; en quantité moindre, son action première le rapproche des médicaments stimulants : il accélère le pouls, augmente la chaleur animale, active les sécrétions cutanée, bronchique, rénale. Il paraît aussi avoir une action excitante spéciale sur tout le système cutané. Une partie du soufre qui est ingéré paraît être absorbée et subir des transformations. Plusieurs observations confirment ce fait : ainsi la sueur, l'haleine, et les autres sécrétions, acquièrent l'odeur fétide particulière au gaz hydrogène sulfuré. C'est cette action générale, par suite de l'absorption, qui rend le soufre précieux dans certaines affections catarrhales, dans les engorgements et dans plusieurs autres maladies chroniques. V. Expectorants.

L'usage le plus général du soufre, et celui qui est le moins contesté, est dans le traitement de la gale, de différentes dartres et de plusieurs autres affections cutanées. Dans plusieurs de ces conditions, le soufre passe pour un spécifique. L'influence qu'il exerce alors est d'une nature particulière; il change pour ainsi dire le mode de vitalité de cette membrane; dans la gale il tue rapidement l'acarus. V. Antiparasitaires.

Toutes les affections non sécrétantes de la peau qui causent de la démangeaison peuvent être traitées par les sulfureux.

On emploie à l'intérieur le soufre lavé à la dose de 30 à 100 grammes pour le cheval, et de 2 à 20 grammes pour les moutons, les porcs et les chiens.

Lorsqu'on veut l'administrer, on l'incorpore au miel ou à une substance farineuse. pour en confectionner des pilules ou des électuaires qu'on donne aux grands herbivores. On le met en suspension dans le lait, le bouillon ou la soupe, pour les carnivores.

**Sulfure de potasse** (*foie de soufre*). — Ce médicament a beaucoup plus de puissance que le soufre sublimé. Donné à la dose de 60 gram. à un cheval, il l'a empoisonné.

Les *sulfures de potasse* ou *de soude secs* ou *liquides*, administrés à haute dose, sont des poisons corrosifs très énergiques. Leur administration imprudente a causé des accidents; à petites doses, ils stimulent tous les organes; mais, comme le soufre, ils paraissent avoir une action spéciale sur les organes de la circulation, les poumons et la peau. Peu employés à l'intérieur, les sulfures alcalins pourraient cependant servir à faire des eaux sulfureuses artificielles à donner dans les maladies chroniques de l'appareil respiratoire. V. Expectorants.

Ils servent surtout dans les affections de la peau, en bains, lotions, etc. La solution se fait à 4 0/0. V. Antiparasitaires.

**La salsepareille**, la squine, le gaïac, le sassafras sont inusités en vétérinaire.

**Les fleurs de sureau**, la bardane, la patience, la chicorée, le pissenlit, la saponaire, le fumeterre, l'orme pyramidal, sont plutôt dépuratifs que sudorifiques. Leur usage est peu important pour la médecine des animaux.

## MÉDICAMENTS DIURÉTIQUES

On donne le nom de diurétiques à des médicaments qui sont absorbés et qui ont une action spéciale sur les reins, dont ils augmentent la sécrétion. Cette action spéciale trouve une explication très rationnelle dans ce fait, dont l'expérience a constaté l'exactitude : c'est que les médicaments diurétiques sont éliminés avec les urines. Un autre fait non moins intéressant, c'est que les agents diurétiques ne sont point volatils sans décomposition.

Les diurétiques sont d'héroïques médicaments auxquels on a journellement recours dans la médecine vétérinaire. On peut les diviser en deux séries bien naturelles : 1° diurétiques fournis par le *règne minéral*; 2° diurétiques fournis par le *règne végétal*. Occupons-nous des premiers. Ils forment deux sections distinctes : A, les *diurétiques salins*; B, les *diurétiques alcalins*. Parmi les diurétiques salins, c'est le nitrate de potasse qu'on emploie presque exclusivement; on prescrit encore de temps en temps le nitrate de soude; mais on pourrait également ordonner la plupart des sels neutres, tels que les sulfates de potasse, de soude, de magnésie, le phosphate de soude. Ces sels neutres, administrés à faible dose, n'agissent plus comme purgatifs; ils sont absorbés, transportés dans le torrent de la circulation, éliminés par les reins, dont ils augmentent l'activité. Les diurétiques alcalins forment un ordre de médicaments spéciaux sur lesquels nous nous étendrons bientôt.

Les diurétiques végétaux constituent également deux sections : les uns ont une incontestable énergie ; les autres, au contraire, n'agissent que par l'eau, qui leur sert de véhicule. Dans notre première section, se trouvent trois remarquables agents qui, habilement maniés, peuvent rendre de grands services, et qui se ressemblent sous plus d'un rapport, ce sont la *digitale*, la *scille* et le *colchique*. Administrés à dose suffisante, ils provoquent, et les uns et les autres, une révolte de l'estomac, d'où des vomissements et des selles abondantes chez les carnivores. Introduits dans l'économie par voie d'absorption, ils diminuent l'énergie des fonctions vitales, et quelquefois avec une puissance telle qu'ils peuvent causer la mort à presque tous les animaux : ce sont de bien énergiques contro-stimulants. La réaction se manifeste du côté des reins ; l'activité de ces organes est augmentée. On ne peut pas dire jusqu'ici que le principe actif de ces plantes soit éliminé par les urines, comme cela arrive pour les autres diurétiques, mais cela est très probable.

Les autres diurétiques que le règne végétal nous donne, et que nous avons placés parmi les agents équivoques, sont très nombreux : la *pariétaire*, la *doradille*, les *queues de cerise*, la *turquette*, l'*arrête-bœuf*, l'*asperge*, le *petit houx*, le *pareira brava*, le *cétérach*, l'*alkékenge*, le *câprier épineux*, etc., etc. Tous ces diurétiques peuvent réussir quand les trois conditions suivantes sont réunies : 1° véhicule aqueux abondant; 2° action convenable de l'appareil digestif, et absorption suffisante; 3° activité modérée des fonctions de la peau.

Nous devons ajouter encore que plusieurs médicaments peuvent provoquer une abondante sécrétion urinaire d'une façon toute spéciale. Si les reins fonctionnent mal par suite d'altération du sang, les agents qui rétabliront ce liquide vital dans les conditions normales pourront être regardés comme des diurétiques. Ainsi on a vu des urines abondantes dans les hydropisies après l'administration, soit des drastiques, soit des toniques, soit des acides. Nous expliquons cette heureuse influence parce que ces médicaments, convenablement administrés, ont rétabli le sang dans un état favorable, et que les reins peuvent alors librement séparer de la masse du sang les matériaux qui constituent les urines.

Plusieurs médicaments que nous avons placés dans la classe des stimulants généraux, presque tous ceux qui sont fournis par le règne végétal, et en particulier les huiles essentielles, les baumes, les résines, modifient d'une manière souvent très remarquable les qualités de l'urine; mais, comme ils n'en augmentent pas évidemment la quantité, on doit les distinguer des vrais diurétiques. Il ne faut pas non plus confondre sous ce nom tous les médicaments dont l'administration peut, dans quelques conditions, être suivie de diurèse; car, dans certains cas d'irritation, les émollients peuvent avoir cet effet. Les toniques peuvent se comporter de même dans quelques cas de débilité ; mais il faut réserver le nom de diurétiques aux médicaments qui ont une action spécifique bien évidente sur les reins, et qui, le plus ordinairement, augmentent la sécrétion de ces organes.

Les diurétiques s'administrent ordinairement en dissolution dans un véhicule aqueux abondant, pour favoriser leur action en augmentant la masse des liquides en circulation. Cette pratique est surtout utile lorsqu'il s'agit de débarrasser le sang de quelque principe anormal, comme dans plusieurs fièvres graves, etc.; et que le rein doit être chargé de cette élimination; mais quand on a pour but de diminuer la masse des liquides, alors il faut prescrire autant qu'on le peut les diurétiques sous forme de pilules : c'est ainsi qu'on doit se comporter dans les cas d'hydropisie.

Avant de commencer l'histoire particulière des diurétiques, insistons encore sur un point important. Ces médicaments ne sont point volatils sans décomposition : cette propriété intéressante les distingue des stimulants généraux, qui sont presque tous volatils. Voici une autre distinction qui paraît être sous la dépendance de cette propriété : les médicaments diurétiques entrent tous dans cette vaste série d'agents contro-stimulants sur lesquels les médecins de l'école italienne ont tant insisté. Est-ce à dire pour cela que cette action hyposthénisante sera à la fois générale et constante? Non, on ne saurait élever cette prétention. Suivant les animaux, suivant les doses, suivant les modes d'administration, cette action contro-stimulante pourra n'apparaître par aucun phénomène; mais ce qu'on peut dire de toujours vrai, le voici : Lorsque les médicaments diurétiques, ou, pour parler d'une façon plus générale, lorsque tous les médicaments contro-stimulants, dont plus tard nous tracerons l'histoire, sont pris en quantité suffisante, ils sont absorbés, transportés dans le sang, et ils causent des troubles très variés dans les grands appareils de la circulation et de la nutrition; ces troubles sont suivis ou accompagnés d'un effet contro-stimulant, mais qui est beaucoup moins général qu'on ne s'est plu à le dire.

Les diurétiques sont très usités dans la médecine des animaux, et ils rendent de grands services à la thérapeutique, dans les hydropisies, les œdèmes, les résorptions purulentes, et dans quelques affections des organes génito-urinaires.

**Scille et Digitale.** — Nous plaçons en tête de la médication diurétique la scille et la digitale, deux médicaments qui présentent entre eux de grands rapprochements sous le point de vue de l'action physiologique et des usages thérapeutiques, et qui se rapprochent également du colchique.

Appliquées localement, la scille et la digitale déterminent une très forte irritation; introduites en quantité élevée dans l'appareil digestif, elles peuvent causer l'une et l'autre des vomissements et des superpurgations séreuses; absorbées en quantité suffisante, elles déterminent des troubles dans la circulation, qui se manifestent souvent

8.

par un abaissement notable dans le nombre des pulsations, des syncopes qui peuvent être suivies d'affaiblissement dans les fonctions de la respiration, et même par la mort. Ce sont des agents dont la puissance nuisible se porte surtout sur les appareils de la vie de nutrition, en n'ébranlant que faiblement les appareils de la vie de relation. Ces médicaments n'en sont que plus dangereux à bien manier, plus traîtres dans leur emploi inconsidéré. C'est le rein qui est chargé d'éliminer ces principes perturbateurs, et ses fonctions en reçoivent une activité nouvelle; la quantité d'urine rendue dans les vingt-quatre heures augmente. Mais qu'on n'aille pas imaginer que ce soit un effet constant; les meilleurs diurétiques sont toujours capricieux. On ne commande pas aux reins comme aux différentes parties de l'appareil digestif, qu'on peut ébranler à volonté, soit par des émétiques, soit par des purgatifs.

Les préparations de scille et de digitale rendent de grands services, comme agents controstimulants, dans les maladies du cœur et dans les affections chroniques de l'appareil respiratoire. Comme diurétiques, elles sont surtout utiles dans les hydropisies chroniques.

**Scille.** — La *poudre de bulbe de scille* s'emploie comme la digitale, dans les œdèmes et les hydropisies anciennes; de plus, on la prescrit comme expectorant. On l'administre à la dose de 20 à 50 grammes pour les grands animaux, et de 1 à 5 grammes pour les petits.

*Poudre contre l'ascite des chiens* (**Blaine**).

Poudre de digitale................... } ãã 1 gr.
Antimoine en poudre............. }
Nitrate de potasse.................... 5 —

Divisez en 20 paquets. Un à quatre chaque jour.

*Teinture de scille.*

Scille sèche............................ 1 gr.
Alcool à 60°.......................... 4 —

De 20 à 24 gouttes pour le chien.

*Vin scillitique.*

Scille sèche.......................... 1 gr.
Vin généreux........................ 16 —

1 cuillerée à café.
Ascite du chien.

*Vinaigre scillitique.*

Scille sèche.......................... 1 gr.
Vinaigre fort...................... 16 —

Laissez macérer, comme pour les précédents, 8 ou 10 jours.

Employé en friction.

*Oxymel scillitique.*

Vinaigre scillitique.................. 1 gr.
Miel pur............................. 2 —

Le meilleur procédé pour obtenir un produit limpide consiste à délayer le miel dans le vinaigre scillitique, à y ajouter une Q. S. d'eau pour que le mélange puisse se filtrer, et à évaporer au bain-marie jusqu'à consistance sirupeuse.

Dose. — 30 à 100 gram. pour les chiens, 100 à 200 pour les grands animaux.

*Pilules diurétiques hydragogues.*

Scille.............................. }
Digitale........................... } ãã 5 gr.
Scammonée......................... }
Sirop de gomme...................... Q. S.

**F. S. A.** 100 pilules.

On en conseillera de 2 à 12 par jour jusqu'à effet diurétique et purgatif bien prononcé pour le chien.

Ces pilules sont très efficaces contre les hydropisies

*Poudre diurétique pour les chiens* (**Blaine** .

Scille et digitale en poudre........ }
Magnésie........................... } ãã 1 gr.
Crème de tartre soluble............... 5 —

Mêlez et divisez en 20 doses. On en donnera 2 à 6 par
jour aux chiens affectés d'hydropisie.

*Poudre diurétique fondante, imitée d'après la composition
de la poudre de Lebas* (**Roupp**).

Bol d'Arménie................. }
Colophane.................... } ãã 180 gr.

*Pilules contre l'hydropisie.*

Calomel............................ 5 décigr.
Scille.............................. }
Rhubarbe........................... } ãã 2 —
Sirop des 5 racines.............. Q. S.

**F. S. A.** 4 pilules, à donner dans une journée.
(Ascite du chien et du chat.)

Safran de Mars............... . }
Scille rouge.................... } ãã 62 gr.
Garance............................. 90 —
Ecorce de sassafras.................. 30 —
Azotate de potasse.................. 75 —

Mélangez et divisez par paquets de 32 à 62 grammes
pour l'usage. (Il convient d'ajouter 1 gramme d'émétique.)

———

Squames de scille...................... 4 gr.

Faites bouillir pendant 1 quart d'heure avec eau de
fontaine Q. S.

Pour faire 188 gr. de colature ajoutez :

*Sulfate de magnésie*................ 15 gr.
Une cuillerée à soupe de 2 en 2 heures.
Ascite du chien (**Haubner**).

---

Feuilles de digitale pourprée......... 0 gr. 55
Squames de scille................. 0 — 75

Pulvérisez. Ajoutez crème de tartre, 8 gr.; faites 20
pilules, une matin et soir.
Ascite du chien (**Duttenhofer**).

**Digitale.** — Employer la poudre de feuilles.
Il est nécessaire que cette poudre soit de préparation récente.

Le principe actif est la digitaline.

La digitale est diurétique, mais elle est surtout
employée comme médicament tonique vasculo-
cardiaque. (Voir Toniques vasculo-cardiaques.)

Infusion de feuilles de digitale..        150
Liqueur d'acétate de potasse.....  } ᾱᾱ 10 gr.
Baies de genièvre...............  }
Une à deux cuillerées à café.

**Colchique d'automne.** — Drastique et diurétique; empoisonne à dose élevée. Employé dans
les hydropisies, même celles des séreuses articulaires.

*Teinture de colchique.* — Le *Codex* la fait préparer avec
1 partie de bulbes secs de colchique et 4 parties d'alcool
à 60°. Dose : 1 gram. par jour pour le chien, dans les
hydropisies.

*Vinaigre de colchique.* — Il se prépare en faisant macérer pendant un mois 1 partie de bulbe frais de colchique
dans 12 parties de vinaigre très fort. Ce vinaigre sert à
préparer l'oxymel colchique. Une partie de ce vinaigre est
mélangée à 2 parties de miel; on fait cuire en consistance
convenable. Employé pour le chien à la dose de 30 gram.
pour combattre les hydropisies.

Les préparations qui ont pour base les *semences de colchique* sont préférées maintenant à celles qui ont pour base les bulbes; on obtient des médicaments d'un effet plus certain.

*Pilules diurétiques.*

Poudre de colchique.................. 8 gr.
Azotate de potasse................... 12 —
Miel ou mélasse..................... Q. S.

Administrez matin et soir au cheval.

*Électuaire diurétique.*

Poudre de colchique................. 10 gr.
Nitre............................... 32
Miel ou mélasse.................... Q. S.

**Le Genêt** en décoction dans l'eau constitue un bon diurétique.

**Spirea ulmaria. Acide salicylique. Salicylate de soude.**

La spirée ulmaire agit par l'acide salicylique qu'elle renferme.

L'acide salicylique et surtout le salicylate de soude sont très employés contre les rhumatismes articulaires aigus, la fièvre typhoïde, les affections paludéennes.

Les autres diurétiques végétaux énumérés précédemment sont peu certains et par conséquent peu employés.

*Sirop des cinq racines.*

Racines d'ache.................... 100 gr.
 —      de fenouil............... 100 —
 —      de persil................ 100 —
 —      d'asperges.............. 100
 —      de petit houx........... 100 —
Sucre............................ 2000 —
Eau ............................. 3000 —

(Codex.)

Ajoutez pour augmenter son action 1 gramme d'acétate de potasse pour 20 de sirop.

**Poudre de résine.** — On connaît sous ce nom soit la résine réduite en poudre, soit la colophane pulvérisée. On la prescrit, comme diurétique et expectorant, au cheval, à la dose de 20 à 100 gram., mêlée au son, soit seule, soit associée aux autres poudres diurétiques.

**Nitrate de potasse** (*nitre, sel de nitre, salpêtre*). — Ce médicament est très important dans la médecine vétérinaire.

Administré à haute dose, le nitrate de potasse irrite assez vivement la muqueuse gastro-intestinale. Il peut produire des vomissements chez les carnivores, des évacuations alvines. Administré à dose modérée, il ne produit aucun effet sensible; mais il est absorbé et réagit immédiatement d'une manière évidente sur la circulation. Il ralentit et diminue la chaleur animale. Sous ce rapport, il doit être placé dans un rang très utile parmi les médicaments contro-stimulants. C'est cette propriété du nitre qui l'a fait employer pour combattre la plupart des maladies inflammatoires. Une action secondaire non moins importante est celle qu'il exerce sur les reins; c'est par eux que l'économie se débarrasse du nitre qui a été absorbé; en les traversant, il les excite d'une manière particulière, il augmente leur sécrétion : c'est ce qui l'a fait placer par beaucoup d'auteurs à la tête des médicaments diurétiques, et c'est sous ce rapport qu'il est le plus fréquemment employé en France.

### *Émulsion nitrée* (**Eckel**).

Lin... ............................. 50 gr.
Eau ............,...................... 1 litre.
Nitre........................ ........ 30 gr.

Pilez le lin, ajoutez l'eau peu à peu et dissolvez le sel.
En une seule fois au cheval.

### *Poudre diurétique* (**Erdmann et Hertwig**).

Nitre............................... 60 gr.
Sulfate de soude.................... 180 —

Mêlez. Par moitié dans un verre de décoction d'orge.

### *Potion diurétique* (**Eckel**).

Racine de guimauve concassée......... 15 gr.
Fleurs de camomille.................. 30 —
Nitre................................ 30 —
Sulfate de potasse................... 30 —
Eau.................................. 1 litre.

Faites bouillir la guimauve dans l'eau jusqu'à réduction
aux 3/4, ajoutez la camomille et faites infuser 1/4 d'heure.
Passez et ajoutez les sels; 3 cuillerées à bouche toutes
les deux heures au chien.

### *Électuaire diurétique* (**Strauss**).

Sel de nitre......................... 15 gr.
Sulfate de potasse................... 45 —
Poudre de baies de genièvre.......... 30 —
   —     de digitale.................. 2 —

Farine et eau Q. S.
F. S. A. un électuaire.

### *Eau diurétique camphrée.*

Nitre................................ 200 gr.
Camphre.............................. 15 —
Alcool................................ } ãã 100 gr.
Ether................................ 
Eau ................................. 1 litre.

Dissolvez le camphre dans le mélange d'alcool et d'éther, le nitre dans l'eau et mélangez.
100 gram. dans un breuvage.

*Breuvage diurétique camphré.*

Décoction de lin....... ..........    4 litres.
Camphre.......................     10 gr.
Jaunes d'œufs...................     n° 2
Nitre...........................     50 gr.
Miel ou mélasse...............     200 —

Divisez dans un mortier le camphre dans les jaunes d'œufs. Dissolvez le nitre dans la decoction de lin; ajoutez le camphre, les œufs et le miel.
En 3 doses.

*Poudre diurétique* (**U. Leblano**).

Nitre........................... }
Résine en poudre.............. }  āā 100 gr.
3 paquets, 1 par jour au cheval.

*Piss bols.*

Savon blanc.....................    1000 gr.
Poix blanche....................    1000
Nitre...........................     250 —
Carbonate de potasse..............   250 —
Essence de genievre..............    60 —
Poudre de réglisse................   120 —

F. S. A. des bols de 60 gram., de 2 à 4 par jour.

*Bol diurétique* (**White**).

Savon blanc.....................    120 gr.
Térébenthine.....  ......... .........    50
Poudre d'anis. , ............... ....    50 —
Carbonate de magnésie.............   Q. S.

F. S. A. 6 bols à donner dans les 24 heures.

*Bol diurétique* (**Bracy-Clark**).

Nitre...........................    500 gr.
Savon...........................    250 —

Térébenthine...................... 500 gr.
Farine d'orge..................... 1250 —

Pilez dans un mortier pour avoir une masse compacte que vous divisez en bols de 30 grammes.

*Poudre diurétique* (**Lebas**) *imitée d'après l'analyse*
(**Lassaigne**).

Nitre............................. 32 gr.
Résine en poudre.................. 32 —
Bioxyde de fer.................... 4 —
Protoxyde de fer.................. 28 —
Emetique.......................... 1 —

Pulvérisez séparément chaque substance, mêlez les poudres dans un mortier et divisez en paquets de 62 à 125 gr.

*Électuaire diurétique.*

Résine en poudre.................. 50 gr.
Nitrate de potasse................ 40 —
Poudre de réglisse................ 100 —
Camphre........................... 10 —
Émétique.......................... 4 —
Miel.............................. Q. S.

Pulvérisez le camphre avec un peu d'alcool, ajoutez les poudres et le miel.
En 2 doses.

**Alcalins.** — Nous comprenons, en thérapeutique, sous le nom de *médicaments alcalins*, les composés suivants : 1° la *potasse*, la *soude* et la *chaux caustique*; 2° les *carbonates de potasse* et *de soude*; 3° les *bicarbonates de potasse* et *de soude*, les *savons*, les *citrates*, *malates*, *tartrates*, *acétates de potasse* et *de soude*, etc.

Les carbonates de potasse et de soude ont une action caustique peu puissante; cependant, comme leur emploi intérieur n'est pas sans danger, on les a remplacés par les *bicarbonates de potasse* et

surtout *de soude*, qui, sans avoir leurs inconvénients, possèdent tous leurs avantages. Ils sont
facilement absorbés et modifient d'une manière
puissante la composition du sang ; ils sont éliminés
en grande partie par les urines. On les a vantés
dans les hydropisies, les engorgements viscéraux.

Voici une vieille observation qui peut servir à
montrer l'utilité des alcalins contre les calculs
biliaires : — « Les bouchers avaient remarqué
qu'on trouvait des calculs dans la vésicule du
fiel, chez les bœufs, depuis le mois de novembre
jusqu'au mois de mars, temps pendant lequel ces
animaux ne mangent que de la paille, du foin et
des graines ; mais que les autres mois, où ils se
nourrissent en liberté d'herbes fraîches, ils
n'étaient pas sujets à cette maladie. » — Cette
singularité est très facile à expliquer. L'herbe
fraîche contient des sels alcalins à acides organiques, que ne renferment pas la paille et les
graines mûres. Quand les animaux mangent de
l'herbe fraîche, ils ingèrent donc des citrates,
malates, etc., alcalins qui se transforment en
bicarbonates alcalins.

Les médicaments alcalins, employés sous forme
de bains ou de lotions, rendent de grands services
dans le traitement de beaucoup de maladies de
la peau.

**Carbonate de potasse.** — On emploie en médecine vétérinaire deux carbonates de potasse : le
carbonate neutre, appelé autrefois *sous-carbonate*,
et le bicarbonate ; on se sert le plus souvent en
médecine vétérinaire de la *potasse du commerce,*

qui est du carbonate de potasse mêlé de plusieurs oxydes ou de sels.

(*Sous-carbonate de potasse, sel de tartre.*) — Ce sel, donné à trop haute dose, pourrait empoisonner comme la potasse caustique. Administré à dose modérée, c'est un puissant diurétique qu'on peut employer dans les hydropisies. Doses : 10 à 40 grammes pour le cheval et le bœuf, soit en dissolution dans 1 ou 2 litres d'eau, soit sous forme d'électuaire, et à la dose de 5 à 10 grammes pour le mouton et le chien.

**Lessive de cendres neuves.** — C'est une dissolution impure de carbonate de potasse. On l'emploie souvent pour nettoyer la peau des animaux affectés de dartres et de gales.

### *Électuaire de digitale alcalin* (**Hayne**).

Carbonate de potasse................... 15 gr.
Poudre de digitale... .........  ⎱ ãã  4 —
Camphre....................... ⎰
Poudre de baies de genièvre........... 30 —

Mêlez avec farine et eau Q. S. pour un électuaire. 2 doses semblables.
(Hydropisies.)

### *Électuaire de térébenthine alcalin* **Hayne** .

Carbonate de potasse................. 15 gr.
Poudre de digitale............. ⎱ ãã  4 —
Essence de térébenthine......... ⎰
Baies de genièvre en poudre.......... 30 —

F. S. A. avec farine et eau un électuaire. 2 doses par jour.
(Hydropisies.)

**Carbonate de soude** (*sel de soude*). — S'emploie comme le carbonate de potasse et aux mêmes doses. Comme le carbonate de soude du commerce est à très bas prix, la médecine vétérinaire peut souvent l'utiliser dans les maladies de peau des animaux, soit sous forme de bains, soit de lotions. Lassaigne a proposé le carbonate de soude pour purifier les eaux séléniteuses et les rendre propres à la boisson des animaux domestiques. On fait dissoudre 4 grammes de ce sel dans 1 litre de liquide. Le sulfate de chaux devient carbonate de chaux insoluble qui se précipite et il reste un peu de sulfate de soude dissous dans l'eau.

**Bicarbonate de soude.** C'est le sel qui forme la partie active des eaux de Vichy et des autres eaux alcalines. C'est un diurétique puissant, trop peu employé dans la médecine vétérinaire. Il peut être utilisé dans les circonstances variées où les diurétiques rendent des services. Doses : 20 à 50 grammes pour le cheval et le bœuf; 2 à 10 grammes pour les petits animaux.

*Poudre pour l'eau de Vichy.*

| | |
|---|---|
| Bicarbonate de soude............. | 5 gram. |
| Chlorure de sodium............... | 20 centigr. |
| Sulfate de soude................. | 50 — |
| — de magnesie.............. | 15 |
| — de fer................... | 1 — |

Mêlez. Pour :

Eau ........,....,................. 125 grammes.

(Entérite chronique des chiens.

**Copahu.** Jouit des mêmes propriétés que la térébenthine, mais se recommande surtout par une action spéciale très prononcée sur l'appareil

génito-urinaire. Peut être employé dans l'uréthrite du chien.

### Sirop de copahu

Copahu............................ 80 gr.
Gomme en poudre.................. 20 —
Eau.............................  ............ 50 —
Essence de menthe poivrée.......... 32 gouttes.
Sirop de sucre.................... 400 gr.

On émulsionne le baume de copahu avec l'eau et la
gomme, on ajoute l'essence, puis le sirop. De 8 a 60 gr.
(Uréthrite aiguë du chien.)

### Pilules de copahu.

Copahu........................  
Terebenthine de Bordeaux........ } ãã 20 gr.  
Magnésie......................  

F. S. A. des bols de 30 centigr. De 5 à 20 pour le chien
dans les uréthrites et les maladies de la vessie.

**Cubèbe.** — Le *cubèbe* est peu employé en vétérinaire; on pourrait l'utiliser dans l'uréthrite du
chien.

### Électuaire de cubèbe.

Cubèbe en poudre.................... 15 gr.
Sirop de sucre.....................,.. Q. S.
En 3 prises.

## Térébenthine.

### Breuvage diurétique Moiroud).

Térébenthine......................... 60 gr.
Jaunes d'œufs...................... Q. S.

Mèlez-les ensemble jusqu'à ce que la térébenthine soit
incorporée, et ajoutez peu à peu 2 litres de decoction de
semence de lin, pour deux doses.

*Électuaire diurétique* **Clément).**

Térébenthine.......................... 15 gr.
Poudre de feuilles de sapin........... 15 —
Poudre de réglisse.................... 15 —
Mélasse............................... 130 —

## Baies de genièvre.

*Autre* **(Hayne).**

Émetique............................... 4 gr.
Essence de térébenthine. ............. 8 —
Poudre de baies de genièvre.......... 30 —
Farine et eau......................... Q. S.
F. S. A. 2 par jour.

-------

# MÉDICAMENTS CONTRO-STIMULANTS
# ET ANTIPYRÉTIQUES

On donne le nom de médicaments contro-stimulants à ceux qui ont pour effet de diminuer le stimulus morbide et le mouvement fébrile. Si l'on analyse avec soin l'action physiologique d'un grand nombre d'agents thérapeutiques on voit qu'à une action stimulante succède une période de collapsus qui, elle-même, est quelquefois remplacée par une réaction fébrile. Suivant que l'un ou l'autre de ces effets domine, on rangera la substance, ou parmi les stimulants, ou au contraire parmi les contro-stimulants. Les médecins italiens ont singulièrement élargi cette dernière catégorie; en France, on l'a peut-être trop

restreinte ; mais nous nous bornons ici à donner
les formules contro-stimulantes généralement
employées.

Tous les médicaments rangés parmi les diurétiques actifs et les émétiques, lorsqu'ils sont
administrés à haute dose, peuvent être considérés
comme des contro-stimulants. Ces médicaments
ne peuvent être employés les uns pour les autres ;
ils ont chacun leur application spéciale. Ainsi les
antimoniaux sont particulièrement prescrits pour
combattre les inflammations aiguës qui ont principalement pour siège les organes respiratoires ;
la scille et la digitale, pour s'opposer aux maladies
chroniques de l'appareil circulatoire ; le nitrate
de potasse à haute dose, pour combattre le
symptôme inflammatoire dans le rhumatisme
articulaire aigu, dans la fièvre continue dite
inflammatoire.

**Froid.** — Le froid est un des plus puissants
sédatifs dont le médecin ou le vétérinaire puissent disposer ; l'action sédative immédiate est
suivie d'une action opposée qu'on met souvent à
profit, ce qui fait que le froid est un des agents les
plus héroïques de la médication tonique.

L'eau froide et la glace sont les moyens les plus
ordinaires que la thérapeutique met en usage
pour produire les effets de la médication sédative.
Le plus souvent, c'est sur la peau qu'on agit, soit
localement, soit d'une manière générale.

Le froid en applications locales (de la glace
dans une vessie) est un excellent moyen à employer
dans les méningites. Un mélange à parties égales

de glace et de sel est un excellent anesthésique
local. Les irrigations continues d'eau froide sont
indiquées dans les brûlures, les grandes plaies
par arrachement, dans les fractures comminu-
tives, les plaies de la tête, les ouvertures des
synoviales.

Voici des formules de mélanges réfrigérants
faciles à faire et économiques.

Sulfate de soude non effleuri et pul-
   vérisé... ....................... 2000 gr.
Acide sulfurique à 41°............. 1500 —
Boutigny.)

L'acide à 41° résulte d'un mélange de 7 parties d'acide
du commerce et de 5 parties d'eau qu'on fait refroidir en
plaçant le vase qui le contient dans l'eau fraîche.

On place un vase en fer-blanc contenant l'eau a refroidir
au milieu du mélange. Ce vase doit être large et peu
haut de bords. 3 doses du mélange ci-dessus peuvent, en
opérant à 10°, solidifier 1500 gr. d'eau.

Sel ammoniac (chlorhydrate .......  
Azotate d'ammoniaque............. } āā Q. S.  
Eau...........................

Sulfate de sonde.................... 300 gr.
Acide azotique étendu.............. 200 —
On refroidit, par ce mélange, de 6°.
L'appareil est le même pour utiliser ces deux derniers
mélanges que pour le premier.

**Antipyrine ou analgésine.** — Produit de substitution du groupe quinizique.

Antithermique puissant, mais à action rapidement épuisée.

9.

On la donne au cheval à la dose de 4 grammes par jour, 3 fois par jour.

Ce médicament est cher et ne peut être guère employé que chez le chien à la dose de 2 grammes en 24 heures.

*Elixir à l'antipyrine.*

Antipyrine...................... 12 gr. 50
Alcool à 90°.................... 50 —
Sirop d'écorce d'oranges amères... 200 —
Eau distillée.................. 125 —

Chaque cuillerée à bouche renferme 50 centigr. de principe actif.

*Injection hypodermique.*

Antipyrine......................... 5 gr.
Eau distillée...................... 20 —

Chaque centim. cube renferme 25 centigr.

## Émétique ou tartrate double de potasse et d'antimoine.

*Breuvage dans la bronchite* (**Clater**).

Émétique.......................... 4 gr.
Poudre de digitale................ 2 —
Nitre............................. 10 —

Dans un litre d'eau d'orge épaisse.

*Potion stibiée* (**Louis**).

Émétique..................... 3 décigr.
Infusion de tilleul orange......... 150 gram.
Sirop diacode.................. 30 —

Par cuillerée toutes les heures. (Pneumonie du chien.)

*Poudre stibio-opiacée.*

Extrait d'opium en poudre...... ⎰ ãã 10 gr.
Emétique...................... ⎱
Sucre de lait..................... 50 —
Sucre ............................ 100 —

12 paquets, un le matin et un le soir, dans de l'eau ou du lait. (Bronchite chronique du chien.)

*Vin stibié.*

Émétique............................  2 gr.
Vin de Malaga.......................  600 —

*Bols émétisés (Strauss .*

Sel gemme...........................  30 gr.
Émétique............................  6 —
Farine et eau.......................  Q. S.

F. S. A. 4 bols, de 2 à 4 dans la pneumonie, la pleurésie, la bronchite.

*Bol anticatarrhal White).*

Émétique............................  5 gr.
Miel................................  Q. S.
Anis en poudre......................  15 gr.
Bronchite du cheval.)

*Bol stibio-opiacé White)*

Émétique.......................... ⎫
Opium en poudre................... ⎬ āā 5 gr.
Cannelle en poudre................ ⎪
Camphre en poudre................ ⎭
Miel............................... Q. S.

Bronchite du cheval.)

**Sulfate de quinine, chlorhydrate de quinine. — Excellents fébrifuges. A employer dans la médecine vétérinaire.**

*Breuvage au sulfate de quinine Moiroud).*

Sulfate de quinine................. 2 gr. 1 2

Dissolvez à l'aide de quelques gouttes d'acide sulfurique dans la décoction suivante :

Écorce de saule.................... 60 gr.
Eau................................ 1 lit.

Contre les affections typhoïdes.

*Bols de sulfate de quinine* (**Moiroud** .

Sulfate de quinine...................,...........    4 gr.
Poudre de gentiane....................    30 —
    —    d'écorce de chêne............,......    30 —
Miel ou mélasse.....................,..........    Q. S.

F. S. A. six bols que vous ferez prendre en une dose.


*Lavement antipériodique et anodin* (**Raconnat**).

Sulfate de quinine...................... 4 à   6 gr.
Extrait gommeux d opium .............,........    1 —
Jaune d œuf...........................    n° 1
Eau  tiède............................    1 lit.

Faites dissoudre l'extrait gommeux d'opium **dans** le
jaune d'œuf et le sulfate de quinine dans l'eau, puis melangez. Administrez en lavement au cheval, après avoir
vidé le rectum, et en une seule dose.


### Quinium (**A. Labarraque**).

Extrait alcoolique de quinquina à la chaux représentant
le tiers de son poids de sulfates d'alcaloïdes fébrifuges
(trois quarts quinine, un quart cinchonine . très efficace
pour guérir les fièvres intermittentes, pour reconstituer
l'économie; pilules de quinium de 15 centigr., 10 pilules
contre les maladies des jeunes chiens.


### Vin de quinium.

Vin blanc généreux.................    1 litre.
Quinium.........................    4 gr. 50
Alcool..........................    50 —

Doses : 100 gram. comme fébrifuge, 20 gram. comme
reconstituant, pour le chien; 100 a 200 gram. pour le
cheval. Dans les cas d'anémie, d'affections septiques, les
affections typhoïdes.


*Vin fébrifuge de quinquina* (**Bouchardat**).

Quinquina calysaya.................. ......    125 gr.
Écorce d'angusture vraie..............    15 —

Concassez les deux écorces; versez dessus, alcool à 60°, 250 gram.; laissez en contact, dans un vase fermé, pendant vingt-quatre heures; ajoutez 1000 gram. de vin blanc de Bourgogne commun, mais acide. Faites macérer pendant un mois en agitant de temps en temps; tirez au clair. Doses : 150 à 200 gram., comme fébrifuge pour les grands animaux.

Ce vin contient tous les principes actifs du quinquina, car l'alcool et les acides concourent à les dissoudre; il se conserve indéfiniment. C'est le vin de quinquina qu'on doit prescrire dans la médecine vété inaire, de préférence a celui du Codex. Celui de *quinium* est encore préférable.

Ce vin de quinquina est un des plus précieux médicaments que possède la médecine vétérinaire; il s'emploie dans les mêmes circonstances que la teinture. Dans l'anémie du cheval et du mouton, ce vin est excellent. On doit aussi en recommander particulièrement l'usage dans le cours des maladies qui s'accompagnent de tendance à la septicité, comme les maladies typhoïdes parvenues à leur période d'état. Delafond.)

*Breuvage fébrifuge* (**J. Robinet**).

Sommités de petite centaurée.. } ãã 1 poignée.
    —      d'absinthe.......... }

Faites infuser dans un litre d'eau; retirez du feu, passez; ajoutez à la colature :

Quinquina calysaya pulvérisé.......... 30 gr.
Sel ammoniac....................... 80 —

Lorsque l'infusion sera faite, on la fera avaler au bœuf.


## Salicylate de soude.

*Dans la pneumonie du cheval.*

Salicylate de soude................. 150 gr.
Poudre d'écorce de quinquina... } ãã 25 gr.
    —      de acine de réglisse.... }

Un tiers tous les jours pendant 3 jours.


**Phénacétine.** — C'est un antifébrile dont l'action est plus durable que celle de l'antipyrine.

On peut la donner associée à du sucre dans les différents cas de maladies inflammatoires chez le chien à la dose de 20 à 25 centigrammes par jour.

**Thalline.** — On emploiera principalement le sulfate et le tartrate de thalline. Les sels de thalline sont de puissants antipyrétiques. La dose chez le cheval pourra être de 8 à 10 grammes par jour; chez le chien de 0 gr. 05 à 0 gr. 10; chez le chat de 0 gr. 02 à 0 gr. 05. On administrera les sels de thalline soit sous forme de sirop, soit sous forme d'électuaire.

**Antifébrine ou acétanilide.** — Dans son traité de thérapeutique vétérinaire, Kaufmann donne les deux formules suivantes :

*Dans la fièvre typhoïde du cheval.*

Antifébrine............................ 20 gr.
Poudre de racine de guimauve........ 30 —

Eau distillée Q. S. pour faire 2 bols. Un bol le matin, un le soir.

*Maladie du jeune âge (Chien).*

Antifébrine....................... } ãã 0 gr. 5.
Sucre............................. }

Pour un paquet.
Faire 5 de ces paquets. 1 à 2 paquets par jour.

## MÉDICATION ANTIPHLOGISTIQUE

*Émissions sanguines.* — Indiquées au début de toutes les congestions actives.

Contre-indications : l'anémie, les états cachectiques.

### Médicaments émollients et analeptiques.

On comprend ordinairement sous ce nom des médicaments qui, en relâchant le tissu des organes avec lesquels on les met en contact, diminuent leur tonicité et tendent à émousser leur sensibilité. On a rangé dans la classe des émollients des agents qui se comportent d'une manière fort différente, et que Linné avait déjà distingués. En effet, les uns n'agissent comme émollients que par l'eau qu'ils peuvent retenir. Ainsi les gommes, les farines, sont émollientes parce qu'elles peuvent absorber une grande quantité d'eau, et que, par leur intermédiaire, on peut la mettre en contact pendant un temps assez long avec les tissus. Les substances qu'on devra regarder comme les meilleurs émollients seront celles qui, à poids égal, pourront contenir une plus grande quantité d'eau. La plupart des émollients donnés a l'intérieur agissent comme analeptiques ou reconstituants. Voici les substances qu'on a rangées dans cette section : les *gommes*, les *fécules*, l'*albumine*, la *gelatine*, les *sucres* et les *matiéres sucrées*; plusieurs produits de la famille des *Malvacées*, de la famille des *Graminées*, des *Borraginées*, le *lin*, le *lichen*.

Puis enfin dans l'autre section des émollients, les *huileux*, sont les corps gras d'une saveur douce, plusieurs *huiles fixes*, l'*axonge*, le *suif*, le *beurre*, la *cétine*, etc. Ils ont une tout autre action que les mucilagineux. Appliqués sur la peau et sur les membranes muqueuses, ils peuvent les adoucir, les distendre, mais ils ne peuvent opérer cette imbibition qui combat d'une manière si efficace les inflammations générales.

On voit par l'énumération que nous venons de faire des principaux médicaments émollients, qu'ils ont pour la plupart la même constitution que les meilleurs aliments, et qu'ils remplissent effectivement ce rôle; c'est pour cette raison que nous avons réuni les émollients et les analeptiques, ces derniers se rapprochent par les ferrugineux des médicaments toniques.

### Corps gras. — Huiles fixes.

On appelle *corps gras* des substances liquides ou solides qui peuvent se liquéfier à une température peu élevée, qui tachent le papier, qui sont insolubles dans l'eau, solubles dans l'alcool et dans l'éther, surtout à chaud, qui brûlent facilement, et qui, en général, forment des combinaisons solubles avec les alcalis.

Si les corps gras, administrés d'une manière inconsidérée, peuvent déterminer les accidents signalés par MM. Gluge et Thiernesse, leur application bien entendue peut rendre de grands ser-

vices dans plusieurs maladies ; nous allons chercher à les résumer ici.

Appliqués à l'extérieur, soit seuls, soit associés
à des cataplasmes émollients, les corps gras agissent puissamment en diminuant la tension et
l'irritation, en calmant les douleurs.

Les corps gras qu'on emploie ainsi à l'extérieur doivent avoir un point de fusion inférieur
à la température des animaux. Ils doivent n'être
pas rances. L'onguent populéum est la préparation grasse la plus convenable en chirurgie vétérinaire, car elle se conserve indéfiniment sans
altération. De plus, par les essences qu'elle renferme, elle est quelque peu antiseptique.

La farine de lin ne l'emporte sur les autres
farines résolutives que parce qu'elle contient une
très grande quantité d'huile grasse et de mucilage. Il faut toujours employer la graine de lin
nouvellement pulvérisée : il faut bien se garder
d'y mêler du tourteau.

Nous allons nous occuper maintenant de l'administration des corps gras à l'intérieur : nous
les considérerons sous le double point de vue de
leur action locale et de leur absorption. Les
huiles douces, administrées par la bouche, traversent l'estomac sans être nullement absorbées,
ni modifiées : les travaux de MM. Bouchardat et
Sandras l'ont démontré ; bientôt parvenues dans
le duodénum, elles déterminent par leur présence l'afflux de la bile. Si elles sont administrées en faible quantité, émulsionnées par ce
liquide et surtout par le suc pancréatique, elles
sont absorbées par les chyliferes ; mais si la pro-

portion en est trop élevée, elles traversent tous les intestins, elles facilitent le glissement et l'évacuation des matières fécales. Les huiles grasses peuvent donc être considérées comme le plus doux des purgatifs, agissant ainsi par une double raison, parce qu'elles favorisent l'évacuation de la bile et l'expulsion des excréments. On voit facilement les indications variées qui naissent de cette double action. Il faut ordinairement de 50 à 200 grammes d'une huile douce pour déterminer un effet purgatif chez le cheval.

Les corps gras, lorsqu'ils sont absorbés, jouent un rôle d'une très grande importance dans la nutrition des animaux; aucune substance alimentaire ne peut les remplacer exclusivement; ils interviennent dans la nutrition, non seulement de l'homme et des carnivores, mais encore dans celle de tous les mammifères, et peut-être de tous les animaux.

Dans plusieurs maladies qui sont sous la dépendance d'un vice de la nutrition, les corps gras sont utiles.

Les corps gras doivent être administrés en proportion modérée; ils doivent avoir une consistance telle qu'ils puissent former une bouillie liquide dans l'appareil digestif.

Les corps gras sont très employés comme excipient dans les pommades, les liniments. Leur inconvénient dans la plupart des cas est de rancir et de rendre ainsi difficile la conservation des médicaments dans lesquels ils entrent.

Depuis quelques années on leur substitue la *vaseline*, produit tiré de la distillation des pétroles. Ce produit mal défini chimiquement est aujourd'hui très répandu et d'un prix peu élevé.

On emploie depuis quelque temps comme excipient dans la confection des pommades la *lanoline*. On la retire du suint du mouton, elle est jaune, visqueuse, inodore, neutre, fond à 42°, ne se saponifie pas en présence des alcalis. Elle a la propriété de ne pas rancir. Elle est soluble dans le chloroforme et l'éther, insoluble dans l'alcool et possède un pouvoir d'imbibition très prononcé pour l'épiderme.

**Huile d'olive.** — C'est une des meilleures que l'on puisse employer, car elle a une bonne consistance et rancit difficilement; malheureusement son prix est généralement trop élevé pour être journellement prescrite dans la médecine vétérinaire.

*Onguent simple* ou *cérat.*

Huile d'olive...................... 10 part.
Cire jaune........................ 4 —

Faites fondre sur un feu doux, agitez jusqu'à ce que ce soit refroidi. Il est d'une teinte jaune verdâtre.

**Huile de pavot** ou **d'œillette.** — Quoiqu'un peu siccative, elle remplace avantageusement l'huile d'olive.

**Huile de lin.** — Siccative, mais adoucissante quand elle est fraîche. Il en est de même des *huiles de noix, de colza, de chènevis.*

**Huile de pieds de bœuf.** — Très adoucissante; convient parfaitement comme émolliente; elle peut, additionnée de 1 à 2 grammes d'iodure de potassium, remplacer l'huile de foie de morue.

### Cérat simple vétérinaire.

Cire jaune.......................... 125 gr.
Huile d'olive....................... 375 —

Faites fondre la cire dans l'huile à une douce température, versez dans un mortier, triturez jusqu'a refroidissement.

### Lavement purgatif (Eckel.

Fleurs de camomille.................. 50 gr.
Eau bouillante...................... 1 litre.
Huile de lin........................ 60 gr.

Infusez la camomille, laissez refroidir en vase clos, ajoutez l'huile.
Au chien toutes les demi-heures en agitant chaque fois.

### Lavement huileux calmant.

Graines de lin................. ....... 50 gr.
Têtes de pavot..................... n° 4
Huile d'œillette.................... 200 gr.
Eau .............................. 2 litres 1/2

Faites bouillir les têtes de pavot pendant 7 ou 8 minutes, ajoutez les graines et continuez l'ebullition 5 ou 6 minutes, passez et ajoutez l'huile.


## Émollients mucilagineux analeptiques.

Les émollients mucilagineux sont aussi employés dans la médecine vétérinaire que dans la médecine humaine; mais, comme ils ont très peu d'importance thérapeutique bien réelle, on doit, en médecine vétérinaire, prescrire de préférence les plus économiques. Les émollients mucilagineux peuvent être considérés comme des aliments très légers; ils agissent surtout par l'eau qu'ils contiennent. Ils tempèrent, relâchent les tissus. On les administre dans toutes les maladies aiguës et ils forment l'entourage obligé de toute médecine expectante. Il n'est pas d'agents pharmaceutiques plus innocents, il n'en est pas non plus auxquels on ait plus souvent recours. Les indications des différentes préparations émoll entes sont si généralement connues, que nous nous abstiendons de les indiquer.

Les principaux émollients sont : la *gomme arabique*, la *gomme adragante*, les *féculés*, la *dextrine* qui peut remplacer la gomme arabique trop chère pour l'usage vétérinaire, le *lichen* privé de son principe amer, les *mauves* et la *guimauve*, le *lin*, la *consoude*, la *réglisse*, l'*orge*, le *chiendent*, le *riz*, le *gruau*, la *mie de pain*, le *sucre*, le *miel*, les *amandes douces* et autres semences émulsives, le *sucre de lait*, les *laits*, la *gélatine*, la *chair des animaux*, etc.

La poudre de viande introduite depuis quelques années dans la médecine de l'homme serait un excellent analeptique pour le chien, mais elle est d'un prix élevé; on peut cependant en fabriquer qui ne coûte pas très cher. On prend de la viande de cheval de bonne qualité; on la dessèche a l'étuve a la température de 100 à 110°; quand elle est dure et friable, on la pulvérise et on la renferme dans des flacons bien bouchés qui en contiennent environ 50 grammes.

En ajoutant de 1 à 2 grammes de phosphate de chaux on aura une excellente préparation a donner dans du lait ou du bouillon aux jeunes chiens rachitiques.

*Espèces émollientes* (**Lebas** .

Feuilles sèches de guimauve...... }
   —    de mauve,.............. } ãã 2 part.
Feuilles de bouillon blanc........ }
   —    de pariétaire ........... } ãã 1 part.
Feuilles de mercuriale........... }
   —    de morelle ............. } ãã 1 part.

Mêlez exactement toutes ces substances.

On fait avec les espèces émollientes de fortes décoctions à la dose de deux à trois poignees par litre d'eau. Elles s'emploient en lotions, fomentations, bains, injections et lavements. On ajoute souvent a ces derniers du miel, de l'huile de lin ou d'olive, de l'onguent populéum, des jaunes d'œufs, de la teinture anodine ou de l'extrait d'opium. Ces mêmes substances réduites en poudre et mêlées avec de la farine de lin forment la *poudre émolliente composée* pour cataplasmes.

Il faut ajouter à tous les cataplasmes, surtout quand ils doivent être appliqués sur la peau dépourvue de son épiderme, de l'eau phéniquee, ou une solution borique, ou mieux de la liqueur de Van Swieten.

*Espèces émollientes* (**Erdmann**).

Feuilles de mauve............ }
Tiges de bouillon blanc........ }
Racine de guimauve .......... } ãã.
Gâteau de graine de lin........ }

Mêlez après avoir haché et concassé. F. S. A. des espèces. Conservez pour l'usage sous le nom d'*especes émollientes.*

*Espèces béchiques adoucissantes* (**Lebas**).

Fleurs de guimauve............. }
   —    de mauve................ }
   —    de pavots rouges......... } ãã 1 part.
   —    de tussilage...... ....... }
Têtes de pavots blancs........... }
Racines de guimauve............ } ãã 2 part.
   —    de réglisse ... ......... }

Hachez les racines bien menu, écrasez les têtes de pavots, et mêlez le tout exactement.

Ces espèces s'emploient en légere décoction, à la dose d'une forte poignée pour un litre d'eau; elles servent pour breuvage, et l'on peut y faire entrer le miel, l'oxymel simple, l'oxymel scillitique, la teinture d'opium, la gomme arabique, l'huile d'olive ou le beurre.

*Breuvage adoucissant* (**J. Robinet**).

Racines fraîches de guimauve.......... 30 gr.

Coupez-les en petits morceaux; faites-les bouillir pendant sept ou huit minutes dans 3 litres d'eau; retirez-les du feu. Ajoutez-y :

Fleurs de mauve..................... 1 poignée.

Laissez infuser le tout jusqu'à ce que la liqueur soit froide; passez la dans un linge et faites fondre dans cette liqueur une bonne cuillerée de miel. Vous ferez prendre au bœuf pour une dose.

Ce breuvage calme la toux : il convient dans les maladies inflammato res de la poitrine.

*Breuvage antidysentérique* (**J. Robinet**).

Eau de riz........................ 2 litres.
Gomme arabique.................. 60 gr.

La dose de riz est de 60 grammes, qu'on fait bouillir jusqu'à ce qu'il soit crevé, dans une suffisante quantité d'eau pour fournir 2 litres.

*Eau blanche* **J. Robinet** .

Farine d'orge ou de seigle............. 1 poignee.
Délayez-la peu à peu avec de l'eau dans le fond d'un seau, que vous remplirez d'eau légèrement tiède, et abreuvez-en le bœuf.

Cette boisson est adoucissante; elle convient lorsque les bœufs sont epuisés de fatigue, ainsi que dans toutes les maladies inflammatoires.

Si le bœuf a une bronchite on rendra cette eau miellée, en y faisant dissoudre 250 grammes de miel.

### *Eau de son* (**J. Robinet**).

Son de froment...................... 2 poignées.

Pétrissez-le à froid dans un seau d'eau, jusqu'à ce que
la partie farineuse du son soit sortie et donne à l'eau une
couleur blanche. Abreuvez-en le bœuf. Cette boisson convient aux bœufs malades ou harassés que l'on veut
rafraîchir: elle est utile dans les maladies inflammatoires.

### *Breuvage nutritif.*

Œufs............................... Nº 10
Lait............................... 2 litres.
Sel marin.......................... 20 gr.

Administrez, au cheval, tiède.

### *Breuvage adoucissant.*

Racine de réglisse................. 50 gr.
Miel ou mélasse.................... 150
Espèces émollientes................ 50 —

Faites bouillir les espèces et la racine de réglisse dans
un litre d'eau; passez, et ajoutez à la decoction le miel;
faites prendre au cheval en une dose.

### *Breuvage adoucissant avec de l'huile.*

Huile d'olive...................... 100 gr.
Gomme arabique..................... 50 —
Miel blanc......................... 150 —
Eau....... ........................ Q. S.

Pour un litre de breuvage.

Après avoir mêlé la gomme en poudre avec l'huile,
ajoutez le miel à l'aide d'un mortier, ensuite l'eau, par
petites portions; le tout étant mêlé exactement, on administre tiède au cheval.

### *Breuvage adoucissant avec la guimauve.*

Miel............................... 150 gr.
Eau ordinaire...................... 1 litre.
Racine de guimauve................. 50 gr.

Faites bouillir la racine dans l'eau; passez, ajoutez le
miel.

*Breuvage adoucissant avec la graine de lin.*

```
Lin................................  40 gr.
Eau ..............................   1 litre.
Mélasse...........................  100 gr.
```

Faites infuser le lin pendant un quart d'heure, en remuant par intervalles; passez l'infusion; ajoutez la mélasse; administrez-en une dose.

*Pain Dailly.*

```
Résidu de pommes de terre.......   1 kilogr.
Farine..........................    2   —
Paille hachée...................   1 2  —
Sel marin.......................   40  gram.
```

*Pain nourrissant* (**Darblay**).

```
Farine bise de froment........  )
   —    de féveroles...........  }  āā 3 kilogr.
   —    d'orge... .............  )
```

On peut y ajouter :

```
Sel marin................. ........  60 gr.
```

*Soupe émolliente pour le gros et le menu bétail*
(**Delafond**).

```
Pain ordinaire...................   1 kilogr.
Farine d'orge....................  500 gram.
Petit-lait coupé ou crème délayée de
   moitié d'eau..................   3 litres.
```

Faites bouillir le lait ou le petit-lait, coupez le pain, mélangez-le dans un seau avec la farine d'orge, et versez dessus le lait ou le petit-lait bouillant.

Cette soupe se donne tiède, en trois rations, aux bêtes bovines et ovines qui sont convalescentes de maladies de poitrine, ou qui ont été atteintes d'inflammations gastro-intestinales.

*Soupe nourrissante et tonique pour les bêtes bovines,*
*ovines et canines* (**Delafond**).

```
Pain ordinaire...................  1000 gr.
Sel marin .......................   32  —
```

Vin............................. . 3 décil.
Bouillon de viande de bœuf ou de
basse viande.................... 2 litres.

Faites une soupe que vous donnerez aux animaux, matin et soir. Moitié dose pour les bêtes à laine et le chien.

Cette soupe convient beaucoup pendant la convalescence des maladies qui ont eu une marche chronique (entérites diarrhéiques).

### Pain *stimulant, appelé tourteau, fabriqué en Suède* (**Feulard**).

Farine d'avoine non blutée....... 2 kilogr.
  — d'orge      —  ......  1  —
  — de féveroles   —  ......  2  —
  — de froment   —  ......  1 2
Sel marin..................... 60 gr.

Faites une pâte, laissez fermenter, mettez au four et faites bien cuire.

Ces pains peuvent se conserver huit jours sans s'altérer, s'ils sont placés dans un lieu sec. 4 kilog. de ce pain peuvent nourrir un cheval qui se porte bien. On donne ce pain aux chevaux convalescents.

### *Pâtée restaurante et tonique pour le porc* (**Delafond** .

Basse viande hachee........... 1 à 2 kilogr.
Huile de foie de morue......... 3 à 4 cuillerées.
Bouillon de basse viande....... Q. S.

Pour faire une pâtée. A donner tous les cinq jours et le matin a jeun au porc faible et présentant des engorgements de nature rachitique. Continuer ce traitement pendant un à deux mois.

On peut aussi, si l'on désire ne faire qu'une très faible dépense, ajouter l'huile de foie de morue aux aliments ordinaires. On peut aussi y ajouter 1 gr. de phosphate tribasique de chaux.

### *Tartine restaurante et excitante* (**Delafond**).

Pain coupé en tartines.............. 500 gr.
Viande de bœuf, de veau ou de mou-

ton, cuite, desséchée au four et pul-
vérisée......................... 150 gr.
Mélasse ou miel.................. 90 —
Sel marin..................,..... 30 —

Mélangez la viande, desséchée et pulvérisée, au miel
ou à la mélasse et au sel; étendez le tout sur la tartine,
recouvrez d'un peu de farine d'orge et donnez a manger
plusieurs fois par jour à la bête à corne. Les animaux qui
ont beaucoup travaillé, qui ont fait usage de mauvais aliments ou qui sont convalescents de maladies graves, sont
promptement restaurés par l'usage de ces tartines, qu'ils
dédaignent d'abord et qu'ils mangent ensuite avec avidité.

*Tartine restaurante.*

Pain coupé en tartines... ............ Q. S.
Huile de poisson...............
Sel......................... } ãã 100 gr.
Farine de seigle..................... Q. S.

Former une pâte avec l'huile, le sel et la farine, recouvrir les tartines. Pour les animaux épuisés par des fati-
gues excessives ou de longues maladies.

*Mash émollient et restaurant* (**Delafond**).

Avoine cuite.................... 2 litres.
Farine de graine de lin........... 1 2 —
Carottes crues coupées par tranches. 2 kilogr.
Farine d'orge................... 1/2 litre.
Eau chaude................. 3 à 4 —

Jetez l'eau chaude sur toutes ces substances; melangez,
laissez refroidir et donnez deux fois par jour au cheval
ou au bœuf convalescent d'une maladie aiguë, ou bien
atteint d'une affection chronique.

*Mash restaurant et émollient pour les ruminants*
(**Delafond**).

Seigle cuit..................... 2 litres.
Farine de lin ou tourteau de colza. 1 2 —
Lentilles ou fèves cuites.......... 1/2 —
Eau chaude............... .... 3 —

Faites un mélange, et servez au bœuf et au mouton pendant le cours des maladies avec anémie, des affections putrides ou chroniques, et la convalescence des maladies aiguës. On donnera un tiers de ce mélange au mouton et au veau.

*Provende tonique et reconstituante pour la vache*
**(Delafond).**

Avoine ............................. 1 litre.
Son................................ 2 —
Marc de raisin....................... 1 —
Sel marin........................... 32 gr.

Faites un mélange et donnez à la vache maigre et affaiblie qui a fait usage d'une alimentation débilitante.

*Électuaire adoucissant.*

Poudre de racine  de guimauve....... 125 gr.
    —          —    de reglisse......... 250 —
Miel commun ou mélasse............. Q.  S.

Mêlez bien avec une spatule les poudres au miel. Il faut en administrer quatre fois au cheval.

*Électuaire adoucissant à la dextrine.*

Poudre de racine  de guimauve......... 50 gr.
    —          —    de réglisse......... 50 —
Dextrine ........................... 100 —
Miel commun ....................... 250 —

*Injection adoucissante.*

Semences de lin.................. ⎧ ãã 20 gr.
Racine de guimauve............. ⎭
Têtes de pavot...................... n° 4
Eau................................ 1 litre.

Faites la décoction de ces trois substances; passez et employez.

*Cataplasme émollient* **(White).**

Son ............................. 1 kilogr.
Eau............................. Q.  S.
Farine de lin.................... 250 gr.

*Cataplasme émollient.*

Farine de graine de lin............... 4 poignées.
Eau ordinaire...................... Q. S.

Mêlez et faites cuire un instant en remuant continuellement pour donner au cataplasme la consistance d'une
bouillie épaisse; après l'avoir disposé convenablement
sur une toile, appliquez chaud sur la partie; renouvelez
deux fois dans la journée.

On remplace souvent la farine de lin par la mie de
pain et l'eau par la décoction de mauve. Avoir soin de
mettre un liquide antiseptique comme il a été dit plus
haut.

*Cataplasme pour entretenir le pied des chevaux*
**(Godwin).**

Graine de lin pilée et dont l'huile
    n'aura pas été exprimée........... 500 gr.

Détrempez-la dans :

Eau............................... Q. S.

Pour faire une pâte que vous avez soin de maintenir
sous le pied à l'aide d'une compresse convenablement dis-
posée.

*Sirop de gomme.*

Gomme arabique.................. 500 gr.
Eau............................. 750 —
Sirop simple.................... 5000 —

Dissolvez la gomme et mêlez au sirop.

*Potion gommeuse ou julep gommeux.*

Gomme arabique.................. 8 gr.
Sirop de sucre.................. 24 —
Eau de fleurs d'oranger......... 4 —
Eau............................. 125 —

F. S. A.
Excipients pour les médicaments à administrer aux
chiens de luxe.

10.

*Lait artificiel* (**Liebig**).

Farine de blé.......................  15 gr.
Farine de malt......................  15 —
Eau ...............................  30 —
Lait écrémé........................  150 —

Solution de bicarbonate de potasse préparée en dissolvant 2 de bicarbonate dans 11 d'eau.

*Dextrine dans le traitement des fractures.*

Faire un mélange de 100 de dextrine, 60 d'eau-de-vie camphrée ou simplement d'eau-de-vie ordinaire et cinquante parties d'eau chaude.

Mouiller la bande avec le mélange et exprimer l'excédent qui la mouille inutilement.

Bien glacer ou vernir l'appareil avec le restant du mélange en y passant la main du haut en bas, dans le sens où les tours de bande sont imprégnés.

*Eau albumineuse.*

Blanc d'œuf........................  n° 1

Délayez dans l'eau froide 1000 gr.
Empoisonnements par sels métalliques.

*Collyre émollient.*

Racine de guimauve..................  4 gr.
Faites bouillir dans Q. S. d'eau comme pour obtenir 120 grammes de liqueur.

**Glycérine.** — Elle est surtout employée à l'extérieur, soit seule, soit comme excipient; dans un lavement, elle produit rapidement la défécation.

*Glycérat simple.*

Glycérine..........................  16 gr.
Amidon............................  20 —
Huile douce........................  8 —
Mélangez au mortier (s'emploie comme le cérat).

**Bains. Douches.** — Les bains tièdes sont émollients ; on les emploie surtout localement, en vétérinaire, pour faciliter le gonflement des tissus dans les inflammations.

Les douches tièdes sont peu usitées, les froides sont stimulantes.

---

## MÉDICAMENTS TEMPÉRANTS

Ce sont ceux qui ont pour but de remédier à l'excès d'excitation. Ce sont pour la plupart des acides minéraux ou organiques étendus d'eau pour constituer des boissons.

Les acides organiques étant d'un prix élevé ne sont pas employés en vétérinaire. On les remplace par les plantes qui les contiennent : l'acide citrique par le citron (usité pour les petits animaux seulement).

L'acide oxalique et l'oxalate de potasse par les diverses variétés d'oseilles.

L'acide acétique par le vinaigre ordinaire.

L'acide tartrique par le verjus.

*Breuvages avec les fruits acides.*

Il suffit, pour les préparer, d'écraser les fruits acides et d'y ajouter assez d'eau pour faire un breuvage ayant une forte, mais agréable acidité. On peut les employer les uns pour les autres, indifféremment, suivant la saison et leur valeur dans les différents lieux.

*Breuvage acidulé.*

Feuilles fraiches d'oseille.......... 2 poignées.
Faites bouillir dans :
Eau..................... 1 litre 1 2.
Ajoutez :
Sel....,..,...................,..... 20 gr.
Beurre................. .......... 30

*Breuvage tempérant simple* **Moiroud**).

Feuilles fraîches de bourrache........ 200 gr.
Faites bouillir dans :
Eau.............................. 2 litres.
Ajoutez :
Oxymel simple.................... 250 gr.
Administrez en une seule fois au cheval.

*Breuvage tempérant à l'oseille* (**Moiroud**).

Oseille fraiche.................... 2 poignées.
Faites bouillir dans :
Eau.............................. 2 litres.
Ajoutez :
Miel.............................. 200 gr.
Administrez en une seule fois au cheval.

**Acide acétique.** — L'acide acétique pur n'est point prescrit en médecine vétérinaire. On emploie quelquefois celui qui est extrait du bois, appelé *acide pyroligneux*, en l'étendant d'eau jusqu'à agréable acidité. L'acide acétique appliqué sur les tissus les rubéfie et détermine une vive cuisson et beaucoup de chaleur. Administré pur à l'intérieur, il peut empoisonner les animaux.

**Vinaigre du commerce.** — Il est rafraîchissant et fréquemment employé. C'est un liquide utile à la médecine vétérinaire.

Étendu d'eau dans une proportion telle qu'il n'est qu'une saveur aigrelette et agréable, il forme des breuvages qui portent le nom d'*oxycrats*, dont on fait un grand usage dans les inflammations de la bouche et du canal intestinal.

Si l'on ajoute à l'oxycrat une certaine quantité de miel, on compose l'oxymel, qui forme de très précieux breuvages pour les animaux qui sont atteints de fièvre à réaction intense, de pissement de sang.

Le vinaigre pur, froid et surtout chaud, est souvent conseillé comme révulsif.

*Boisson acidulée.*

Vinaigre ordinaire ou acide sulfurique... } ãã.
Eau.............................. }

Pour que le degré d'acidité soit agreable au goût.

*Eau acidulée ou vinaigrée* (**J. Robinet**).

Ce breuvage consiste en un seau d'eau auquel on ajoute 1 litre de vinaigre. Cette boisson, qu'on peut présenter au bœuf différentes fois par jour, convient dans toutes les maladies inflammatoires. La dose de l'eau acidulee peut aller a 12 litres par jour.

*Breuvage tempérant avec le vinaigre.*

Racine de carotte................... 500 gr.

Après l'avoir coupée par morceaux, faites-la cuire dans Q. S. d'eau pour obtenir 2 litres de décoction; passez et ajoutez.

Vinaigre,......................... 200 gr.
Miel ou sirop de fécule ou mélasse... 200 —
Mêlez. Administrez en deux fois.

*Breuvage tempérant avec la laitue et le vinaigre.*

Faites bouillir pendant quelques minutes deux ou trois laitues dans 2 litres d'eau; passez la décoction; ajoutez :

Miel ou mélasse...................... 100 gr.
Vinaigre.......................... 1 verre.

Administrez en deux fois.

*Breuvage tempérant* **Pauleau**).

Miel commun ou mélasse............ 500 gr.
Vinaigre ordinaire................... 1 2 litre
Décoction de graines de lin.......... 12 —

Mélangez et administrez aux bêtes bovines atteintes d'entérite aiguë, a la dose d'un litre toutes les heures

*Gargarisme rafraîchissant.*

Orge................................ 1 poignée.
Miel ou mélasse.................... } āā 200 gr.
Vinaigre........................... }

Il faut faire crever l'orge dans 1 litre d'eau, passer la décoction et ajoutez le miel et le vinaigre.

*Oxymel.*

Vinaigre............................. 1 gr.
Miel ou mélasse..................... 2 —

———

Vinaigre..................... } āā 120 gr.
Miel......................... }
Farine) de seigle.................... 60 —
Eau de fontaine............... 10 à 80 —

Mêlez exactement.

Badigeonnez les muqueuses buccales 7 ou 8 fois par jour (stomatite) [**Haubner**].

———

## Valérianate de zing (Devay).

Valerianate de zinc................ 0 gr. 60
Gomme adragante.................. 2 gr.

Pour 12 pilules. Une le matin et une le soir. Chiens de luxe.

---

## Acide tartrique.

*Limonade tartrique* **Rabuteau**).

| | |
|---|---|
| Acide tartrique.................. | **2 gr.** |
| Eau............................. | 1000 |
| Alcoolat de citron............... | quelq. gouttes. |

---

## Acide phosphorique.

*Limonade phosphorique affections febriles)* (**Huss**.

| | |
|---|---|
| Sirop d'acide phosphorique......... | 64 gr. |
| Eau............................. | 1000 |

Le sirop se prépare avec acide phosphorique 1, sirop de framboise 64.

---

### ACIDE NITRIQUE.

*Limonade nitrique* (**Rabuteau**).

| | |
|---|---|
| Acide nitrique..................... | **2 gr.** |
| Eau............................. | 900 — |
| Sirop simple..................... | 100 — |

**Autres tempérants.** — *Acide sulfurique étendu.* — Il se prépare en Allemagne en mélangeant 1 p. d'acide concentré avec 6 d'eau; la densité du mélange est de 1,090.

*Emploi de l'acide sulfurique étendu.*

| | |
|---|---|
| Acide sulfurique étendu............. | Q. S. |

Pour aciduler agréablement les boissons.

*Breuvage tempérant (bouillon Lagrange).*

| | |
|---|---|
| Décoction d'orge.................. | 1 litre. |
| Miel ou mélasse.................. | 60 gr. |
| Acide sulfurique.................. | Q. S. |

Jusqu'à agréable acidité. Donnez-en une seule dose au cheval.

*Limonade sulfurique* (**Hayne**).

Décoction de son.................... 1 litre.
Acide sulfurique étendu............. Q. S.

On en ajoute à la boisson pour l'aciduler agréablement.

---

## MÉDICAMENTS TONIQUES

Les médicaments toniques constituent une classe nombreuse d'agents qu'on peut diviser en : 1° toniques spécifiques; 2° corroborants; 3° amers.

Les toniques spécifiques sont encore désignés sous le nom de toniques radicaux, d'antipériodiques, de fébrifuges. Ils manifestent surtout leur puissance lorsqu'ils s'attaquent à une cause morbifique intermittente. La quinine, la cinchonine, leurs sels et les quinquinas qui en contiennent, dominent tout à fait par leur incontestable supériorité sur les autres médicaments antipériodiques; ils s'attaquent à la cause du mal et la détruisent.

Les corroborants peuvent agir, parce qu'ils sont absorbés et modifient heureusement le sang et les solides, comme le fer et les analeptiques, ou bien en exerçant immédiatement sur l'appareil gastro-intestinal une action stimulante qui tend à augmenter l'appétit et à faciliter la digestion; la nombreuse série des médicaments amers se recommande par cette propriété.

**Quinquinas, quinine, sels de quinine.** — Les écorces de quinquina, la quinine et ses sels ont beaucoup moins d'importance dans la médecine vétérinaire que dans la médecine humaine. Cependant on les prescrit encore quelquefois utilement, au cheval, dans les affections typhoïdes. On les emploie encore dans la convalescence de la maladie des chiens, sur le déclin de la bronchite et contre la chorée.

Il faut prescrire les Q. Calysaya, variété Ledgeriana ; les Q. hybrides de Succirubra cultivés de l'Inde sont encore plus riches et de prix abordable. 15 à 120 grammes, grands animaux ; 2 à 20 chez les petits.

*Décoction de quinquina acidulée.*

Quinquina calysaya concassé.......... 40 gr.
Eau ............................... 2 lit.
Acide sulfurique alcoolise............ 4 gr.

Faites bouillir ; ajoutez l'acide avant la décoction.

Cette décoction est employée avec succès dans la période qu'on pourrait appeler *putride*, dans certaines affections typhoïdes. Donnez en deux fois au cheval.

*Teinture de quinquina.*

Écorce concassée de quinquina calysaya. 100 gr.
Alcool à 60° centigr................. 400 —

Faites macérer pendant quinze jours ; passez avec expression ; filtrez. Doses : 20 à 100 gr., dans un litre de vin pour les grands animaux.

*Sirop de quinquina.*

On peut le préparer en mélangeant partie égale de vin de quinium et de sirop de sucre.

Le sirop de quinquina est utile, d'après Dupuy, à la dose d'une ou deux cuillerées à bouche chaque jour, contre la maladie des jeunes chiens.

*Breuvage tonique au quinquina.*

Poudre de quinquina royal............ 100 gr.
—　　d'angusture vraie............ 50 —

Délayez dans :

Vin blanc......,.................... 1 lit.
Administrez au cheval en une seule fois.

*Breuvage antiseptique* (**Moiroud**).

Quinquina rouge concassé........... 60 gr.

Faites bouillir dans :

Eau.............................. 1 lit.

Passez. Ajoutez :

Acétate d'ammoniaque............. 250 gr.
Employé dans les affections typhoïdes [et dans l'anasarque.]

*Breuvage antiputride* (**J. Robinet** .

Crème de tartre soluble pulvérisée..... 30 gr.
Ecorce de quinquina................. 12 —
Faites bouillir le tout dans un litre d'eau pendant une demi-heure. Passez dans un linge, et ajoutez à cette colature 8 gr. de camphre dissous dans un peu d'esprit-de-vin ou d'eau-de-vie.

Miel ou mélasse................. 1 cuillerée.
Donnez froid au bœuf pour une dose.

*Poudre tonique avec le quinquina.*

Poudre de quinquina calysaya........ 100 gr.
—　　de gentiane................ 100 —
Limaille de fer..................... 50 —
Hydrochlorate d'ammoniaque......... 50 —
Cette poudre est utile dans les maladies anémiques ou hydroémiques, l'anasarque.
Dose : de 20 à 100 gr.

*Électuaire tonique* (**Lebas**).

Quinquina en poudre.................     50 gr.
Racine de gentiane en poudre........    100 —
Racine de gingembre en poudre.......     50 —
Miel ..............................    Q. S.

Mêlez ces quatre substances ensemble, et administrez au cheval, en deux ou trois doses dans la journée ou en deux jours.

*Électuaire contre les affections gastro-intestinales* (**Erdmann et Hertwig**).

Sel marin....................  ⎫
Poudre de racine de gentiane...  ⎬ ãã   125 gr.
Farine de froment...................     45 —
Eau de fontaine...................    Q. S.

Pour un électuaire. Mêlez. Faites prendre par quart toutes les quatre heures.

*Électuaire tonique et stimulant* (**Delafond**).

Poudre de quinquina jaune..........    128 gr.
   —    de cannelle.................     32 —
        de gingembre...............     32 —
Camphre...........................     24 —
Jaunes d'œufs.....................     n° 2
Miel..............................    500 gr.

Après avoir pulvérisé le camphre dans un mortier, en le triturant avec un peu d'alcool, on le delaye dans les jaunes d'œufs, et on l'ajoute au miel avec les poudres. Cet électuaire est ensuite divisé en trois ou quatre parties qu'on administre à différentes époques de la journée au cheval ou au bœuf.


**Écorce de saule et de peuplier.** — Elles méritent de fixer notre attention; elles sont amères; elles contiennent du tanin, de l'acide pectique, de la gomme, de la corticine, une matière grasse, une matière colorante, et des matières extractives; mais elles doivent particulièrement leurs propriétés à la *salicine* et à la *populine*, ou à des matières analogues incristallisables; car toutes les écorces du genre *salix* sont amères, et on ne retire de la salicine que d'un petit nombre d'elles, et toutes peuvent être employées comme fébrifuges.

Les écorces de différentes espèces de saules ont été employées comme fébrifuges dans la médecine vétérinaire, comme toniques, sous forme de poudre, à la dose de 100 à 300 grammes pour les chevaux et les bœufs, et, sous forme de *breuvage*, 100 grammes d'écorces pour 1 litre d'eau.

*Vin d'écorce de saule* (Voir *Vin de gentiane*, la préparation est la même).

**Gentiane** (racine de *Gentiana lutea*). — La grande gentiane est le plus puissant et le plus fréquemment usité de nos amers indigènes; elle exerce sur l'économie une action franchement tonique.

C'est un des médicaments les plus utiles de la médecine vétérinaire; il est à la fois efficace et très économique, ce qui fait qu'on le prescrit souvent contre les dérangements de la nutrition et l'anémie.

### Poudre de gentiane.

On coupe la racine par tranches; on la sèche à l'étuve et on la pulvérise. Doses : 5 à 20 grammes pour les petits animaux; 20 à 200 pour les grands. C'est une bonne préparation dont les vétérinaires font un fréquent usage pour donner de l'appétit aux moutons ou aux chevaux épuisés par de mauvais fourrages. On la mêle utilement aux provendes. C'est la p us simple, la plus économique des préparations de gentiane, et la plus digne d'être employée.

### Breuvage de gentiane.

Gentiane............................... 20 gr.
Eau.................................... 1 lit.

Préparez par infusion. L'eau dissout très bien le principe amer de la gentiane. Donnez au cheval en deux fois et au bœuf en une.

### Teinture de gentiane.

Gentiane.............................. 1 part.
Alcool à 60° cent..................... 4 —

F. S. A.
L'alcool faible épuise très bien la gentiane de son principe amer. Doses : 5 à 30 gram. pour les petits animaux, 100 à 200 gram. pour les grands.

### Vin de gentiane.

Gentiane.............................. 120 gr.
Alcool à 60° cent..................... 250
Vin rouge............................. 4 lit.

F. S. A.
Doses : 50 à 100 gr. pour les petits animaux, 1 2 à 1 litre pour les grands.

### Extrait de gentiane.

Quoique la gentiane soit visqueuse à cause de la pectine qu'elle contient, on prépare son extrait par lixiviation. Autrefois on employait la macération à froid. Dose, 50 centigr. à 5 gram. pour les petits animaux, 10 a 50 gram. pour les grands. C'est une bonne préparation tonique a employer dans la médecine vétérinaire.

### Breuvage amer.

Gentiane.......................
Absinthe....................... } ãã 100

Faites infuser les racines de gentiane et les feuilles d'absinthe pendant un quart d'heure dans Q. S. d'eau pour avoir un litre d'infusion. Passez. Administrez au cheval en une dose. et réitérez.

### *Breuvage tonique* (**Moiroud**).

Racine de gentiane............ ⎱
Ecorce de saule.............. ⎰ ãã   50 gr.

Faites infuser dans :

Eau................................   1 lit.

Ajoutez :

Acétate d'ammoniaque.............. 200 gr.

### *Breuvage tonique pour le bœuf* (**Clater** .

Racine de gentiane en poudre........   16 gr.
Gingembre en poudre..............    5 —
Sulfate de magnésie...............  100 —

Mêlez le tout dans 1 2 litre d'eau d'orge chaude, et faites prendre soir et matin.

### *Électuaire appétissant* (**Hayne** .

Sel marin.........................  60 gr.
Miel et farine.......................  Q. S.
Poudre de gentiane..................  30 gr.

Pour faire un électuaire. A mélanger avec les aliments. Donnez une dose matin et soir.

### *Électuaire de sel et de gentiane* (**Hayne**).

Sel...............................  100 gr.
Poudre de gentiane................   50 —

Mêlez, et avec Q. S. de farine et d'eau, faites un électuaire. Partagez en deux doses. Donnez une dose le matin et une le soir, contre l'inappétence.

### *Breuvage tonique simple* (**Moiroud**).

Racine de gentiane................  150 gr.
Eau...............................   1 lit.

Faites digérer deux heures et passez.

*Breuvage tonique amer.*

Poudre d'aunée.....................  ⎫
—      de gentiane...............  ⎬ ãã 50 gr.
—      de baies de genièvre.....  ⎭
Délayez dans :

Eau,................................. 2 lit.
Ajoutez :

Eau-de-vie............................... 1 verre.
Administrez au cheval en deux fo s.


**La petite Centaurée** (*sommités fleuries*), **le
trèfle d'eau** (*feuilles*). — Possèdent des propriétés
analogues à la gentiane et s'emploient de même.


*Espèces toniques amères* (**Lebas**).

Racine de gentiane.............  ⎫
—      de chicorée............  ⎬ ãã 300 gr.
—      d'aunée...............  ⎭
— de patience..............  
Sommités fleuries de centaurée..  ⎫
Feuilles de chamædris..........  ⎬ ãã 100 gr.
Fleurs de camomille............  ⎭

Après avoir coupé les racines, on hache les plantes, et
on mêle le tout ensemble. Doses 20 gram. du mélange
pour 1 litre de breuvage.

*Breuvage tonique* (**Vatel**).

Gentiane............................. 50 gr.
Absinthe............................. 20 —
Petite centaurée..................... 20 —
Faites infuser dans un litre d'eau et passez.


**Le Colombo, le Quassia, le Simarouba, l'An-
gusture vraie** sont d'excellents amers, mais leur
prix est élevé, on ne peut guère les utiliser que

dans la médecine des petits animaux (chiens de luxe).

*Bols de rhubarbe et de colombo* (**Eckel**.

Poudre de racine de colombo........    5 gr.
   —    de rhubarbe................    2 —
Extrait de brou de noix.............    Q. S.

60 bols que vous roulerez dans la poudre de réglisse. Le matin et le soir 4 au chien.

*Breuvage amer* (**Bracy-Clark**).

Quassia en copeaux..................    30 gr.
Eau.................................    2 lit.

Faites bouillir jusqu'à la réduction de deux tiers, pour trois breuvages; au cheval pour les cas d'atonie de l'appareil digestif.

*Breuvage amer avec aromates* (**Bracy-Clark**).

Gingembre...........................    16 gr.
Eau.................................    2 lit.
Quassia en copeaux..................    30 gr.

Faites bouillir le tout dix minutes, puis passez-le pour deux breuvages, pour le cheval dans le cas d'atonie du canal digestif.

## Ferrugineux.

Le fer, est, pour les animaux mammifères, le seul métal vraiment normal (il est bien entendu qu'on en excepte les métaux terreux ou alcalins); tous les autres, tels que le cuivre, le plomb, qu'on rencontre habituellement dans le foie ou les intestins de l'homme et des animaux, ne sont nullement utiles à leur constitution, tandis que la présence du fer est intimement liée à la composition du sang. Voici quelques remarques très

dignes d'attention : le fer ne se trouve dans l'économie animale, d'une façon normale, que dans
les globules du sang; il y existe en proportion
toujours constante; il est le seul élément qui distingue le principe immédiat, caractéristique des
globules, des matières albumineuses. L'énergie
des fonctions vitales étant en raison directe de
la proportion des globules dans le sang, on
comprend sans peine combien grande doit être
l'importance de la présence d'une quantité suffisante de fer dans l'économie. Heureusement que
c'est un des métaux les plus répandus dans la
nature, qu'il intervient toujours pour une proportion quelconque dans les aliments des animaux, et qu'il est difficilement éliminé de l'économie. A l'état ordinaire, le rein n'en sépare que
des traces; le foie n'en élimine que l'excédent
de ce qui est introduit dans la circulation. Un
métal dont la nature est si prodigue dans ses
productions et si économe dans sa dépense peut
cependant, dans certaines conditions, faire défaut
dans l'économie vivante.

On prescrit utilement les préparations ferrugineuses aux animaux atteints d'anémie; elles sont
indiquées dans les maladies qui s'accompagnent
de débilité. On reconnaît l'opportunité de leur
administration à la pâleur des conjonctives, à
l'engorgement des membres, à la chute des poils,
à la prédominance de la matière séreuse du sang
sur la matière colorante.

Concurremment aux ferrugineux administrer
des aliments salés.

Il est difficile de dire *a priori* quel est le meil

leur ferrugineux à employer, chaque sujet est à étudier à ce point de vue par l'essai successif de diverses préparations.

**Fer** (*limaille de*). — Assez bonne préparation ferrugineuse. 10 à 50 grammes pour les grands animaux, 10 à 50 centigrammes pour les petits. L'unir aux provendes, *au son*, et l'administrer sous forme de bols, en lui donnant une consistance convenable à l'aide d'extrait de genièvre ou de gentiane.

**Eau ferrée ou Eau rouillée.** — Elle s'obtient en laissant séjourner quelques poignées de vieux clous dans l'eau. Elle contient du carbonate de fer en dissolution et du peroxyde de fer en suspension. Elle est utile pour ranimer les forces des animaux qui n'ont point une alimentation suffisante.

**Oxyde noir de fer.** — La dose est de 10 à 50 grammes pour les grands animaux, et de 20 centigrammes à 1 gramme pour les petits. Assez bonne préparation.

**Safran de Mars apéritif** (*hydrate de peroxyde de fer*). — Même dose que les précédents. Assez bonne préparation. Utile pour combattre l'empoisonnement par l'acide arsénieux.

**Carbonate de fer.** — Il s'obtient par double décomposition du sulfate de fer et du carbonate de soude; quand on le défend immédiatement de l'action de l'air par du miel, c'est une très bonne préparation. Mêmes doses que les précédentes préparations.

**Sels de fer solubles.** — Différents sels de fer solubles sont employés dans la médecine vétérinaire. Je citerai les principaux : *sulfate de fer* ou *vitriol vert*, *chlorure de fer*, *acétate de fer*, *tartrate de potasse et de fer* ou *boules de Nancy*. Ils sont plus actifs que les préparations insolubles, et se prescrivent à la dose de 5 à 20 grammes pour les grands animaux, et de 10 centigrammes à 1 gramme pour les petits.

**Perchlorure de fer**, solution à 30° (Baumé). — Ce médicament a été, d'après Pravaz, fréquemment employé dans les conditions les plus diverses dans la médecine. Pour le préparer, selon M. Adrian, on traite des pointes de Paris par l'acide chlorhydrique. On fait traverser par un excès de chlore la solution de protochlorure de fer, puis on évapore à une température de 50°, de façon que la solution froide marque 30 degrés au pèse-sel.

Les injections de perchlorure de fer, dans les veines et dans les artères, ont été d'abord employées pour obtenir la cure radicale des anévrismes des veines.

C'est un hémostatique puissant, prompt et sûr. Il produit sur les plaies, au moment de son application, une sensation douloureuse vive, mais il ne les enflamme pas, il les protege contre l'irritation extérieure et contre la décomposition putride des caillots. Utile en injections dans les trajets fistuleux putrides, et, à l'intérieur, contre les débilités des grands animaux.

*Poudre tonique pour les grands animaux.*

Solutum de perchlorure de fer à 30°.   100 gram.
Son........................ } ãã    1 kilog.
Farine d'avoine............. }

Mèlez. Divisez en dix prises, à donner une par jour, contre les débilités, l'anémie, les hémorragies.

*Pilules toniques pour le chien.*

Solution de perchlorure de fer à 30°
(Baumé)........................... 10 gr.
Poudre de gluten granulé............ Q. S.

Mèlez. Divisez en 100 pilules, une à quatre par jour, l'anémie, les hémorragies passive.

*Breuvage ferrugineux.*

Sulfate de fer en poudre............. 30 gr.
Carbonate de soude en poudre........ 30 —

Mèlez avec :

Miel............................... 200 gr.

Ajoutez :

Eau................................ 2 lit.

Administrez au cheval en quatre fois et au bœuf en deux. C'est une des meilleures préparations ferrugineuses.

Autre :

Carbonate de fer................ 10 centigr.
Poudre de rhubarbe............ 20   —
Bicarbonate de soude........... 10   —

Pour un paquet.
1 le matin, 1 le soir au chien anémique.

*Breuvage tonique pour le mouton* (Gellé).

Poudre de gentiane.................. 6 gr.
Protosulfate de fer.................. 3 —
Carbonate de soude.................. 3 —
Décoction de petite centaurée ou d'absinthe. 2 décil.

On fait dissoudre le sulfate de fer et le carbonate de

soude; on ajoute la poudre de gentiane qui est tenue en
suspension dans le liquide, et on l'administre à l'animal
deux fois par jour.

*Breuvage tonique et nourrissant* (**Vigney**).

Farine de blé...................... 2 lit.
Eau................................ 6 —

Ajoutez :

Carbonate de fer................... 30 gr.

Ces boissons seront données froides toutes les deux ou
trois heures.

*Breuvage ferrugineux et tonique.*

Infusion de sauge.................. 2 lit.
Tartrate de potasse et de fer (boules de
    Nancy ......................... 20 gr.
Eau-de-vie........................ 100

Après avoir préparé l'infusion dans l'eau bouillante et
dans un vase fermé, passez avec expression; ajoutez
l'alcool; faites dissoudre ou divisez le tartrate, et administrez en quate fois dans la journee au cheval, en deux
fois au bœuf.

*Poudre ferrugineuse amère.*

Poudre de gentiane............... 1 kilog.
Poudre de carbonate de soude sec.. 500 gram.
Poudre de sulfate de fer sec...... 500 —

Mêlez. Divisez en paquets de 20 grammes. Donnez 1 à 2
paquets au cheval, 2 à 4 au bœuf. Contre les maladies
avec anémie.

On mélange cette poudre avec dix fois son poids de
son, et l'on donne quelques poignées de ce mélange aux
moutons anémiques.

Cette poudre coûte peu et est efficace.

*Poudre tonique* (**Delafond**).

Baies de genièvre.................. 115 gr.
Peroxyde de fer................... 100 —
Poudre de gentiane................ 250 —

F. S. A.

*Poudre tonique avec quinquina* (**Delafond**).

| | |
|---|---|
| Poudre de quinquina rouge.......... | 125 gr. |
| — de gentiane..... ........... | 125 — |
| Peroxyde de fer.................... | 64 — |
| Hydrochlorate d'ammoniaque........ | 64 — |

Ces deux poudres toniques sont fréquemment employées dans les maladies anémiques ou hydroémiques. Elles sont administrées à la dose de 16 à 64 gram. Le quinquina rouge étant très cher, on peut, dans certaines conditions, le remplacer par 125 grammes de poudre de tan. Bouchardat.)

*Poudre excitante contre l'atonie stomacale des ruminants.*

| | | |
|---|---|---|
| Sous-carbonate de fer............... | | 120 gr. |
| Poudre d'ipéca................. | } āā | 60 — |
| — de cannelle........... | | |
| Camphre en poudre................. | | 8 — |

Mêlez exactement, et divisez en quatre parties égales. Administrez le matin à jeun, soit en électuaire, soit en suspension dans un litre de vin rouge. (Philippe Festal.)

*Provende nourrissante et tonique* (**Delafond**).

| | |
|---|---|
| Avoine concassée.,................. | 2000 gr. |
| Poudre de gentiane................. | 32 — |
| Protosulfate de fer.................. | 8 — |
| Carbonate de soude................. | 8 — |
| Paille ou foin haché................ | 1000 — |

Faites un mélange que vous donnez dans l'auge aux moutons ou aux bêtes bovines.

*Électuaire ferrugineux* (**Moiroud**.

| | |
|---|---|
| Battitures de fer pulvérisées........, | 300 gr. |
| Racine de gentiane en poudre........ | 200 — |
| Miel............................... | Q. S. |

Administrez chaque matin 10 à 200 gram. de cet électuaire.

*Électuaire de fer composé* **Hayne**).

    Éthiops martial....................    8 gr.
    Farine de moutarde........... ..  } ãã  15 —
    Poudre de racine de gingembre... }

Mêlez, et avec Q. S. de farine et d'eau faites un électuaire. Donnez deux doses semblables. Deux doses par
jour pour le cheval.

*Électuaire tonique.*

    Éthiops martial....................  250 gr.
    Miel ou mélasse....................   Q. S.
    Poudre de gentiane................,..  250 gr.

F. S. A.

En deux doses pour le cheval.

*Poudre tonique.*

    Baies de genièvre..... ...·.........  250 gr.
    Safran de Mars....................  100 —
    Poudre de gentiane................  200 —

F. S. A. une poudre que vous diviserez en 6 doses,
1 à 3 par jour pour le cheval.

*Électuaire tonique.*

    Safran de Mars....................  250 gr.
    Poudre de gentiane.................  500 —
    Extrait de genièvre..................   Q. S.

En 5 doses, 1 à 2 pour le cheval.

*Électuaire ferrugineux simple.*

    Carbonate de soude sec.............  500 gr.
    Sulfate de fer sec...................  500 —
    Miel ou mélasse ou sirop de fécule...   Q. S.

C'est une excellente préparation ferrugineuse. On en
administre 20 à 40 gr. par jour au cheval, et 40 à 100 au
bœuf.

*Électuaire ferrugineux amer.*

    Sulfate de fer............... ...  } ãã 500 gram.
    Carbonate de soude...........  }

    Poudre de gentiane..............	1 kilog.
    Miel ou mélasse.................	Q. S.
S'administre aux mêmes doses que le précédent.

### *Électuaire tonique* (**Delafond** .

    Proto-acétate de fer.... ............	32 gr.
    Extrait de gentiane.................	16 —
    Poudre de quinquina.................	8 —

Faites un électuaire, divisez en trois bols. En une seule dose pour le cheval.

### *Mash restaurant et ferrugineux* (**Delafond** .

    Seigle macéré pendant 24 heures......	1 lit.
    Avoine concassée....................	2 —
    Peroxyde de fer.............. } ãã	10 gr.
    Carbonate de potasse.......... }

Mélangez et donnez au cheval affaibli.

### *Pain tonique ferrugineux* (**Delafond**).

    Farine de blé non blutée...........	1 kilog.
      — d'avoine non blutée........	2 —
      — d'orge....................	1 —
    Sulfate de fer pulvérisé...... } ãã	30 gram.
    Carbonate de soude pulvérisé. }

Faites une pâte que vous laisserez fermenter; laissez bien cuire au four; administrez 2 kilog. de ce pain par jour, 1 kilog. le matin et 1 kilog. le soir, au cheval et au gros bétail, et 500 gram. aux moutons dont le sang est appauvri, et sous le coup de l'anemie et de l'hydroémie. Ce pain est aussi bon pour composer la nourriture des jeunes animaux, poulains, veaux, agneaux et porcs, atteints d'entérite chronique.

On peut substituer au sulfate de fer et au carbonate de soude 60 gram. de tartrate de potasse et de fer. Ce pain ferrugineux est même préférable au premier: mais il est plus cher.

*Sirop d'iodure de fer* (**Codex**).

Iode sublimé......................      4 gr. 10
Limaille de fer....................      2 —
Eau distillée......................     10 —
Sirop de gomme...................    785 —
Sirop de fleurs d'oranger..........    200

Mettez la limaille de fer dans un petit ballon en verre
avec l'eau distil ée. Ajoutez l'iode par petites portions, en
agitant chaque fois. Continuez d'agiter jusqu'a ce que la
solution ait acquis la couleur verte propre aux protosels
de fer. Filtrez alors le mélange dans un flacon, lavez le filtre
avec un peu d'eau distillée. Ajoutez les sirops, mélangez
et conservez à l abri de la lumière.

20 grammes de ce sirop contiennent 10 centigrammes
d'iodure de fer.

*Sirop de tartrate ferrico-potassique* (**Codex**).

Tartrate ferrico-potassique en paillettes..  25 gr.
Eau distillee.............. ...........  25 —
Sirop de sucre préparé a froid........ 930 —

Dissolvez le sel dans l'eau distillée; filtrez et mélangez
le soluté avec le sirop de sucre. 20 gr. de ce sirop contiennent 50 centigr. de tartatre ferrico-potassique correspondant à 10 centigr. de fer.

*Vin chalybé.*

Tartrate ferrico-potassique............  32 gr.
Vin blanc...........................   1 lit.
Dissolvez.

*Teinture de Mars tartarisée.*

Tartrate ferrico potassique...........  32 gr.
Alcool faible.......................  500 —
Dissolvez.

Les boules de Nancy et de Molsheim sont à base de
tartrate de fer et de potasse que l'on associe à des infusions de plantes aromatiques et à la gomme. Les dernières renferment de la térébenthine.

Boules de Mars.................... ⎫ ãã 12 gr.
Sel de cuisine.................... ⎬
Farine........................... ⎫ ãã Q. S.
Eau.............................. ⎬

Anémie du cheval (**Haubner**).

———

Liqueur de Fowler.................. 10 gr.
Tartrate ferrico-potassique........... 10 —

X Gouttes avant chaque repas. — Anémie des chiens.

*Pyrophosphate de fer* (**Leras**).

Eau distillée.................... 600 gr.
Pyrophosphate de soude....... 30 —
Sulfate de fer................ 22,396 —

En opérant à une température ne dépassant pas 15°, on obtient un précipité se dissolvant dans le pyrophosphate de soude.

Utilisable dans la médecine des petits animaux de luxe. Constipe moins que les autres ferrugineux.

**Eaux ferrugineuses artificielles.**

*Eau de Spa.*

Carbonate de soude cristallisé... 15 centigr.
Carbonate de chaux..........,.... 3 —
Carbonate de magnésie........ 1 —
Protochlorure de fer........... 5 —
Alun cristallisé............. .. 1 —
Eau bouillie et gazeuse........ 625 grammes.

Dissolvez le carbonate de soude dans un peu d'eau et délayez les carbonates de chaux et de magnésie. Dissolvez l'alun et le sel de fer dans une autre portion de l'eau; mélangez les deux solutions. Mettez en bouteille et remplissez avec de l'eau gazeuse.

**Phosphate de chaux.** — (Phosphate tribasique.)

On l'emploie chez les jeunes chiens à la dose maxima de 1 gramme dans le rachitisme.

Le phosphate gélatineux est préférable à l'autre, mais il est d'un prix beaucoup plus élevé.

*Sirop de chlorhydrophosphate de chaux* **Codex**).

| | |
|---|---|
| Phosphate bicalcique............. | 12 gr. 50. |
| Acide chlorhydrique officinal....... | Q. S. |
| Eau distillée.................... | 340 gr. |
| Sucre blanc.................... | 630 — |
| Alcoolature de citron............. | 10 — |

Divisez avec soin le phosphate de chaux dans l'eau distillée ; ajoutez l'acide chlorhydrique en quantité strictement nécessaire, 8 gr. environ, pour dissoudre le sel. Ajoutez à la solution le sucre grossièrement pulvérisé et faites-le dissoudre à une douce chaleur. Passez et mêlez l'alcoolature au sirop refroidi.

20 gr. de ce sirop contiennent 25 centigrammes de phosphate bicalcique.

**Glycérophosphates.** — On peut avec avantage substituer aux phosphates les glycérophosphates qui sont solubles, passent facilement à l'absorption et sont assimilables. Très à recommander contre la dépression nerveuse. A employer chez les chiens de luxe à la dose de 50 centigrammes par jour.

**Huile de foie de morue.** — Modificateur excellent, d'une absorption facile, aliment calorifique. Indiqué dans toutes les débilités. On peut la remplacer par de l'huile de pied de bœuf renfermant de l'iodure de potassium. Pour le cheval il faut toujours faire cette substitution, l'huile de foie de morue étant d'un prix élevé ne peut être utilisée que pour les chiens de luxe.

*Dans le rachitisme.*

Huile de foie de morue............    300 gr.
Phosphore.......................    0 — 05.

Administrer dans un barbotage de son.

### Acide arsénieux.

*Liqueur de Fowler.*

Acide arsénieux....................    5 gr.
Eau distillee......................    500 —
Carbonate de potasse..............    5 —

Réduisez l'acide arsénieux en poudre, ainsi que le carbonate. Faites bouillir dans un vase en verre, jusqu'à la dissolution complète de l'acide arsénieux, filtrez et conservez dans un flacon bien bouché.

Ajoutez à cette liqueur, au moment de la délayer pour l'usage, le solutum suivant :

Poudre de racine de gentiane..... ..    4 gr.
Eau ordinaire........ : ..........    250 —

Faites bouillir pendant vingt minutes la poudre de gentiane dans l'eau. Ajoutez ce solutum à la quantité de liqueur de Fowler formulee afin de lui donner une saveur très amère. Dix à douze gouttes pour le chien; 10 à 50 grammes pour le cheval.

*Liqueur de Pearson.*

Arséniate de soude cristallisé.........    5 centig.
Eau distillée.......................    30 gr.

De 10 à 20 gouttes par jour chez le chien, comme excitant de la nutrition.

## Coca.

### *Vin de Coca.*

Teinture de Coca.................... 100 gr.
Bon vin rouge naturel............... 900 —

Par cuillerées à café avant chaque repas. Chiens de luxe.

## Alcool. Café. Caféine. Thé.
## Pepsine.

### *Poudre nutrimentive Corvisart).*

Pepsine neutre..................... 0 gr. 50
Acide lactique..................... 3 —
Amidon............................ 0 — 50

0 gr. 50 à 1 gr. à chaque repas.

## Acide chlorhydrique.

### *Limonade chlorhydrique.*

Eau............................ 875 gr.
Sirop de sucre.................... 125 —
Acide chlorhydrique.............. 4 à 6 —

### *Potion antidyspeptique.*

Julep gommeux.................... 125 gr.
Acide chlorhydrique.............. 3 à 10 gouttes.

**Papaïne.** — En pilules de 5 centigr. après chaque repas chez le chien.

---

# MÉDICAMENTS ASTRINGENTS
# ET CICATRISANTS

Ce sont des substances qui ont pour propriété de déterminer le resserrement des tissus sur lesquels on les met en contact. Les toniques jouissent de la propriété de rendre turgides les vaisseaux de la partie dénudée sur laquelle on les applique; l'action définitive de ces deux classes de médicaments se rapproche, car au resserrement occasionné par les astringents succèdent la turgescence et le développement du réseau capillaire.

On a beaucoup, selon M Bouchardat, exagéré l'action astringente d'une foule de substances qui doivent être plutôt considérées comme des parasiticides ou des agents de substitution. On explique ainsi d'une manière beaucoup plus heureuse les résultats avantageux qui suivent leur emploi bien ordonné.

On peut distinguer les astringents en deux séries bien naturelles. La première comprendra *les astringents fournis par le règne végétal*; la seconde sera composée des astringents minéraux qui très souvent pourront être considérés comme des agents substitutifs, et qui tous ont une action distincte et spécifique. Ainsi l'action des astringents à base de plomb, qui diffère de celle des astringents à base d'argent et diffère complètement de l'action des acides et de l'alun.

**Tanin.** — On donne le nom de *tanin* ou d'*acide tanique* à un acide organique qui précipite la gélatine, et qui donne avec les sels de peroxyde de fer un précipité vert ou bleu noir.

Le tanin est l'astringent le plus puissant que l'on connaisse : c'est un médicament énergique, mais qui est trop cher pour être employé communément dans la médecine vétérinaire. On prescrit les substances qui en contiennent.

**Cachou ou terre du Japon.** — C'est un extrait composé en grande partie de tanin, préparé dans les Indes orientales, en faisant bouillir dans l'eau le fruit de l'*acacia catéchu*, de la famille des Légumineuses.

Le cachou, à raison de la grande quantité de tanin qu'il contient, peut être considéré comme un des astringents les plus puissants. Il en existe des sortes commerciales riches en tanin, et à un assez bas prix pour être prescrites avec avantage dans la médecine vétérinaire : il est très utile contre la diarrhée, l'hématurie (?).

*Collyre de tanin.*

| | |
|---|---|
| Tanin............................... | 1 gr. |
| Eau distillee....................... | 100 — |
| Eau de laurier-cerise............... | 20 — |

Filtrez. Ophtalmies rebelles.

*Pommade de tanin.*

| | |
|---|---|
| Axonge............................. | 30 gr. |
| Tanin.............................. | 1 — |
| Eau pure........................... | 5 — |

Dissolvez le tanin dans la quantité d'eau prescrite, en les triturant ensemble dans un mortier de verre ; ajoutez-y la graisse et mêlez exactement. On se sert de cette pommade pour remédier à l'atonicité des plaies.

*Électuaire contre les pissements de sang, etc.* (**Erdmann et Hertwig**).

| | |
|---|---|
| Tanin............................... | 30 gr. |
| Poudre de racine de gentiane........ | 95 — |
| Farine de seigle.................... | Q. S. |

pour faire, avec eau de fontaine, Q. S., un électuaire.

Mêlez. A faire prendre par quart de deux heures en deux heures, ou de quatre en quatre heures. Contre les pissements de sang, les diarrhées violentes.

### Breuvage de cachou.

| | |
|---|---|
| Cachou choisi | 10 gr. |
| Eau bouillante | 1 litre. |

Faites infuser douze heures, passez sans expression. Donnez-en une seule fois au cheval et à plusieurs reprises au chien contre les diarrhées.

### Potion astringente pour le cheval (Clater).

| | |
|---|---|
| Écorce de chêne | 16 gr. |
| Cachou | 10 — |
| Opium | 50 centigr. |
| Décoction d'orge | 1 3 de litre. |

### Bols astringents (Clater .

| | |
|---|---|
| Cachou | 8 gr. |
| Opium | 2 — |
| Farine de lin | 8 — |
| Mélasse........... assez pour former | 5 bols. |

A prendre soir et matin, et si ces bols rendent les évacuations plus rares, il faut y ajouter 5 grammes d'aloès.

### Bols astringents (White).

| | |
|---|---|
| Cachou | 15 gr. |
| Alun | 12 — |
| Cascarille | 8 — |
| Farine | 8 — |
| Mélasse | Q. S. |

### Lotion de cachou contre les ulcères de la bouche (Clater).

| | |
|---|---|
| Cachou | 60 gr. |

Infusez avec un litre d'eau bouillante pendant une heure, puis filtrez et ajoutez 30 grammes d'alcool.

**Tan** (*écorce de chêne*). — C'est un astringent fort énergique ; on l'emploie souvent en médecine vétérinaire. Cette écorce est digne de l'attention des praticiens parce qu'elle ne coûte presque rien. On prépare pour l'art du tannage la poudre d'écorce de chêne, connue sous le nom de *tan*. Quand on prend la poudre du commerce, il faut la passer au tamis de soie. Cette poudre, mélangée au charbon pulvérisé, est très utile pour panser les plaies de mauvais caractère. On prépare une *décoction de tan* en en faisant bouillir 20 grammes dans 1 litre d'eau. Cette décoction est employée comme *injection astringente* ou comme *breuvage astringent*.

A l'intérieur, la dose, pour les grands animaux, est de 50 à 120 grammes, et, pour les moutons, de 30 grammes.

**Noix de galle** (*galle des teinturiers*). — C'est une excroissance arrondie, dure, solide, pesante, qui se développe sur les feuilles du chêne à galle, *quercus infectoria* (Oliv.), arbre indigène de l'Asie Mineure, et qui est produite par la piqûre d'un insecte de l'ordre des Hyménoptères, famille des Pupivores, *diplolepsis gallæ tinctoriæ* (Oliv.), qui y dépose ses œufs. La meilleure noix de galle est connue dans le commerce sous le nom de *galle noire* ou *galle verte d'Alep*, à cause de sa couleur, et parce qu'elle vient des environs d'Alep.

La noix de galle est un des astringents les plus puissants. On en fait des décoctions, à l'aide desquelles on pratique des injections, des lotions, sur les parties qui sont le siège d'altérations pathologiques anciennes, comme dans les cas de catarrhe nasal chronique, d'eaux aux jambes, d'ulcères anciens du tissu cutané. C'est avec précaution qu'il faut prescrire cette substance à l'intérieur. On la prescrit à dose double que celle du tanin.

### Boisson astringente pour le bœuf (Clater).

Chaux................................. 60 gr.
Ecorce de chène en poudre........... 30 —
Cachou en poudre................... 15
Opium en poudre................... 2 gr. 1 2.
Gingembre en poudre.............. 8 —

Mêlez et faites prendre dans un litre d'eau d'orge chaude. Contre la diarrhée.

### Électuaire astringent.

Poudre d'écorce de chène............ 30 gr.
Poudre de bistorte................. 30 —
  —    de noix de galle............ 5 —
Miel..,........................... 150 —

Contre les diarrhées rebelles.

### Collyre astringent (U. Leblanc).

Feuilles de plantain............... 2 poignées.
Jeunes pousses de ronce........... 1 2 poignée.
Écorce de chène concassée......... 15 gr.
Sel commun...................... 4 —
Eau.............................., 1 litre.

F. S. A.
Employé dans les cas d'ophtalmies dues à la présence de corps étrangers.

### Injection astringente.

Alun............................... 20 gr.
Eau.............................. 1 lit. 1/2.
Ecorce de chène................. 100 gr.

Après avoir fait la décoction de l'écorce de chène et l'avoir passée, faites dissoudre l'alun et employez.

*Cataplasme astringent.*

Poudre de sauge...................... 2 poignées.
   —    de tan ou écorce de chêne... 2 —
Alun................................ 50 gr.
Vinaigre............................ Q. S.

Mêlez les poudres avec le vinaigre pour former un cataplasme.

*Solutum astringent avec la noix de galle* (**Reynal**).

Noix de galle pulvérisée.............. 30 gr.
Eau ordinaire........................ 4 décilit.

Faites une décoction, et laissez réduire à 2 décilitres contre le *catarrhe auriculaire* du chien.

———

Poudre d'écorce de chêne......... ⎱ ãã 30 gr.
Alun............................. ⎰
Charbon de bois en poudre............ 15 —

F. S. A.
Une poudre. Plaies de mauvaise nature (**Hertwig**).

———

Poudre d'écorce de chêne......... ⎱ ãã 15 gr.
Poudre d'aloès................... ⎰
Mêlez. Plaies de mauvaise nature (**Forster**).

———

**Racine de bistorte.** — (*Polygonum bistorta*.) — Plante vivace, indigène. La racine de bistorte est un astringent trop négligé aujourd'hui.

*Doses.* — 30 à 50 grammes pour les grands animaux, et 5 à 10 pour les petits.

**La potentille** et la **tormentille** fournissent aussi des racines astringentes.

**Ratanhia**, racine du *Krameria triandra*. On emploie surtout l'extrait (aqueux ou alcoolique).

C'est un astringent puissant à employer contre les diarrhées chroniques, les hémorragies passives et les écoulement muqueux.

**Brou de noix.** — Les écorces vertes des noix, connues sous le nom de *brou de noix,* possèdent une action astringente puissante. Le brou de noix frais pilé sert à préparer un *cataplasme astringent,* employé pour entourer le pied des animaux fourbus. Les décoctions qu'on prépare avec cette même substance sont utiles pour lotionner les eaux aux jambes, les crevasses du paturon; elles sont également prescrites en injections dans les fosses nasales des chevaux, pour tarir le flux catarrhal ancien dont elles sont souvent le siège.

Quand on manque de brou de noix, on le remplace par les feuilles fraîches du même arbre dont nous avons déjà parlé.

*Substances incompatibles.*

Les alcalis, leurs carbonates, les sels métalliques, surtout ceux de fer et d'antimoine, l'albumine, la gélatine, les émulsions ne peuvent pas être employés avec les astringents végétaux.

*Électuaire astringent absorbant.*

Craie................................... 20 gr.
Poudre de racine de bistorte........... 50 —
Miel .................................. Q. S.
F. S. A. un électuaire.

*Breuvage antidysentérique.*

Racine de bistorte .................. 100 gr.
Faites bouillir pendant un quart d'heure dans eau Q. S. pour avoir 2 litres de décoction; passez et ajoutez :

Mélasse .............................. 150 gr.
Eau de Rabel ...................... 15 —
En 2 fois dans la journée.

*Espèces astringentes.*

Racine de benoîte ................. ⎱
  — de bistorte................... ⎰ aã 2 gr.
  de consoude................ ⎰
Feuilles de chêne ................. ⎱
  — de noyer ................... ⎰ aã 1 gr.
  — de plantain ............... ⎰
Fleurs de genêt................... ⎱ aã 1 gr.
  — de rosier .................. ⎰

**Sang-dragon. Benjoin. —** Le sang-dragon est un astringent hémostatique employé depuis un temps immémorial.

*Eau hémostatique balsamique.*

Sang-dragon ....................... 100 gr.
Térébenthine....................... 100
Eau............................... 1 litre.
Faites digérer 12 heures et filtrez.

*Eau hémostatique* **Pagliari).**

Benjoin........................... 250 gr.
Alun ............................. 500 —
Eau .............................. 5000 —
Faites bouilir en remplaçant l'eau qui s'échappe par de l'eau bouillante. Filtrez.

**Acétate et carbonate de plomb. —** L'acétate neutre est employé contre les diarrhées colliquatives, les hémorragies passives, la pneumonie, les dysenteries (en lavement).

Le sous-acétate est employé comme substitutif (à l'extérieur).

12.

Le carbonate de plomb est employé comme dessiccatif.

L'azotate est employé, en poudre, sur les plaies de mauvaise nature.

*Incompatibles* : acide sulfurique, sulfates et carbonates alcalins, tanin et astringents végétaux.

*Pommade de carbonate de plomb (Onguent blanc de Rhazis).*

Carbonate de plomb.................  4 gr.
Axonge............................  20 —

Mêlez. C'est un cicatrisant assez actif

*Onguent siccatif* (**White**).

Axonge............................  200 gr.
Carbonate de plomb en poudre fine....  50 —

Mêlez. Contre les ulcères qui succèdent aux eaux aux jambes.

*Pommade de céruse* (**Strauss**).

Axonge fraîche.....................  500 gr.
Céruse ............................  250 —

Mêlez. A oindre les plaies.

*Emplâtre de céruse* (**Eckel**).

Huile d'olive......................  1500 gr.
Céruse.............................  2500 —
Eau ...............................  Q. S.

Faites cuire en consistance d'emplâtre.

*Glycérine saturnée* (**Zundel** .

Glycérine..........................  2 gr.
Extrait de saturne.................  1 —

Gerçures, excoriations, etc.

*Onguent astringent ou mixture astringente* (**Hekmelger**).

    Acétate de plomb cristallisé...........    4 gr.
    Térébenthine.......................    10 —
    Un jaune d'œuf.

    Faites un mélange intime, après avoir parfaitement pulvérisé l'acétate de plomb.
    *Usages.* — Cet onguent est excitant et dessiccatif. **M.** Hekmelger le recommande pour les contusions produites par la selle sur le garrot. Il l'emploie également dans le pansement des plaies avec carie du ligament cervical, des apophyses épineuses, etc. On débride préalablement les fistules et les clapiers pour faire écouler le pus. Il faut faire plusieurs pansements par jour.

*Mixture astringente* (**Clément**).

    Vin rouge........................    200 gr.
    Acétate de plomb cristallisé..........    10
    Sel gris...........................    50 —
    Nettoyez l'oreille du chien et injectez trois fois par jour. Catarrhe de l'oreille.

*Mixture astringente contre le catarrhe auriculaire
du chien* **Clément**).

    Acétate de plomb cristallisé. .........    5 gr.
    Jaune d'œuf.......................    15 —
    Pulvérisez l'acétate de plomb, et triturez-le dans un mortier avec le jaune d'œuf, jusqu'à ce que le mélange soit bien homogène. Lavez bien l'oreille malade; séchez bien l'intérieur de l'oreille avec un chiffon, du coton ou de l'étoupe, et introduisez la préparation dans l'intérieur de l'oreille, en l'étalant exactement sur toutes les parties malades, et laissant une couche à sa surface. Pansez deux fois par jour, jusqu'à guérison complète.

*Extrait de Saturne.*

    Acétate neutre de plomb..............    3 gr.
    Litharge..........................    1 —
    Eau distillée......................    9
    Faites bouillir les 2 substances dans l'eau et concentrez jusqu'à ce que la dissolution marque 30° Baumé.

Vinaigre.......................... 100 gr.
Litharge.......................... 10 —

Dissolvez a chaud jusqu'à ce que la liqueur marque 28 à 30° Baumé.

*Lotion d'acétate de plomb (eau de Goulard, eau végéto-minérale).*

Sous-acétate de plomb liquide...... 16 part.
Eau de rivière.................... 940 —
Alcool à 80° centigr.............. 64 —

Cette eau est laiteuse.

*Cérat de Goulard (cérat de Saturne .*

Cérat de Galien................... 8 part.
Sous-acétate de plomb liquide........ 1 —

Mêlez.

*Injection astringente.*

Eau distillée..................... 500 gr.
Sous-acetate de plomb liquide........ 5 —

Mêlez.

*Collyres d'acétate de plomb (leurs inconvénients).* —
Il y a quelques substances nuisibles, dans certaines affections oculaires, qui sont journellement prescrites et indiquées dans les ouvrages : telles sont les préparations d'eau de Goulard, les eaux chargées de différents sels de plomb, qui agissent défavorablement sur les ulcères de la cornée ; elles arrêtent ou diminuent la secrétion sans modifier favorablement la surface malade, et laissent déposer sur les ulcères de la cornée une couche blanchâtre ; c'est alors le carbonate de plomb ou l'oxyde de plomb, suivant que le collyre est resté ou non exposé à l'air ambiant, qui se précipite et s'incruste dans la plaie, d'où résulte quelquefois une taie, une opacité plus ou moins forte, que l'on a plus tard la plus grande difficulté à faire disparaître. Ces effets sont visibles soit à l'œil nu, soit à la loupe ; les érosions, les ulcères de la cornée, sont donc suivis de facettes opaques d'autant plus etendues que l'on a fait usage de preparations saturnines plus concentrées, et pendant un temps plus long.

L'addition du laudanum ou de l'opium au sous-acétate de plomb liquide ne fait que favoriser la décomposition du collyre (Cunier).

### Lotion astringente détersive Bourgelat).

Alcoolé de camphre................. 16 gr.
Sous-acétate de plomb l quide........ 4 —
Eau de chaux..................... 500 —

On mèle ces divers liquides; il se forme un précipité blanc dû a une partie de l'acétate de plomb décomposé par l'eau de chaux, et la précipitation d'une portion du camphre de l'alcoolé.

### Lotion antiphlogistique (Taplin .

Sous-acétate de plomb.............. 30 gr.
Vinaigre ........................ 60 —
Alcool camphré.................. 100
Eau............................ 1 litre.

### Embrocation contre les cors (White).

Extrait de Saturne.. ............... 10 gr.
Vinaigre distillé................... 90 —
Esprit de vin..................... 120 —
Mèlez.

### Mixture astringente et escharotique.

Acétate de plomb cristallisé.......... 100 gr.
Sulfate de zinc cristallisé........ ) ãã 50 —
Sulfate de cuivre cristallisé.... . )
Acide acétique du bois, concentré..... 200 —
Eau ............................. 800 —

Mèlez l'acide acétique et l'eau. Dissolvez dans la moitié du mélange l'acé ate de plomb cristallisé. Dissolvez dans l'autre moitié les sulfates de zinc et de cuivre. Mèlez les deux dissolutions. Laissez former le précipité qui consiste en sulfate de plomb, décantez le liquide et conservez-le pour l'usage. Cette préparation cont ent les mêmes éléments que la *liqueur de Villate*. Sa composition est plus uniforme a cause de la variabilité du vina gre employé dans cette dernière et plus économique, car outre que l'acide acétique étendu d'eau coûte moins que le vinaigre d'Orléans, l'acétate neutre de plomb est la matière première qui dans les pharmacies sert à préparer le sous-acétate. Voici des détails sur l'utilité de la liqueur de Villate que nous croyons devoir donner et qui s'appliquent à la mixture astringente :

« M. Villate a conseillé la liqueur de sa composition pour changer la nature des plaies blafardes sécrétant beaucoup de pus et ne tendant point à la cicatrisation, cautériser les fausses muqueuses des fistules, la carie des ligaments des cartilages et mêmes des os ; il a conseillé et utilisé sa liqueur dans le traitement du *javart cartilagineux commençant*.

« Pour obtenir la guérison, il faut, dit M. Villate, avoir le soin de dilater préalablement la fistule, *afin d'introduire jusque sur la partie cariée* des plumasseaux imbibés du mélange. »

L'expérience a démontré combien la liqueur de Villate était utilement employée dans les maladies contre lesquelles son inventeur a conseillé d'en faire usage.

M. Mariage, vétérinaire à Bouchain, a surtout préconisé le solutum de Villate pour la guérison du *javart cartilagineux*. M. Mariage conseille d'injecter quotidiennement la liqueur dans la fistule et de la faire pénétrer jusqu'à la partie du cartilage atteinte par la carie. Beaucoup de praticiens distingues, et notamment H. Bouley, sont venus appuyer, par de nombreux faits de guérison, les bons résultats obtenus par M. Mariage.

Aujourd'hui les praticiens sont convaincus de l'utilité incontestable de l'emploi de cette liqueur pour la guérison du javart cartilagineux. Nous avons aussi fait usage de ce procédé, et nous n'avons qu'à nous en louer. La condition, qui nous a paru nécessaire pour faire obtenir la guérison, est que la liqueur pénètre jusqu'au fond de la fistule et touche la carie. Or, pour atteindre ce but, il est souvent utile de débrider la fistule (Delafond).

### *Cataplasme saturnin* (**White**).

Son fin......... .................. 1 litre.
Converti en pâte claire avec la lotion saturnine chaude, ajoutez :
Farine de graine de lin............... Q. S.
Pour lui donner une consistance convenable.

*Cataplasme astringent résolutif* (**Delafond**).

Pulpe de pomme de terre ou de carotte..  1 kilogr.
Sous-acétate de plomb.................  Q. S.

On râpe la pomme de terre ou la carotte avec une râpe
à main, et, après avoir étendu cette pulpe, on l'arrose
avec une certaine quantité de sous-acétate de plomb,
d'eau-de-vie camphrée, ou d'une solution de chlorhydrate
d'ammoniaque.

On compose encore d'autres cataplasmes astringents en
remplaçant la pulpe de pomme de terre par de la farine
de seigle ou de la suie qu'on délaye dans du vinaigre
ordinaire pur ou en partie saturé par du carbonate de
chaux. Ce dernier moyen a été indiqué par Solleysel ;
c'est à la présence de l'acétate de chaux formé dans cette
circonstance qu'il faut attribuer les propriétés médicamenteuses de cette préparation.

*Pommade de Saturne* (**Lebas**).

Onguent populéum...................  6 part.
Extrait de Saturne..................  1  —

Mêlez exactement à froid. Cette pommade est résolutive, adoucissante et siccative ; elle calme les inflammations et irritations superficielles, cicatrise les plaies simples,
les écorchures, et convient dans les brûlures.

*Autre pommade de peuplier saturnée* (**Reynal**).

Pommade de peuplier............. }
Extrait de Saturne...,...........  }  ãã 30 gr.

Mettez la pommade dans un mortier de marbre, versez
goutte à goutte l'extrait de Saturne sur le populeum, et
faites un mélange intime. Par cette incorporation, la pommade de peuplier prend une teinte jaune et acquiert plus
de consistance.

M. Reynal s'est convaincu que les crevasses cutanées
qui se manifestent sur les chevaux du Nord, pendant la
période de l'acclimatement, sont très bien desséchées et
promptement guéries par des embrocations faites avec
cette pommade.

*Onguent astringent* (White .

| | |
|---|---|
| Saindoux........................ . | 120 gr. |
| Extrait de Saturne..................., | 15 — |
| Huile volatile de térebenthine........ | 60 — |

Mêlez.

**Sulfate d'aluminé et de potasse** (*alun*). — L'alun est un astringent très énergique; administré à l'intérieur, il occasionne souvent une sensation douloureuse dans l'estomac; quand les doses sont élevées, il peut donner lieu à des coliques. On l'emploie dans les hémorragies qui ne sont point accompagnées d'inflammation, dans certaines diarrhées séreuses. On prescrit souvent l'alun sous forme de collutoire pour combattre les inflammations chroniques de l'arrière-bouche; sous forme de collyre dans les inflammations également chroniques de la conjonctive; en un mot, on l'a recommandé toutes les fois que les astringents énergiques sont utiles pour s'opposer aux ulcérations superficielles, aux aphtes.

L'alun est très utile pour tarir les anciens flux des cavités nasales, arrêter la sécrétion des eaux aux jambes, et des récents ou anciens catarrhes auriculaires. A l'intérieur, on l'administre surtout dans les diarrhées chroniques et dans le pissement de sang.

Cet astringent se rencontre partout et à bon marché. On devrait dans beaucoup de cas lui accorder la préférence. Associé au vinaigre et au miel, l'alun convient dans le début des inflammations du pharynx des porcs.

L'alun est très usité à l'extérieur dans la

médecine vétérinaire; beaucoup moins à l'intérieur. On le prescrit dans de l'eau pour faire des *breuvages acidulés* astringents, aux grands animaux a la dose de 10 à 40 grammes pour un ou 2 litres d'eau, et aux petits à la dose de 5 à 15 grammes.

*Petit-lait aluné contre la dysenterie du bœuf* (**Clater**).

    Alun.................................... 13 gr.
    Lait.................................... 2 litres.

Faites bouillir pendant dix minutes et passez. Ce remède peut être administré deux fois par jour.

*Poudre styptique* (**White**).

Prenez alun avec un poids égal ou double de farine.

*Électuaire aluné* (**Hayne** .

    Alun.............................. 5 gr.
    Farine et eau...................... Q. S.
    Poudre d'écorce de chene........... 30 gr.

Pour faire un électuaire. Une dose matin et soir, dans la dysenterie chronique du cheval.

*Électuaire d'alun et de camphre* (**Hayne**).

    Alun.............................. 3 gr.
    Camphre........................... 4 —
    Poudre de saule................... 30 —
    Eau et farine..................... Q. S.

Pour faire un électuaire. En deux fois, par jour, dans l'hématurie atonique du cheval.

*Électuaire d'alun composé* (**Hayne**).

    Alun.............................. 60 gr.
    Écorce de chêne pulvérisee........ 30 —

Mêlez et avec Q. S. de farine et deau faites un électuaire. Donnez deux doses semblables. Deux doses par jour contre l'hématurie du cheval.

*Gargarisme astringent* (**Roche-Lubin**).

Alun...................................  60 gr.
Miel......................... .......  120 —
Eau...............................  1 litre.

Faites dissoudre l'alun dans l'eau, et ajoutez le miel. En
injections dans le fond de la bouche du cheval et du bœuf
atteints d'angine aiguë au début. Ajoutez a ce moyen l'in-
sufflation dans le pharynx, à l'aide d'un tube, de la *poudre
d'alun.*

*Collyre aluné* (**Strauss**).

Décoction de guimauve...............  500 gr.
Alun................................  8 —
Eau-de-vie camphrée...... .........  4 —

Mêlez. Collyre à employer vers la fin de l'inflammation.

*Collyre styptique et anodin* (**H. Bouley**).

Alun................................  30 gr.
Laudanum... .................. 15 à  20 gouttes.
Eau ordinaire.....................  1 litre.

Contre l'inflammation de la conjonctivite granuleuse.
Après avoir enlevé, à l'aide de l'énucléation et du bistouri,
les granulations fibrino-calcaires qui sont enchatonnées
dans le tissu de la conjonctive, et modifié la sécrétion
catarrhale dont cette membrane est le siège en promenant
rapidement à la surface un crayon d'azotate d'argent,
M. Bouley termine le traitement par l'emploi du collyre
styptique.

*Lotion contre la conjonctivite* (**Bracken**).

Alun..............................  30 gr.
Sulfate de zinc....................  30 —
Eau bouillante....................  2 lit.

*Lotion d'alun* (**Hayne**).

Infusion de sauge..................  1 litre.
Alun..............................  8 gr.
Pour l'usage externe, dans les aphtes.

*Lotion astringente* (**White** .

| | |
|---|---|
| Alun en poudre.................... | 30 gr. |
| Acide sulfurique................... | 4 — |
| Eau pure.......................... | 1/2 litre. |

*Lotion contre les malandres et solandres* (**White** .

| | |
|---|---|
| Sulfate de cuivre.................. | 60 gr. |
| Alun.............................. | 90 — |
| Eau .............................. | 300 |
| Acide nitrique ................... | 4 — |

Mêlez et appliquez tous les jours sur la partie malade, après l'avoir nettoyée.

*Charge astringente résolutive* **Delafond**).

| | |
|---|---|
| Blancs d'œufs..................... | n° 6 |
| Alun pulvérisé.................... | 60 gr. |
| Alcool............................ | 90 — |
| Miel ou mélasse........ .......... | 240 — |

On mêle par le battage les trois premières substances et on les incorpore peu à peu dans le miel.

*Onguent détersif contre le piétin.*

| | |
|---|---|
| Alun pulvér sé.................... | 2 gr. |
| Sous-acetate de cuivre............. | 1 — |
| Camphre........................... | 1 — |
| Térébenthine ..................... | 8 — |

Nettoyez l'ulcère et pansez avec cet onguent.

*Onguent astringent* (**White**).

| | |
|---|---|
| Térébenthine de Venise............ | 120 gr. |
| Saindoux.......................... | 60 — |
| Alun réduit en poudre fine......... | 15 — |

Mêlez.

**Acide sulfurique** (*huile de vitriol, acide vitriolique*). — L'acide sulfurique concentré est un

violent caustique, et, par conséquent, un poison
très énergique; étendu d'eau, il agit à l'extérieur
comme styptique et astringent; à l'intérieur, on
l'administre à la dose de 20 à 30 gouttes pour
1 litre d'eau, il constitue alors la *limonade sulfurique,* ou *minérale,* qui ressemble beaucoup aux
acidules : elle active les fonctions digestives et la
sécrétion urinaire; elle diminue la chaleur, étan-
che la soif et ralentit la circulation. Ces propriétés la rapprochent des tempérants; mais elle
agit surtout en augmentant la tonicité des
organes. On dit que son usage trop longtemps
continué détermine l'amaigrissement et une
profonde altération des forces digestives. On
administre la limonade sulfurique dans les fièvres
typhoïdes et dans les dysenteries et les diarrhées
chroniques, les hémorragies passives. Elle est
encore utile dans le début des maladies inflammatoires, et pendant la période de réaction qui
suit les opérations graves. On prescrit encore la
limonade sulfurique dans les cas de fourbure.

**Acide sulfurique alcoolisé** (*eau de Rabel,
alcool sulfurique*). — Il se prépare en mêlant peu
à peu 1 p. d'acide sulfurique à 66° à 3 p. d'alcool
à 90°. La liqueur se trouble par la précipitation
du sulfate de plomb que contient toujours l'acide
du commerce. L'eau de Rabel se prescrit à une
dose quatre fois plus élevée que l'acide sulfurique. La *liqueur de Haller* contient p. ég. d'acide
sulfurique et d'alcool. On emploie quelquefois à
l'extérieur l'acide sulfurique étendu comme excitant de la peau dans quelques affections chro-

niques de cet organe; il sert aussi comme caustique.

*Breuvage astringent* (**Pottier**).

Eau de Rabel........................ 30 gr.
Eau................................ 1 litre.

Mélangez. Donnez-en deux fois dans la journée.

M. Pottier assure avoir guéri de l'hématurie ou pissement de sang plus de 200 bœufs ou vaches par l'administration de cette potion astringente, lorsqu'elle est administrée dès le début de la maladie. Si douze heures après les premières administrations la bête bovine ne pisse plus le sang, il est inutile de renouveler la dose du médicament. Par contre, si l'hématurie continue après la seconde dose du breuvage, il faut réitérer l'administration et augmenter la dose d'eau de Rabel d'un tiers. Nous trouvons déjà forte cette dose de 30 grammes pour un litre d'eau. Nous étions tentés de la réduire des 2 3; mais il faut s'incliner devant l'observation.

*Injection astringente avec l'alcool sulfurique.*

Décoction d'orge................... 1 litre.
Alcool sulfurique (eau de Rabel .... 20 gr.
Miel.............................. 100 —

Mêlez l'alcool et le miel dans la décoction après l'avoir passée, et employez pour injection.

**Acide nitrique** (*acide azotique, esprit de nitre, eau-forte*). — L'acide nitrique concentré est un des caustiques les plus violents. Il désorganise presque immédiatement toutes les parties qu'il touche en les colorant en jaune. On le conseille quelquefois pour cautériser les ulcères de mauvaise nature; mais c'est un caustique si énergique et si pénétrant, qu'il faut une grande prudence dans son emploi. — En mélangeant 4 grammes d'acide nitrique avec 500 grammes d'eau, on obtient la *lotion* d'acide nitrique qu'on a recommandée pour laver les ulcères de *mauvaise nature.*

Si l'on dégage dans une pièce de 120 mètres cubes les vapeurs d'acide nitrique fumant, en chauffant un mélange de : acide sulfurique à 66°, nitre, ãã 64 grammes; eau, 32 grammes, on obtient la *fumigation d'acide nitrique* ou *fumigation de Smith*, qui a été vantée pour désinfecter l'air.

*Lotion astringente* (**Blaine**).

Acide nitrique......................... 30 gr.
Eau ................................... 250 —

*Pommade oxygénée, onguent oxygéné.*

Axonge de porc..................... 8 part.

Faites fondre sur un feu doux dans un vase de porcelaine assez grand, puis ajoutez peu à peu en remuant continuellement :

Acide nitrique...................... 1 part.

Laissez sur le feu jusqu'à ce que des vapeurs rouges d'acide hypo-azotique commencent à se dégager. Mettez alors refroidir l'onguent, puis conservez-le dans un vase bien clos. Il est d'une couleur jaune orange. Contre les dartres légères.

**Acide chlorhydrique** (*esprit de sel, acide muriatique, acide hydrochlorique*).

*Propriétés médicales.* — L'acide chlorhydrique concentré est un caustique puissant; on l'emploie aujourd'hui très rarement à l'intérieur; cependant on l'a vanté à la dose de 5 grammes pour un litre d'eau (*limonade hydrochlorique*), dans la période de putridité des affections typhoïdes, et dans certaines affections cutanées.

*Acide chlorhydrique faible* Eckel).

Acide chlorhydrique................. 1 part.
Eau distillee........................ 2 —

Mêlez.

*Breuvage contre les indigestions chroniques des ruminants*
(Hering).

Aci le chlorhydrique faible............ 30 gr.
Alcool............................ 60 —
Eau de rivière...................... 3 lit.

A administrer en deux breuvages aux bêtes à cornes
atteintes d'indigestion chronique. Ces breuvages rappellent
la rumination.

*Collutoire acide* Eckel .

Infusion préparée avec 60 gr. de sauge. 1 lit.
Acide chlorhydrique affaibli.......... 30 gr.
Farine de seigle..................... 100 —
Miel commun ou mélasse............. 250 —

Mêlez. Humectez souvent la cavité buccale de l'animal
avec ce mélange.

*Collutoire acidulé* (Eckel).

Décoction préparée avec 30 gr. d'écorce
  de chêne et 60 gr. de rue.......... 1 lit.
Acide chlorhydrique affaibli.......... 60 gr.
Farine de seigle..................... 150 —
Miel commun ou mélasse............. 500 —

Mêlez. Humectez la bouche de l'animal avec ce collutoire.

*Collutoire acidulé* (Hayne).

Acide chlorhydrique.................. 60 gr.
Miel commun....................... 60 —

Faites un collutoire avec Q. S. de farine et d'eau. A
porter dans la bouche avec un pinceau, contre les aphtes
épizootiques.

Acide chlorhydrique................ 8 gr.
Miel .............................. 60 —
Eau............................. . 1440 —

F. S. A.
En collutoire.
Aphtes de la bouche (**Forster**).

———

Acide chlorhydrique................ 8 gr.
Miel............................ } ãã 30 —
Farine de seigle............... }
Eau ordinaire..................... 540 —

Comme le précédent (**Forster**).

———

Acide chlorhydrique.......... }
Alcool...................... } ãã 60 gr.
Miel....................... )
Farine de froment................. 120 —
Eau ............................. 1440 —

Même usage (**Rychner**).

———

Acide chlorhydrique................ 45 gr.
Miel .............................. 360 —
Farine de seigle................... 120 —
Ecorce de chêne................... 60 —
Eau ............................. Q. S.

Faites 1080 gram. de décoction d'écorce de chêne, à laquelle vous mêlerez les autres substances.
Même usage que les précédents (**Hertwig**).

**Aloès** (*poudre d'aloès*). — Elle s'obtient par trituration ; elle est conseillée pour hâter la cicatrisation des ulcères indolents.

*Teinture d'aloès.* — Elle se prépare en dissolvant 1 p. dans 8 p. d'alcool à 60°. Cette teinture est particulièrement prescrite comme détersive pour les plaies indolentes ou de mauvais carac-

tère. Elle est très employée dans la médecine
vétérinaire, et mérite de l'être.

*Solution d'aloès* **Morton**).

Aloès du Cap........................ 1 gr.
Eau .............,................... 7
Faites dissoudre. (Usage externe.)

*Teinture d'aloès et de myrrhe* (**Morton**.

Alcool rectifié......... ............. 5 lit.
Eau ...........................,...... 2
Aloes............................... 400 gr.
Myrrhe............................ 200 —
Faites digérer pendant 15 jours et filtrez.

*Teinture aloétique camphrée* **Bourgelat**.

Teinture d'aloès................... 128 gr.
Alcool camphre................... 16
Mélangez. Recommandée dans les plaies qui demandent
à être animées.

*Collyre de Brun.*

Aloès hépatique en poudre........,........ 4 gr.
Faites bouillir pendant un quart d'heure dans :
Vin blanc......................... 30 gr.

Ajoutez-y :

Eau de roses....................... 30 gr.
Teinture de safran................. 30 goutt.
Agitez chaque fois.
Ulcères des paupières.)

*Lotion détersive.*

Infusion de sauge................. 1 lit.
Teinture d'aloès.................. 100 gr.
Pour panser les ulcères de mauvaise nature.

13.

*Pommade aloétique.*

Aloès en poudre.................... 20 gr.

Mêlez entièrement avec :

Axonge......................... 200 gr.
Essence de lavande.............. 2 —

Pour panser les plaies de mauvaise nature.

*Pommade au populéum aloétique.*

Aloès en poudre................... 10 gr.
Onguent populéum................. 200 —

Pour les plaies rebelles à la cicatrisation.

*Collyre détersif.*

Teinture d'aloès.................. 10 gr.
Infusion de sureau............... 100 —

Mêlez.

*Collyre contre les taies de la cornée* (**Boerhaave** .

Aloès soccotrin.................. 3 décigr.
Sucre........................... 4 gr.

Pulvérisez et mêlez. Soufflez une pincée à l'aide d'un tuyau de plume entre les paupières écartées.

**Chlorate de potasse.** — On l'emploie avec succès a l'intérieur contre les aphtes, les affections du larynx, les stomatites ; à l'extérieur sur les plaies, notamment sur les cancroïdes de la peau après leur ablation.

———

Chlorate de potasse............. } ãã 30 gr.
Eau-de-vie...................... }
Eau de fontaine................. 300 —

Pour toucher les ulcères aphteux **Forster**).

———

Chlorate de potasse................. 12 gr.
Glycérine.......................... 120 —
Alcool............................. 60 —

F. S. A. Panser les plaies ; cicatrisant.

## Potasse.

*Collyre contre taies de la cornée* **Maître-Jean**).

Potasse caustique en poudre......... 60 décigr.
Huile de noix...................... 15 gr.

Touchez les taies avec un pinceau.

### *Autre* **Gimbernat**).

Potasse à la chaux.................. 1 décigr.
Eau distillée...................... 40 gr.

Instillez 1 ou 2 gouttes.
3 fois par jour.

## Vinaigre.

### *Vinaigre de rue* **Eckel**).

Rue................................ 100 gr.
Vinaigre........................... 1 litre 1 2.

F. S. A. Employez en fomentations.

### *Fomentation saline acidulée* (**Eckel**).

Vinaigre de vin.................... 2 litres.
Sel ammoniac....................... 150 gr.

Mêlez avec un litre d'eau. Trempez des linges qui serviront à envelopper le sabot du cheval fatigué.

### *Embrocation contre les contusions* (**White**).

Vinaigre distillé.................. 240 gr.
Esprit-de-vin...................... 180 —
Chlorhydrate d'ammoniaque.......... 30 —

Mêlez

## Sublimé corrosif.

### *Lotion antidartreuse* Vatel).

| | |
|---|---|
| Deutochlorure de mercure............... | 2 gr. |
| Sous-acétate de cuivre................. | 1 — |
| Eau commune......................... | 1 lit. |

On triture ensemble dans un mortier de verre le chlorure de mercure et le sous-acétate de cuivre, et on les fait dissoudre en les broyant peu à peu avec l'eau. Cette lotion doit être agitée avant de s'en servir.

### *Oxymellite dessiccatif, dit onguent contre les eaux aux jambes* (Roydor).

M. Roydor, vétérinaire à Auxerre, a importé d'Angleterre la préparation suivante :

| | | |
|---|---|---|
| Sublimé corrosif.................... | | 31 gr. |
| Noix de galle pulvérisée............. | | 62 — |
| Sulfate de zinc................... | ãã 125 — |
| Acétate de cuivre brut......... | | |
| Miel blanc........................ | | 786 — |

Faites chauffer le miel à petit feu: ajoutez ensuite les autres substances réduites en poudre très fine. Remuez continuellement le mélange. Retirez du feu, et ajoutez peu à peu le sublimé corrosif, en remuant jusqu'à ce que l'onguent soit refroidi.

M. Rev, ancien professeur de clinique à Lyon, a constaté l'efficacité de cet onguent, qui fait disparaître les eaux aux jambes dans le plus grand nombre des cas. M. Rey fait cependant observer, avec juste raison, que son application est fréquemment suivie de metastases fort graves du côté des organes de la respiration.

## Goudron de Norvège.

### *Topique de Weber.* Contre les capelets.

| | | |
|---|---|---|
| Goudron de Norvège............. | ãã 450 gr. |
| Savon vert..................... | |
| Poudre de tan.................. | | 100 — |

On mélange goudron et savon, on ajoute ensuite le
tan ; on remue jusqu'a mélange parfait.
En badigeonnage sur le capelet.


**Protochlorure de mercure par précipitation**
(*précipité blanc* . — Ce produit bien préparé est
identique au calomel, mais bien plus actif à
cause de son extrême division ; il est inusité à
l'intérieur, où il ne faudrait pas le prescrire a
des doses égales à celles du calomel. Il est
employé à l'extérieur, soit dans le traitement
des dartres sèches, soit pour faciliter la cicatrisation d'anciens ulceres.


*Pommade contre les dartres.*

Precipité blanc, 1 p. pour 8 p. d'axonge. Mêlez. On
ajoute souvent a cette pommade 1 p. de camphre en
poudre.

Cette pommade est utile dans presque toutes les variétés d'affe tions eczemateuses, dans tous les cas de plaies
superficielles a surface guère d'aspect cancéreux, tant
qu il n'y a pas de decollement de la peau, de sinuosités
dans le fond de l'ulcère. Cette pommade est un incarnatif,
un siccatif, un des meilleurs topiques qu'on puisse em
ployer pour hâter la cicatrisation des solutions de conti-
nuité, plus étendues en surface qu'en profondeur, soit
qu'elles paraissent être entretenues par quelques dispositions internes, soit qu'elles tardent à se cicatriser à cause
de l'état local.


**Sels de fer.**


*Lotion de sulfate de fer* (**Hayne**).

Sulfate de fer...................... 8 gr.
Eau commune...................... 500 —

Mêlez. Pour toucher les ongles malades. Dans le
piétin.

*Cataplasme astringent* (**Delafond**).

Protosulfate de fer.................... 120 gr.
Terre alumineuse ou glaise..... } ãã  Q. S.
Vinaigre......................... }

On dissout le sulfate de fer dans le vinaigre, après l'avoir pulvérisé; on ajoute la terre glaise, et l'on fait de tout une bouillie épaisse et consistante. Contre la fourbure récente de tous les animaux domestiques.

*Pommade astringente* (**Philippe Festal**).

Protosulfate de fer................... 5 gr.
Axonge............................ 30

Faites une pommade. Velpeau, en médecine humaine, ayant recommandé cette pommade contre les érysipèles, M. Philippe Festal en a fait usage avec succès pour combattre l'érysipèle, le psoriasis du bœuf et les eaux aux jambes récentes du cheval.

*Pommade astringente.*

Solution de perchlorure de fer à 30°... 20 gr.
Axonge............................ 10 —

Mêlez, employez dans les conditions indiquées dans la formule précédente.

*Poudre styptique détersive.*

Alun............................. }
Sulfate de fer.................... } ãã  8 part.
 —   de zinc.................... }
 —   de cuivre.................. }
Chlorhydrate d'ammoniaque............ 4 —
Camphre........................... } ãã  1 part. 1/2
Safran en poudre.................. }

On réduit les sulfates et le chlorhydrate en poudre, on les fait sécher; on y ajoute ensuite le camphre et le safran réduits en poudre séparément: on mêle exactement. Cette poudre doit être conservée dans un vase bouché.

*Eau styptique détersive, dite d'Alibour.*

Eau commune........................    1 lit.
Eau-de-vie..........................  100 gr.
Poudre styptique de la formule précé-
     dente...........................   50 —

Après avoir mêlé l'eau avec l'eau-de vie, on y ajoute la poudre ; on agite pendant quelque temps le mélange ; on filtre ensuite.

L'eau styptique est astringente et détersive. Elle convient pour nettover les anciennes plaies, modérer les écoulements morbides. On l'emploie contre les eaux aux jambes, les plaies simples, les écorchures, les crevasses, les malandres. On applique des compresses sur la partie malade.

## Iode.

*Glycérine iodie.*

Glycérine............................    4 gr.
Teinture d'iode......................    1 —
Mêlez.

*Glycérine iodée-iodurée.*

Glycérine............................    2 gr.
Iode.................................    1 —
Iodure de potassium..................    1 —

**Chaux vive.** — C'est un remède économique qu'on trouve partout, et qui a de l'efficacité. On l'emploie en médecine vétérinaire, tant à l'intérieur qu'a l'extérieur : à l'intérieur, la chaux est utile pour combattre certaines diarrhées rebelles ; a l'extérieur, elle est très efficace pour dessécher les eaux aux jambes. On l'administre à l'intérieur aux grands animaux aux doses de 10 à 30 grammes, et à la dose de 1 à 5 grammes, pour les petits.

Elle réussit très bien contre le piétin lorsqu'on fait passer les troupeaux sur une couche de cette substance étendue à l'entrée des bergeries.

### Eau de chaux (Erdmann).

Chaux récemment préparée......... 375 gr.
Eau commune..................... 1125 —

Versez doucement l'eau sur la chaux, agitez, laissez reposer, décantez la partie claire et conservez dans des flacons bien bouchés.

On peut encore laisser de l'eau en contact avec de la chaux dans un flacon bien bouché, agiter de temps en temps, se servir de la partie liquide en la décantant quand elle est redevenue claire et en ajoutant de nouveau de l'eau pour remplacer celle disparue.

### Boisson calcaire (Hayne .

Chaux vive...................... 60 gr.
Eau............................. 1000 —

En une seule fois au bœuf tympanisé, à défaut d'ammoniaque.

### Mélange contre la diarrhée du veau (Clater).

Chaux........................... 8 gr.
Opium en poudre.................. 5 decigr.
Cachou en poudre................. 2 gr.
Gingembre....................... 2 —
Essence de menthe poivrée........ 5 goutt.

Mêlez. En 2 fois dans la journée.

### Liniment oléo-calcaire.

Huile........................... 1 gr.
Eau de chaux.................... 8 —

Mêlez l'huile dans l'eau et agitez.
(Contre les brûlures.)

*Sirop de chaux* (**Trousseau**).

Sirop de sucre...................... 1000 gr.
Chaux vive........................, 10
Eau................................ 100 —

Délitez la chaux, ajoutez le mélange au sirop, faites bouillir, filtrez au papier et ajoutez :

Sirop de sucre...................... 4000 gr.

(Diarrhées rebelles des jeunes chiens.)

## Borate de soude.

Borax pulvérisé........................ 15 gr.
Vinaigre de vin................ } ãã  60 —
Miel............................ 

Ulcérations de la bouche **May**).

----

*Miel de borax.*

Borax en poudre..................... 4 gr.
Miel ou mélasse.......... .......... 30 —

Mêlez.
(Aphtes.)

*Collyre boraté* (**Desmarres**).

Eau distillée....................., 120 gr.
Eau distillée de laurier-cerise........ 5 —
Borax ......................, 10 à  50 centigr.

Dissolvez, filtrez. Tiède dans la conjonctivite.

*Collyre boraté* (**Dannecy**).

Borax.............................. 1 gr.
Glycérine pure..................... 10 —
Eau dist. de laurier cerise............ 5 —
Eau distillée...................... 84 —

(Ophtalmies chroniques.)

## Acide salicylique. — Salicylate de soude.

*Solution contre les dartres humides du chien* (**Nocard**).

    Salicylate de soude............ 10 à 15 gr.
    Eau........................ 100 —

En lotion.
La sécrétion tarit en quelques jours et la douleur se calme.
Le salicylate de soude s'emploie dans la fièvre typhoïde du cheval.
De 10 à 20 grammes par jour associé au sulfate et au bicarbonate de soude.

### *Poudre siccative.*

    Acide salicylique..............
    Acide borique.................
    Oxyde de zinc................  } ãã  30 gr.
    Amidon ......................
    Talc ........................

Sur les ulcérations douloureuses avec sécrétion.

### *Contre la diarrhée* (**Friedberger** .

    Acide salicylique................ } ãã  2 gr.
    Tanin ........................ 

A donner une ou deux fois par jour dans une infusion de camomille.

### *Contre les chancres de l'oreille et de la queue du chien* (**Nocard**).

    Acide salicylique......  ............ 10 gr.
    Vaseline ........................ 100 —

**Sous-nitrate de bismuth.** — Employé contre les gastrites chroniques et surtout pour arrêter les diarrhées. On ne peut guère l'employer que chez les chiens à cause de son prix.

*Potion antidiarrhéique pour le chien.*

Sous-nitrate de bismuth.............. 4 gr.
Sirop de coings ..................... 30 —
Eau ................................. 120 —

Par cuillerée à bouche toutes les demi-heures.

*Dans le cas de coryza aigu.*

Sous-nistrate de bismuth.............. 6 gr.
Benjoin pulvérisé.................... 6 —
Acide borique non pulvérisé........... 4 —
Menthol............................. 0,20.

Faire des insufflations dans les narines.

*Traitement de l'herpès préputial du cheval.*

Poudre :
Sous-nitrate de bismuth.............. 10 gr.
Calomel............................ 5
Oxyde de zinc.................. ... 5
Naphtol B.......................... 10 —
Amidon en poudre.................. 5 —

Mélangez.


**Acétate de cuivre.** — On emploie en médecine vétérinaire deux acétates de cuivre, l'acétate neutre et un acétate basique qui a une grande importance pratique.

**Acétate neutre de cuivre** (*cristaux de Vénus, verdet cristallisé*). — On s'en sert en médecine vétérinaire dans les mêmes cas que les sulfates; son action caustique est moins vive.

**Acétates de cuivre basiques** (*verdet, vert-de-gris*). — L'oxyde de cuivre forme, avec l'acide acétique, quatre combinaisons basiques; c'est l'*acétate bibasique* qui est seul employé en médecine vétérinaire. Il constitue le *verdet du commerce* ou *verdet de Montpellier*.

Le verdet est conseillé à l'extérieur, comme escharotique, pour réprimer les chairs fongueuses, pour détruire les excroissances, contre le piétin, contre les eaux aux jambes, pour cautériser certains ulcères, etc. On le prescrit tantôt en poudre, tantôt en dissolution dans l'huile, tantôt incorporé à un corps gras, tantôt associé au miel. — A l'intérieur, il agit comme le sulfate de cuivre.

*Onguent vert.*

Verdet........................... 1 part.
Onguent basilicum................ 15 —

Mêlez. Onguent utile pour modifier la vitalité des vieux ulcères.

*Onguent égyptiac miel escharotique).*

℞ Miel blanc.....................,. 44 part.
Vinaigre fort .................... 22 —
Verdet pulvérisé.................. 16 —

Mélangez toutes ces matières dans une bassine de cuivre d'une grande capacité, et chauffez en remuant continuellement, jusqu'à ce que le mélange ait acquis une couleur rouge et une consistance de miel. Cette préparation se separe en deux couches quelque temps après qu'elle a été obtenue. Au moment de l'emploi, il faut agiter pour rétablir l'uniformité de la masse. L'onguent égyptiac contient, comme l'a vu M. Henry, du miel caramelisé, du cuivre réduit, un peu d'acétate de cuivre, avec le residu du vinaigre à demi alteré. — On s'en sert surtout comme détersif dans la médecine véterinaire.

*Pâte contre le piétin* (**Gasparin**).

Vert-de-gris (sous-acétate de cuivre)... 100 gr.
Vinaigre ..................... .... Q. S.

Faites une pâte. On l'applique sur la plaie, on la bande autour du pied; on n'ôte le bandage qu'au bout de deux ou trois jours. Alors il tombe une eschare; les chairs se régenèrent et le mal est guéri. Le sol de la bergerie destinee a ces animaux doit être nettoyé tous les jours, et les debais seront enterres tout de suite dans une fosse particuliere, car on a reconnu que la litière des animaux malades. ou la terre du fond de leur bergerie, était un moyen des plus actifs de contagion. Ce moyen curatif est bien efficace; mais si, après la levee de l'emplâtre, on apercevait des parties qui ne fussent pas encore bien saines, on les lotionnerait avec l'acide sulfurique, ou l'eau de Rabel, ou enfin on y appliquerait le cautère actuel. Quand l'animal est bien rétabli, on le fait passer dans une nouvelle division de bêtes convalescentes, où il doit rester vingt jours en quarantaine. Ce n'est qu'alors qu'on peut le réintégrer dans le troupeau sain.

*Solution astringente et escharotique* (**Bouillard**).

Sulfate de zinc.............. ⎞
   —    de cuivre............. ⎬  aã    60 gr.
Acetate de cuivre............ ⎠
Eau.............................. 1000 —

Faites dissoudre a chaud. Laux aux jambes, crevasses. Étendre d'eau si les crevasses sont profondes.

*Onguent détersif contre le piétin des moutons* (**Lebas** .

Alun calciné........................ 2 part.
Acetate de cuivre (vert-de-gris ..... 1 2 —
Camphre....... ................... 1 2 —
Onguent populeum................. 8 —

On reduit les trois premières substances en poudre fine, et on les incorpore dans l'onguent.

Apres avoir nettoyé l'ulcère, on le recouvre avec une petite quantité de cet onguent, que l'on maintient avec un petit tampon d'étoupes assujelti par un bandage.

*Liquide contre le piétin* (**analyse de Braconnot**).

Pour un litre de cette préparation, on prend 8 déci litres d'eau dans une première partie, dans lesquels on fait dissoudre 68 gram. de sulfate de cuivre cristallisé (vitriol bleu) reduit en poudre. D'un autre côté, on fait calciner jusqu'au rouge, dans un creuset, 12 grammes de sulfate de fer (vitriol vert du commerce), puis on le traite avec une deuxième partie de l'eau, afin d'en séparer, par le filtre, la partie insoluble de celle qui est dissoute; on mélange cette dernière à la dissolution cuivrique; on prend alors 20 grammes de chaux éteinte à l'eau et passée au tamis, on la délaye dans un mortier de cuivre avec peu d'eau, et l'on y ajoute, en agitant, les dissolutions mélangées de sulfate cuivrique et ferrique. On fait dissoudre dans le mélange 190 grammes de sel commun, et l'on y ajoute 2 centilitres de vinaigre de bois du commerce étendu d'une quantité d'eau convenable pour compléter un litre. Si l'on n'a pas de vinaigre de bois à sa disposition, on peut y suppléer par du vinaigre blanc ordinaire en quantité suffisante pour que, par le repos, la liqueur superstagnante prenne une légère couleur jaune verdâtre, mais avec la précaution de ne pas redissoudre sensiblement le dépôt. Pour se servir de cette préparation, on met à découvert les parties affectées, on lave la plaie avec une eau très salee, on essuie, et enfin on etuve avec ladite préparation, qu'on a eu le soin d'agiter d'abord.

### *Autre préparation contre le piétin* (**Leloup**).

Miel ou mélasse...................... 875 gr.
Acide acétique (vinaigre de bois),..... 440 —
Verdet pulvérisé..................... 310 —

On mélange et l'on fait cuire dans une bassine de cuivre de large dimension jusqu'à ce que le mélange ait acquis une couleur rouge pourpre et une consistance de miel léger; on ajoute alors au mélange ci-dessus, et maintenu sur un feu très doux :

Térébenthine de Venise.............. 875 gr.

On agite le composé pendant un quart d'heure avec une spatule de bois pour le rendre homogène : on le coule encore chaud dans des pots destines à le recevoir. Pour s'en servir, on nettoie avec une lame de fer les onglons des moutons; puis à l'aide d'une petite spatule de bois, on en fait une ou deux applications sur les crevasses, à douze heures d'intervalle. M. Leloup a fait faire, au moins par dix bergers, des essais avec cette préparation sur des moutons affectés de piétin. Vingt-quatre heures après l'application, ils étaient guéris. Ce médicament adhère parfaitement aux parties crevassées des pattes des animaux, il n'est pas enlevé par l'eau, ce qui fait qu'on obtient un prompt résultat de son emploi.

M. Leloup nomme sa préparation : *oxymellite de cuivre térébenthiné.*

### Liniment dessiccatif (Delabère Blaine).

| | |
|---|---|
| Goudron............................ | 125 gr. |
| Savon vert.......................... | 64 — |
| Sous-acétate de cuivre.............. | 64 — |

Après avoir réduit en poudre fine le sous acétate, on le mélange bien par trituration avec le goudron et le savon vert.

### Pommade dessiccative Eckel.

| | |
|---|---|
| Axonge............................. | 120 gr. |
| Essence de térébenthine ............. | 30 — |
| Sous-acétate de cuivre............... | 15 — |
| Sulfate de cuivre.................... | 12 — |

Mêlez. Faites un onguent pour panser chaque jour en étalant sur la filasse. Contre les eaux aux jambes et les ulcères de mauvaise nature.

Voici trois formules analogues que nous empruntons à l'ouvrage de Lassaigne et Delafond.

### Pommade dessiccative.

| | |
|---|---|
| Sous-acétate de cuivre brut.......... | 200 gr. |
| Alun calciné..................... { ãã | 100 — |
| Hydrochlorate d'amonniaque.... { | |
| Camphre........................... | 50 — |
| Pommade de peuplier......... ..... | 300 — |

On pulvérise à part, d'abord les trois premières substances, on humecte ensuite le camphre de quelques gouttes d'alcool pour en opérer à part la réduction en poudre; puis on les incorpore peu à peu dans la pommade de peuplier jusqu'à ce que le mélange soit bien xact.

*Pommade dessiccative contre les eaux aux jambes.*

Graisse de porc...................... 400 gr.
Onguent égyptiac.... .............. 800 —
Sulfate de zinc cristallise........,.. 100 —

Après avoir réduit en poudre fine le sulfate de zinc,
on l'ajoute, par trituration, à la graisse et à l'onguent
egyptiac placés dans un mortier de verre ou de porcelaine,
et l'on broie le tout jusqu'a ce que la masse soit homogène. La surface de cette pommade prend avec le temps
une belle teinte verte, qui est due à l'oxydation du cuivre
contenu dans l'égyptiac et à sa transformation en deuto-
acétate.

*Pommade dessiccative* (**Rodier** .

Sous-acétate de cuivre................ 100 gr.
Axonge.............................. 400 —
Miel................................ Q. S.

Pour donner une consistance de pommade.
F. S. A.

On mélange avec soin, et l'on conserve pour l'usage.
Cette pommade est excellente, dit M. Delafond, pour
combattre les eaux aux jambes. De même que dans le
traitement ordinaire, on fait précéder l'emploi de cette
pommade, notamment chez les chevaux fins, de bains, de
cataplasmes émollients, pendant quelques jours, quand la
douleur locale est très vive; puis on fait des applications
en couches aussi peu épaisses que possible, et de deux
ou trois jours l'un, jusqu'à l'entière dessiccation de la
partie malade. On devra avoir soin, a chaque nouvelle
application, de diminuer un peu l'activité de la pommade
en y ajoutant une petite quantité de miel, lorsque surtout
on commence à s'apercevoir des bons effets qu'elle pro
duit. On devra aussi avoir la precaution, avant d'appliquer une nouvelle couche, d enlever la précedente avec
une dissolution de savon vert. On devra tenir les animaux
sur une litière bien sèche.
Delafond a mis en usage cette pommade avec beaucoup
de succès, et la recommande aux vétérinaires.

Sulfate de cuivre................... 1 gr. 25
Lau distillée.... .. ....\....... 120 —

Injections. Collections des sinus (**Forster** .

---

**Sulfate de zinc** (*vitriol blanc, couperose blanche*). — On a quelquefois emplo)é le sulfate de
zinc dans certains cas d'empoisonnement chez le
chien pour obtenir un vomissement immédiat; à
petite dose, il agit comme astringent.

Le sulfate de zinc est presque exclusivement
employé à l'extérieur en lotions et en injections
dans les ophtalmies, les ulcères chroniques et
certaines inflammations et ulcérations superficielles ; c'est un excellent dessiccatif.

*Poudre astringente* **Knaup**).

Sulfate de fer................... } ãã  500 gr.
Alun ......................... }
Chlorhydrate d'ammoniaque.... )
Sulfate de zinc............... } ãã   30 —
Oxyde de cuivre............. )

Mêlez le tout et faites-le fondre à une douce chaleur.
— Coulez la masse.       Réduisez-la en gros morceaux
quand elle est refroidie. Ces morceaux pulvérisés donnent
la poudre de Knaup, qui a été employée pour concourir,
après l'action de caustiques actifs, à dessécher les parties
du pied atteintes de crapaud. On peut aussi l'utiliser avec
avantage contre les eaux aux jambes du cheval et les
herpès humides de tous les animaux. (De afond.

*Poudre dessiccative* (**Bracy Clarck** .

Sulfate de zinc en poudre fine... )
Poivre blanc................... } ãã  250 gr.
Craie légèrement calcinée....... )

Broyez bien ensemble.
Toute excroissance légère de chair peut se réduire par

le moyen de cette poudre, en comprimant la partie ou non, selon le cas. En général, cependant, l'usage du couteau, en touchant en même temps la plaie avec un cautère, peut assurer une meilleure réussite, occasionnant aussi peut-être moins de peine.

On se sert de cette poudre mélangée avec une quantité égale de farine et renfermée dans un sac fait de canevas, ou de telle autre matière lâche, pour saupoudrer les chairs baveuses dans les cas de couronnement de genoux, où la végétation, par l'effet des onguents, a été poussée trop loin.

Cette poudre s'emploie avec de grands avantages pour dessécher les eaux aux jambes des chevaux et les dartres humides des chiens. On s'en sert aussi dans le catarrhe auriculaire ancien du même animal.

### Vinaigre sternutatoire (Mathieu).

| | | |
|---|---|---|
| Sulfate acide d'alumine et de potasse.......................... | | |
| Sulfate de zinc.................. | ãã | 32 gr. |
| Poivre d'Espagne................ | | |
| Huile volatile de térébenthine.... | | |
| Camphre........................... | | 8 gr. |
| Fort vinaigre de Bourgogne........... | | 1 lit. |

Réduisez en poudre les substances solides; unissez-les au vinaigre et à l'huile volatile de térébenthine, faites macérer pendant huit à dix heures; bouchez bien la bouteille et remuez fortement le tout avant la prise de la dose pour l'usage.

### Injection astringente (Rey).

| | |
|---|---|
| Sulfate de zinc.................. | 5 à 15 gr. |
| Eau............................... | 1 lit. |

A injecter dans les cavités nasales du cheval, dans le cas de coryza aigu; la dose doit être de 30 à 60 grammes de sulfate de zinc dans la même quantité d'eau, contre le coryza chronique.

Pour faire l'injection, M. Rey conseille de se servir d'un tube en cuir noir ayant la forme d'un siphon dont la grande branche présente une longueur excédant celle des

narines et se termine par un évasement. La branche la
plus courte doit s'adapter à l'orifce d'une des cavités
nasales, dans une largeur de 2 a 3 centimètres seulement.
Lorsqu'on remplit ce siphon avec une solution saline, le
liquide s'élève a la même hauteur dans la narine corres-
pondante, et la remplit; le trop-plein s'enleve soit par la
bouche, soit par la cavité nasale opposée. Vingt-cinq chevaux atteints de coryza aigu, traités par ces in e tions, ont
été guéris en peu de jours. Généralement, trois ou quatre
injections doivent suffire. Aucun accident n'est à redouter,
même en agissant des le debut de la maladie.

M. Rey conseille encore une autre injection nasale, qu'il
considere comme préferable aux premièies. Il la formule
ainsi :

Alun................................ 15 gr.
Eau................................  1 lit.

Plusieurs sujets atteints de coryza ont été guéris en
vingt-quatre heures. Une seule injection a sufli pour tarir
un jetage abondant qui ne s'est pas reproduit.

### Solution astringente (**Bracy-Clarck**).

Sulfate de zinc..................... 120 gr.
Eau................................ 1/2 lit.

### Solutions contre les inflammations des yeux **Erdmann** et **Hertwig**).

Sulfate de zinc (ou pierre divine .   50 centigr.
Eau de fontaine................ 180 gr.

Instillez entre les paupières. En njecter la valeur d'environ une demi-cuilleree à thé toutes les deux heures.
Contre les inflammations catarrhales des yeux avec sécrétion muqueuse abondante.

### Collyre au sulfate de zinc (**Hayne**).

Sulfate de zinc.....................   4 gr.
Eau distilée....................... 500 —
Teinture d opium simple............. 15 goutt.
Mêlez.

*Collyre au sulfate de zinc* (**Hayne**).

Sulfate de zinc.................... 5 gr.
Eau.............................. 500 —
Teinture de belladone.............. 10 goutt.
Mêlez.

*Collyre au sulfate de zinc* (**Eckel**).

Sulfate de zinc.................... 4 gr.
Dissolvez dans :
Eau............................. 1 2 lit.
Ajoutez :
Alcool camphré.................... 10 gr.
Humectez deux fois l'œil de l'animal dans la journee.

*Collyre plus actif* (**Strauss**).

Sulfate de zinc.................... 15 gr.
Eau de fontaine................... 500 —
Eau-de-vie camphrée............... 4 —
Mêlez. On se servira de ce collyre quatre fois par jour.

*Collyre au sulfate de zinc* (**Leblanc**).

Eau de roses...................... 500 gr.
Sulfate de zinc................... 15 —
Alcool vulnéraire ................. 2 —
Mêlez. Dans les ophtalmies chroniques.

*Collyre pour l'ophtalmie des chiens* **Blaine**.

Sulfate de zinc.................... 1 gr.
Eau de-vie........................ 10 —
Infusion de sureau................ 100 —
Mêlez. Bassinez les yeux avec ce collyre quand l'inflammation commence à céder.

*Collyre astringent.*

Eau.............................. 500 gr.
Sulfate de zinc................. ⎰
     — de cuivre............... ⎱ āā   5 —
Faites dissoudre les sels dans l'eau.

*Solutum astringent* **Blavette**).

Sulfate de z nc....................  ...    32 gr.
Alun.................................  64 —
Camphre.........................  ............  16 —

Redui~ez en poudre très fine les sulfates de zinc et
l'alun ; faites dissoudre le camphre dans une petite quantité d'huile ; enfin, mêlez le tout dans *un demi litre d'eau
commune.*

Ce topique, appliqué sur les plaies des articulations,
procure une prompte et sure cicatrisation. On en imbibe
des plumasseaux que l'on fixe sur l'articulation ouverte,
en ayant le soin de les arroser constamment avec la
mixtion. S'il n'est pas possible de fixer cet appareil, il
faut pratiquer très fréquemment des lotions sur la plaie.

*Eau d'Alibour.*

Sulfate de zinc................  } āā  4 gr.
   —    de cuivre...............  }
Camphre............................  5 décigr.
Safran...............................  2 —

Faites digérer en agitant le mélange dans :

Eau commune.....................  120 gr.

Après vingt quatre heures, filtrez. Contre les contusions
et les ophtalmies chroniques.

Ces doses sont trop fortes ; nous préferons les suivantes :

Sulfate de cuivre.....................  35 gr.
   —    de zinc.....................  12 —
Camphre...................  ..  .....  6 —
Safran en pou lre...............  .....  30 centigr.
Eau de pluie ou de r vière...........  15 lit.

Mêlez. Agitez à plusieurs reprises pendant vingt-quatre
heures. Laissez reposer, décantez.

Collyre vanté comme une panacée contre la plupart des
ophtalmies. Il est utile contre les ophtalmies chron ques.

14.

### *Eau de St-Jean.*

| | |
|---|---|
| Sulfate de zinc | 3 gr. |
| — de cuivre | 1 — |
| Safran | 25 centigr. |
| Eau | 1000 gr. |
| Camphre | 50 centigr. |
| Alcool | Q. S. |

Dissolvez les sels dans l'eau, le camphre dans l'alcool ; mélangez les liquides, faites-y macérer quarante huit heures le safran ; filtrez et conservez dans un flacon. — Lésions traumatiques.

### *Collyre astringent* **Delafond** .

| | |
|---|---|
| Eau distillée de roses | 192 gr. |
| Sulfate de zinc | 4 — |
| Camphre | 6 décigr. |
| Poudre de racine d'iris de Florence | 12 — |
| Blancs d'œufs | n° 2. |

Après avoir pulvérisé le camphre à l'aide d'une goutte d'alcool, on l'ajoute au sulfate de zinc réduit en poudre ainsi qu'a la racine d'iris, on broie le mélange avec les deux blancs d'œufs, et on délaie le tout dans l'eau distillée jusqu'à ce que les parties insolubles soient exactement mélangées au liquide.

Ce collyre s'applique sur les yeux à l'aide de compresses.

### *Collyre contre l'ophtalmie* (**Codex**).

| | |
|---|---|
| Sulfate d'atropine | 60 centigr. |
| Sulfate de zinc pur cristallisé | 50 — |
| Eau de roses | 125 gr. |

Dissolvez.

### *Onguent de sulfate de zinc camphré* **Eckel** .

| | |
|---|---|
| Beurre récent lavé | 15 gr. |
| Camphre | 1 — 1 2 |
| Poudre de sulfate de zinc | 4 — |

Mêlez. Faites un onguent pour les yeux. Introduisez dans l'angle interne de l'œil, gros comme un pois.

*Onguent contre les inflammations catarrhales des yeux et les blennorrhées* (**Erdmann et Hertwig**).

    Sulfate de zinc en poudre très fine.... 30 centigr.
    Axonge de porc ou beurre frais ..... 15 gr.

Mêlez et étendez matin et soir, chaque fois gros comme un pois.

*Mixture contre les ulcères, etc.* (**Erdmann et Hertwig**).

    Sulfate de zinc..................... 2 gr.
    Acétate de plomb................... 4 —
    Eau de fontaine....... ........... 150 —

Mêlez. A appliquer trois à quatre fois par jour après l'avoir bien remue. Contre les ulcères douloureux et accompagnés de suppuration abondante, les inflammations du conduit auditif externe des chiens, les blennorrhées.

---

    Sulfate de zinc................... 1 ou 2 gr.
    Eau distillée................... 120 —

Injections. Collections des sinus (**Forster**).

---

*Oxyde de zinc.*

Eczéma du chien :

    Vaseline........................... 100 gr.
    Cire.................... ⎫
    Oxyde de zinc.......... ⎬ āā..... 20 —
    Huile d'amandes................... ⎭ 10 —

(Codex autrichien.)

---

*Contre les dartres.*

    Oxyde de zinc..................... 1 gr.
    Amidon........................... 10 —

Recouvrir les parties atteintes.
(Chien.)

---

## MÉDICAMENTS ALTÉRANTS
## ET SUBSTITUTIFS

On donne le nom d'altérants à des médicaments à longs effets, qui, sans produire d'action
immédiate sensible, modifient d'une manière
persistante la nature du sang et des humeurs
diverses.

La plupart des substances qui composent
actuellement cette classe sont des poisons énergiques que les anciens ne considéraient pas
comme altérants et qui ne doivent encore être
regardés comme tels que lorsqu'ils sont administrés *à dose altérante*, c'est-à-dire a dose assez
petite pour qu'il n'y ait pas d'effet immédiat sensible, et cependant suffisant pour qu'à la longue
ils fassent éprouver à l'économie une modification
persistante. Plusieurs d'entre eux sont des parasiticides puissants. V. *Antiparasitaires.*

La formation de cette classe est jusqu'ici très
arbitraire . Plusieurs médicaments pourraient
venir s'y ranger, mais ils appartiennent plus
essentiellement à d'autres sections et plusieurs
agents que quelques auteurs modernes y ont
classés doivent évidemment en être distraits.
Nous y comprenons les préparations de mercure,
d'arsenic (celles d'or, de platine et d'argent qui
y entrent naturellement ne sont pas utilisables en
vétérinaire à cause de leur prix élevé).

Dans la classe des altérants se trouvent réunis
les agents qui témoignent le plus et le mieux de

la puissance de notre art, qui demande dans leur administration le plus de tact et de science.

On les considère généralement comme des spécifiques; on dit qu'ils guérissent en neutralisant les virus qui, étant introduits dans l'économie, ne peuvent facilement être éliminés. C'est se faire, selon M. Bouchardat, une bien fausse idee de la puissance de ces énergiques agents thérapeutiques. Paracelse qui les a introduits presque tous dans l'usage médical compre nait bien mieux le mécanisme de leur action, et il savait se rendre compte des merveilleux succès des altérants dans ces maladies cruelles contre lesquelles la médecine des galénistes était radicalement impuissante. Nous savons aujourd'hui que ce sont les plus sûrs parasiticides.

C'est dans les maladies chroniques que les altérants réussissent surtout.

Si nous cherchons à nous rendre compte d'une manière générale des effets de ces puissants moyens thérapeutiques, nous devons considérer que tous, administrés a doses suffisantes, *agissent comme poisons sur tous les êtres de l'échelle organique;* qu'ils n'ont pas de voie spéciale d'élimination; qu'introduits dans l'économie à doses fractionnaires, dites altérantes, ils réagissent sur tous les systèmes. Ils sont éliminés par tous les émonctoires, la peau, les reins, les glandes salivaires, etc., avec plus ou moins de rapidité, mais en ébranlant vivement tous les organes, en déterminant de véritables maladies qui sont passagères, qui ont un terme prévu et nécessaire et qui peuvent avoir une influence heureuse pour

provoquer, par substitution, un changement
favorable dans ces affections lentes et station-
naires qu'on ne peut attaquer que par cette
médecine perturbatrice. Ils attaquent avec efficacité les parasites nuisibles, mais, poisons énergiques, ils demandent beaucoup de prudence
dans leur administration.

Les altérants doivent être considérés et comme
antiseptiques et comme des agents de substitution.

## MERCURIAUX

Appliquées localement, les préparations mercurielles solubles agissent en cautérisant. On
emploie, pour atteindre ce but, le nitrate acide
de mercure. Administrées à l'intérieur, elles agissent différemment, suivant la dose et le temps
d'administration.

Les préparations mercurielles sont fréquemment employées dans la médecine vétérinaire;
elles y rendent de grands services. Plusieurs préparations mercurielles sont d'excellents caustiques, de très bons substitutifs. Pour détruire les
vers intestinaux, les parasites divers qui tour-
mentent les animaux, les micro-organismes qui
déterminent les maladies contagieuses, nul médicament n'est plus efficace que les préparations
de mercure.

**Mercure métallique.** — Le mercure métallique est un des plus précieux agents de la thérapeutique vétérinaire. On le prescrit exclusivement

à l'extérieur. Voici les formes sous lesquelles on l'administre :

*Pommade mercurielle (onguent napolitain, onguent mercuriel double).* Elle doit être rapportée aux pommades par simple mélange; elle se prépare par un procédé particulier, et un grand nombre de modifications ont été proposées pour l'obtenir. On prend parties égales de mercure métallique et de graisse de porc; on triture le mercure avec le quart de la graisse dans un mortier de marbre ou de fer jusqu'à ce qu'un peu de pommade frottée entre deux morceaux de papier gris ne laisse apercevoir aucun globule métallique; on ajoute alors par parties la graisse, et l'on fait un mélange exact. En employant de la graisse rance, on facilite beaucoup l'extinction du mercure.

Donovan prétend qu'une partie de mercure est dissoute dans la graisse à l'état d'oxyde de mercure, que c'est seulement cette partie dissoute qui agit, et il prescrit alors de préparer la *pommade mercurielle* avec 500 gr. d'*axonge* et 24 gr. d'*oxyde mercureux*, que l'on a d'abord trituré avec un peu de graisse. On fait digérer ce mélange pendant une heure, à une température de 150 a 160° si l'on dépassait 200°, l'oxyde mercureux se convertirait en oxyde mercurique et en mercure métallique). On remue ensuite jusqu'à parfait refroidissement. Cette pommade contient alors, selon Donovan, 1 gramme environ d'oxyde mercureux dissous, le reste est à l'état de mélange.

Il serait très important que des médecins vétérinaires suivissent avec grande attention l'emploi comparé de la pommade de Donovan et celle de la pommade mercurielle ordinaire. Si ces assertions sont fondées, il en résulterait de notables économies et beaucoup plus de sûreté dans l'emploi du médicament; car on conçoit que, suivant le procédé employé pour préparer la pommade mercurielle double, les quantités d'oxyde mercureux en dissolution doivent varier.

La pommade mercurielle est très efficace, employée en frictions, pour résoudre les engorgements divers, pour faire avorter l'inflammation. On l'administre exclusivement à l'extérieur pour remplir ce dernier but.

*Onguent contre la kératite* (**Erdmann** et **Hertwig**).

Onguent mercuriel................. 15 gr.
Carbonate de potasse purifie.. } ãã  50 centigr.
Poudre d'opium ............ }

**Mêlez.** Employez contre les obscurcissements de la cornée et les inflammations chroniques de la conjonctive.

*Onguent contre les lipomes* (**Erdmann** et **Hertwig** .

Onguent gris....................... 30 gr.
Savon vert........................ 15 —
Carbonate de potasse pur............. 8 —

**Mêlez.**

**Oxydes de mercure.** — Le mercure s'unit à l'oxygène en deux proportions, et forme un protoxyde et un deutoxyde.

**Oxyde rouge de mercure.** (*peroxyde de mercure, deutoxyde de mercure, oxyde mercurique, précipité rouge, précipité per se*). — L'oxyde rouge de mercure est classé parmi les caustiques. En effet, on ne le prescrit de nos jours qu'à l'extérieur comme escharotique et stimulant pour détruire les chairs fongueuses, pour exciter les ulcères indolents, pour combattre les ophtalmies chroniques entretenues par l'ulcération du bord libre des paupières. Il est ainsi la base d'une foule de *pommades anti-ophtalmiques* très efficaces et de pommades utilement employées contre les diverses dartres.

*Onguent mercuriel composé* (**Chabert** .

| | |
|---|---|
| Onguent mercuriel double............. | 200 gr. |
| Huile de laurier.................... | 100 |
| Fleur de soufre.................... | 50 |
| Précipité rouge porphyrisé........... | 10 |

Mêlez avec soin.

### Eau phagédénique.

| | |
|---|---|
| Sublimé corrosif................. | 50 centigr. |
| Eau de chaux .................... | 150 gr. |

On fait dissoudre le sublimé dans une très petite quantité d'eau ; on mêle avec l'eau de chaux ; il se fait un précipité *de peroxyde de mercure.* On l'emploie en agitant chaque fois pour panser les ulcères de mauvaise nature.

---

*Pommade de Lyon (pommade d'oxyde de mercure rouge).*

| | |
|---|---|
| Précipité rouge .................... | 1 part. |
| Onguent rosat.................... | 16 — |

Melez. Cette pommade est très célebre pour combattre l'inflammation chronique des paupières.

### Pommade du Régent.

| | |
|---|---|
| Beurre lavé à l'eau de roses....... | 18 gr. |
| Camphre......................... | 10 centigr. |
| Oxyde de mercure rouge........... | 1 gr. |
| Acétate de plomb cristallisé........ | 1 — |

Porphyrisez avec soin l'oxyde de mercure et le sel de plomb ; ajoutez le camphre, que vous aurez pulverise au moyen de quelques gouttes d'alcool, puis le beurre, un peu d'huile d'olive et broyez très longtemps sur un porphyre. C'est une pommade d'une grande efficacité dans les ophtalmies chroniques. On en introduit gros comme la tête d'une épingle dans l'œil. On peut supprimer l'acétate de plomb et mettre autant de camphre que d'oxyde de mercure rouge. La pommade y gagne en efficacité.

### Pommade de Desault.

| | |
|---|---|
| Oxyde rouge de mercure........... | 4 gr. |
| Tuthie préparée.................. | 4 — |

Acétate de plomb.................  4 gr.
Alun calciné ....................  4 —
Sublimé corrosif.................  6 décigr.
Pommade rosat...................  32 gr.

Mélangez et broyez longtemps sur un porphyre. Employée contre les ophtalmies chroniques.

### *Pommade contre l'ophtalmie (**Dupuytren**).*

Oxyde rouge de mercure..........  25 centigr.
Sulfate de zinc..................  50 —
Axonge .........................  32 gr.

Mêlez.

### *Onguent-pommade au précipité rouge (baume ophtalmique rouge .*

Oxyde rouge de mercure ..........  50 centigr.
Axonge de porc lavé .............  30 gr.

Mêlez exactement. Couleur jaune rouge. Ne préparez qu'au moment d'en faire usage.

### *Onguent contre les inflammations de la conjonctive (**Erdmann** et **Hertwig**).*

Oxyde rouge de mercure en poudre très
   fine............................  2 gr.
Acétate de plomb en poudre très
   fine......................  } āā 50 centigr.
Camphre broyé ...............
Axonge de porc.................  30 gr.

Mêlez très exactement.

F. S. A. un onguent ophtalmique. En étendre matin et soir gros comme un pois entre les paupières.

### *Pommade ophtalmique (**U. Leblanc**).*

Oxyde rouge de mercure...........  1 gr.
Sulfure rouge de mercure..........  50 centigr.
Cérat............................  30 gr.

Mêlez intimement par une longue porphyrisation.

Pour appliquer, dit M. U. Leblanc, les collyres et la

pommade, on ouvre la paupière, on y laisse tomber le
liquide sur la surface de la conjonctive et l'on onctue avec
le doigt, que l'on a d'abord chargé de pommade, le biseau
des paupières où l'on introduit à la fois la grosseur d'un
grain de froment, on rapproche les paupières et l'on frotte
légèrement les bords à la face externe avec le bout de
l'index afin de répartir également la pommade.

*Pommade ophtalmique* (**Eckel** .

Beurre récent non salé................  50 gr.
Cire blanche........................  10 —
Faites fondre à une douce chaleur. Mêlez.

———

Oxyde rouge de mercure.......... } ãã 2 gr.
Camphre......................... }
Poudre d'opium...................... 1 —
Mêlez sur un porphyre. Introduisez dans l'angle de
l'œil gros comme un pois par jour.

———

Pommade mercurielle simple.......... 15 gr.
Iode pur....·................. 3 a   6
Mêlez.
Adénite non spécifique (**Forster**).

———

Pommade mercurielle simple.......... 15 gr.
Iodure de potassium ................  2 —
Mêlez.
Même usage (**Forster** .

**Deutoiodure de mercure.** — Beaucoup plus
actif que le protoiodure mercuriel, d'une grande
puissance, et très digne d'être employé par les
vétérinaires comme fondant des tumeurs osseuses.

*Pommade au deutoiodure de mercure.*

Deutoiodure de mercure............. 10 gr.
Axonge............................ 200
Mêlez. Employez contre les dartres rebelles et les en-
gorgements chroniques.

*Pommade résolutive* **Rey**).

Deutoiodure de mercure..............    4 gr.
Axonge.............................    32 —

Contre les dilatations des gaines synoviales, les engorgements des tendons, les engorgements des ganglions lymphatiques, les tuméfactions des testicules, de l'épididyme, des mamelles; donnez en frictions pénétrantes. La quantité de pommade à employer varie selon la nature et surtout l'ancienneté du mal. Il est parfois utile d'interrompre la médication pendant quelque temps, puis de la reprendre ensuite.

MM. Lord, Wright et Wils ont préconisé cette pommade.

*Onguent mercuriel ioduré* (**Straub**).

Iodure de potassium.................    2 gr.
Onguent mercuriel...................    30 —

Melez exactement. Une ou deux frictions journalières faites avec cet onguent, dit M. Straub, provoquent, après deux ou trois jours, la rougeur, la chaleur et la tuméfaction. Lorsqu'on en prolonge l'usage, la surface frictionnee suinte et forme une croute qui tombe avec l'épiderme. Ces phénomènes sont plus prononces et se manifestent plus tôt quand on augmente la dose de l'iodure ou que l'ou diminue celle de l'onguent mercuriel. Straub recommande cette préparation : 1° contre les indurations de la peau; 2° les tumeurs tendineuses; 3° les suros récents; 4° les tumeurs synoviales, et notamment les capelets non indurés. L'onguent anciennement preparé est bien plus actif, et cela parce qu'il se forme du biiodure de mercure, comme M. Bouchardat l'a démontré il y a longtemps.

*Poudre contre l'angine* (**Erdmann** et **Hertwig**).

Iodure de potassium.................    4 gr.
Calomel............................    8 —
Feuilles de belladone en poudre.......    30
Sucre blanc en poudre..............    60 —

Mêlez. Divisez en quatre parties égales et donnez sur la langue. Contre l'angine du cheval et du gros betail, quand les animaux ne peuvent pas avaler d'autres formes de médicaments. On la donne aussi contre les irritations du larynx et les adénites non spécifiques.

*Pommade rouge* (**École d'Alfort**).

Biiodure de mercure................ 8 gr.
Axonge ou vaseline................ 100

Délayez le sel dans un peu d'huile, incorporez à l'axonge.

**Iode. Brome. Chlore.** — Ces trois corps présentent de grandes ressemblances au point de vue chimique; l'action que ces corps exercent sur les êtres vivants présente aussi de la ressemblance, mais qu'il ne faut point exagérer. Si l'on prend des dissolutions aqueuses d'iode, de brome ou de chlore, ces dissolutions auront une action toxique très puissante sur tous les êtres inférieurs. Les expériences de M. Bouchardat sur les animaux qui vivent dans l'eau ont prouvé que c'étaient des poisons qui agissent de même et avec beaucoup d'énergie; à poids égal, le chlore plus que le brome et le brome plus que l'iode. L'énergie toxique est en raison de la puissance chimique. Si ces corps sont combinés avec des métaux, ils offriront alors des différences les plus prononcées, si l'on a égard à ce qui se passe par suite de leur administration à l'homme ou aux animaux qui lui ressemblent le plus. Le chlore, en se combinant avec les métaux, a perdu toutes ses propriétés physiologiques, et la combinaison ne présente plus que celle du métal qui est uni au chlore. Ainsi le chlorure de potassium agira à peu près comme les autres sels de potassium, les chlorures de fer comme les autres sels de fer. Dans l'iodure de potassium, dans l'iodure de fer et dans les autres iodures métalliques, l'iode, au contraire, portera ses propriétés caractéristiques, et agira toujours comme composé iodique. Cette différence est très remarquable, mais elle n'est pas aussi générale qu'on serait tenté de le croire au premier abord; elle est vraie seulement pour l'homme et pour les animaux qui s'en rapprochent le plus. Les expériences de M. Bouchardat sur les animaux qui vivent dans l'eau ont prouvé que l'iodure de potassium n'agissait guère plus sur ces animaux que le chlorure de potassium.

Administré à haute dose, l'iode agit comme un poison irritant; à petite dose, il exerce une influence stimulante générale qui se fait plus particulièrement sentir sur les muqueuses gastro-intestinale, pulmonaire et génitale. Outre cette action générale, l'iode en exerce encore une autre très remarquable, pour ainsi dire spécifique, sur les glandes en général, les glandes mammaires et les corps thyroïdes en particulier.

On emploie l'iode, en médecine vétérinaire, contre les engorgements chroniques et contre les dartres anciennes.

*Teinture d'iode.*

Iode ............................... 5 gr.
Alcool à 90° ....................... 12 —
Dissolvez à froid, filtrez ou décantez.

*Autre (?)* (**Tabourin**).

Iode ............................... 4 gr.
Alcool à 90° ....................... 12 —
Même préparation que ci-dessus.

*Solution iodurée pour injections.*

Iode............................... 5 gr.
Iodure de potassium................. 5
Eau ............................... 100
Alcool à 90°....................... 50

*Pommade hydriodatée.*

Iodure de potassium................ 1 part.

Dissolvez dans eau, 1 part.; mêlez avec 8 part. de graisse récente.

Cette pommade est très fréquemment employée pour résoudre les tumeurs indolentes. En frictions, à la dose de 5 a 30 grammes.

*Pommade iodurée.*

Iode ............................. 1 part.
Iodure de potassium ............... 3 —
Eau............................... 3
Axonge........................... 24 —

Dissolvez l'iode et l'iodure dans l'eau; mêlez à l'axonge.

Cette pommade a une couleur d'acajou; elle est plus active que la précédente. Elle s'emploie également comme fondant; on la prescrit encore pour panser les ulcères.

*Onguent contre les indurations des tendons* (**Erdmann** et **Hertwig**).

Iodure de potassium............ 2 gr.
Savon vert..................... 15 à 30 gr.
Faites une ou deux frictions par jour.

*Pommade d'iodure de potassium contre le goitre des animaux* (**Prévost**).

Iodure de potassium.................. 4 gr.
Axonge............................. 30 —
Faites une pommade.

Pour le chien, onctionnez le goitre chaque matin avec
1 gram. 50 de pommade, et enveloppez la partie malade
avec de la flanelle. On peut aller jusqu'à 15 gram. par
jour. Pour les grands animaux, depuis 4 grammes jusqu'à
30 grammes et plus. Cette pommade diffère très peu de
celle du Codex.

**Iodure de potassium** (*iodure potassique*). —
A l'intérieur, on prescrit l'iodure de potassium
dans les maladies de poitrine du cheval et du
chien, à la dose de 5 à 12 grammes pour les
grands animaux et de 0 gr. 5 à 2 grammes pour
les petits.

La pommade d'iodure de potassium est très
utile contre les engorgements chroniques.

M. Trasbot emploie l'iodure de potassium dans
la bronchite du chien à la dose de 0 gr. 50 à
1 gramme par jour.

*Sirop d'Iodure de potassium* (**Codex**).

| | |
|---|---|
| Iodure de potassium................ | 25 gr. |
| Eau distillée...................... | 25 — |
| Sirop d'écorce d'orange amère........ | 950 — |

Dissolvez l'iodure dans l'eau distillée et mélangez le
soluté avec le sirop.
20 grammes de ce sirop contiennent 50 centigrammes
d'iodure de potassium.

**Iodure de plomb.** — Agit comme l'iodure de
potassium, mais il est moins efficace parce qu'il
n'est pas absorbé, s'emploie aux mêmes doses
sous forme de pommade.

**Bromure de potassium.** — Peu employé
comme altérant en vétérinaire. Il est aussi un

puissant sédatif du système nerveux et un anti-
aphrodisiaque. V. **Hypnotiques.**

Doses : cheval, de............  20 à 50 gr.
Chien.....................  0 gr. 50 à 6 gr.

*Autres médicaments altérants :*

Carbonate de soude. Sels de potasse. Sels de chaux.
Sels de lithine.

---

## MÉDICAMENTS RÉVULSIFS

**Cantharides officinales.** — Elles forment la
base de plusieurs préparations très employées
dans la chirurgie vétérinaire.

Les cantharides en poudre, mises en contact
avec la peau des animaux, surtout la où elle est
fine, déterminent de la rougeur, de la douleur,
de l'engorgement, et bientôt la formation de
petites vésicules formées par l'épiderme soulevé,
et remplies de sérosité.

Administrées à l'intérieur, les cantharides irri-
tent violemment les muqueuses intestinales et
peuvent causer la mort; elles stimulent énergiquement les organes génito-urinaires en déterminant des érections douloureuses, de la dysurie
et même de la strangurie. L'administration du
camphre remedie à ces accidents.

Les cantharides forment la base des emplâtres
vésicatoires; on les emploie pour graisser les

15.

mèches des sétons, afin d'obtenir promptement de l'engorgement et de la suppuration. On prescrit surtout la teinture de cantharides en frictions cutanées contre les douleurs rhumatismales.

Les cantharides ne sont pas les seuls insectes qui possèdent la propriété épispastique. Presque tous les *meloé*, comme le *meloé proscarabé*, que les hippiatres ont nommé *scarabée des maréchaux*, insecte qui court dans les champs au commencement du printemps, jouit d'une assez forte propriété vésicante. Bourgelat a composé un onguent avec ces scarabées qu'il appelle *onguent de scarabées*.

Le mylabre de la chicorée, et presque toutes les espèces des genres *lydus*, *decatoma*, *dices*, *cerocoma*, *snas*, *tetraonix*, contiennent de la cantharidine. Ces insectes pourraient être employés en médecine vétérinaire.

### *Teinture de cantharides.*

| | |
|---|---|
| Poudre de cantharides .............. | 50 gr. |
| Alcool à 60°...................... | 400 — |

On fait digérer à une douce chaleur ou à l'exposition du soleil pendant huit jours, en remuant de temps en temps le matras où sont placés les poudres et l'alcool ; on passe ensuite avec expression et l'on filtre le produit de la digestion.

### *Teinture de cantharides et d'euphorbe* (Delafond).

| | |
|---|---|
| Poudre d'euphorbe.................. | 25 gr. |
| Alcool à 60°...................... | 600 — |
| Poudre de cantharides .............. | 100 — |

Cette teinture se prépare par digestion comme la précédente. On l'emploie aux mêmes usages.

*Cataplasme irritant avec la teinture de cantharides.*

Poudre de sauge.................... 3 poignées.
Colophane en poudre ......... } ãã 100 gr.
Teinture de cantharides ....... }
Vinaigre........................... Q. S.

Mêlez et appl quez à froid.

### Liniment excitant.

Huile............................ 100 gr.
Teinture de cantharides........ } ãã 50
Essence de térébentine......... }

Mêlez. Ce médicament est un très bon résolu if rubéfiant.

### Liniment pour les genoux couronnés (White).

Camphre........................ 15 gr.
Esprit-de-vin.................... 120
Cantharides en poudre............. 10 —

Mêlez dans une bouteille et déposez dans un endroit chaud pendant huit ou dix jours; remuez fréquemment; filtrez.

### Liniment contre les foulures (Clater).

Essence de térébenthine.............. 1 4 lit.
Huile d'origan..................... 15 gr.
Huile d'olive...................... 3 4 lit.
Cantharides en poudre............. 30 gr.

Mêlez bien le tout, secouez-le souvent, et conservez dans une bouteille pour l'usage. Frottez-en bien la partie matin et soir. Il n'est pas question d'enlever la peau, et si par l'effet du frottement elle devenait rouge et doulou-reuse, on diminuerait la force du liniment en doublant la quantité d'huile d'olive. Pour le bœuf.
Mêlez.

### Liniment cantharidé (Eckel).

Essence de térébenthine......... } ãã 50 gr.
Huile de laurier ............... }
Poudre de cantharides............... 5 gr.
Mêlez.

*Pommade cantharidée.*

Axonge.............................. 15 gr.
Teinture de cantharides............... 4 —

Adénite non spécifique pour activer la suppuration.
**Forster.**)

*Friction stimulante* (**Hayne**).

Essence de térébenthine......... } āā  50 gr.
Huile de palme................. )
Poudre de cantharides............... 10 gr.

Mêlez. Faites un liniment.

*Liniment aux cantharides* (**Erdmann** et **Hertwig**).

Poudre de cantharides................ 8 gr.
Essence de térébenthine.......... } āā 30 —
Huile de laurier ................ )

Mêlez. Tenez en lieu chaud pendant une heure.

*Liniment irritant et vésicant d'après l'analyse* **Boyer**).

Divers liniments sont employés en médecine vétérinaire pour les boiteries, les entorses, foulures, molettes,
écarts, etc. Tels sont : la *liqueur ignée* de M. Cabaret, le
*feu anglais*, le *feu français* et le *liniment Boyer*. Les essais
chimiques auxquels Lassaigne a soumis cette dernière préparation lui ont fait connaître qu'elle était composée principalement de *teinture de cantharides*, de *goudron*, d'*huile
de poudre de cantharides* et d'*une petite quantité de bichlorure de mercure*. M. Lassaigne reproduit un composé
identique au *liniment Boyer*, soit pour les caractères physiques, soit pour les effets qui en ont été constatés. Voici
cette formule (Delafond et Lassaigne) :

Teinture de cantharides............ 1 décil.
Huile d'olive ...................... 2 —
Goudron........................... 50 gr.
Poudre de cantharides ............ 5 decigr.
Bichlorure de mercure............ 2 —

### Feu anglais.

| | |
|---|---|
| Essence de lavande.................. | 626 gr. |
| Huile d'olive ou d'œillette........... | 312 — |
| Poudre de cantharides .........<br>— d'euphorbe............ } ãã | 31 — |

On peut filtrer après macération, afin de séparer les poudres ou les laisser en suspension. Contre les dilatations synoviales.

### Onguent vésicatoire pour pratiquer la révulsion étagée (Brunet).

| | |
|---|---|
| Basilicum......................... | 500 gr. |
| Cantharides pulvérisées............. | 100 — |
| Euphorbe ......................... | 50 |
| Huile de croton.................... | 10 — |

Faire des applications de bas en haut sur le thorax, sur une largeur de 10 a 15 centimètres pour chacune d'elles.

### Feu français (Ollivier).

Il parait être un liquide huileux tenant en dissolution les principes actifs des cantharides et de l'euphorbe. Le *feu* suivant s'en approche sensiblement.

### Feu à la benzine (Clément).

| | |
|---|---|
| Huile d'olive ou d'œillette........... | 700 gr. |
| Benzine .......................... | 250 — |
| Goudron .......................... | 50 — |
| Poudre de cantharides .............. | 35 — |
| — d'euphorbe.................. | 35 — |

On peut, suivant l'effet qu'on veut obtenir, conserver ces proportions ou les augmenter.

### Onguent vésicant (Larroque.

| | |
|---|---|
| Poudre de cantharides............... | 24 gr. |
| — d'euphorbe.................. | 24 — |
| Térébenthine....................... | 32 — |
| Essence de térébenthine............. | 500 — |
| — de lavande................. | 32 — |

Laissez macérer pendant huit jours après avoir mélangé. Coupez les poils sur la partie malade et faites une friction que vous renouvellerez, s'il est nécessaire, de quinze en quinze jours. Pour remplacer le feu anglais.

*Onguent vésicant, ou mixture vésicante pour le bœuf et le cheval* (**Youatt**).

Cantharides en poudre.............  23 gr.
Essence de térébenthine............  125

Laissez digérer pendant quatorze jours. La peau du bœuf et du cheval frictionnée avec cette préparation se couvre bientôt de grosses vésicules dues au soulèvement de l'épiderme.

*Onguent cantharidé* (**Hildach**).

Cantharides pulvérisées finement . )
Térébenthine commune.......... } ãã  15 gr.
Axonge ....................... )

Une seule application de cet onguent sur la peau du cheval produit la vésication. Cette préparation est très fréquemment employée par les vétérinaires allemands dans une foule de cas. Beaucoup d'entre eux prétendent en tirer un meilleur effet que de la cautérisation trans-currente. Cet onguent, d'après M. Hildach, ne produit presque pas d'effet sur la peau du bœuf.

Contre l'hydrarthrose, surtout chez les poulains (Fischer).

*Onguent de cantharides* (**Onguent vésicant**) (**Erdmann et Hertwig**).

Colophane.........................  70 gr.
Cire jaune.........................  35 —
Térébenthine commune..............  140
Axonge de porc ...................  550 —

Passez lorsque le mélange sera liquéfié par une chaleur douce, puis, lorsque la masse sera à demi refroidie, ajoutez, tout en remuant :

Poudre de cantharides.............  110 gr.

F. S. A. un onguent d'une couleur verdâtre.

*Onguent vésicant pour le mouton* (**Favre**).

| | |
|---|---|
| Cantharides pulvérisées............... | **21 gr.** |
| Euphorbe.......................... | 30 — |
| Poix noire......................... | 36 |
| Terebenthine de Venise .............. | 28 |
| Cérat lavé......................... | 20 |

Fa tes un onguent, contre les maladies de poitrine des bêtes a laine. On doit arracher la laine, étendre l'onguent sur un morceau de peau bien blanche, large comme la paume de la main, presenter l'onguent au feu pour en ramollir la surface et le rendre agglutinatif, puis le fixer par une bande circulaire. On doit réappliquer l'emplâtre après vingt-quatre heures. La suppuration doit être entretenue pendant dix à quatorze jours. Favre assure avoir employé cette préparat on avec succès sur *plusieurs centaines de moutons mérinos* atteints de maladies de poitrine.

*Onguent vésicatoire mercuriel* (**Vignardou**).

| | |
|---|---|
| Onguent vésicatoire.............. | } ãã Q. S. |
| Mercure........................ | |

Incorporez dans un mortier le mercure à l'onguent vésicatoire légèrement ramolli par la chaleur. Tumeurs osseuses au début (Nocard .

---

| | |
|---|---|
| Pommade mercurielle double... | } ãã part. ég. |
| Onguent vésicatoire .......... | |

Mêlez dans un mortier.
Tumeurs osseuses au début (**Trasbot** .

*Pomma le irritante et vésicante* (**Gellé** .

| | |
|---|---|
| Soufre sublimé ............... | } ãã 95 gr. |
| Axonge....................... | |
| Cantharides pulvérisees ............. | 24 — |

Mêlez pour faire un onguent. Gellé a préconisé cet onguent contre les herpès ou dartres ulcéreuses du gros bétail.

*Pommade vésicante pour le bœuf* (**Fergusson**)

| | |
|---|---|
| Cantharides pulvérisées .............. | 125 gr. |
| Huile de croton tiglium.............. | 7 — |
| Térebenthine  essence de)........... | 31 — |
| Axonge........................ | 500 — |

Mêlez et faites un onguent. M. Fergusson conseille cette pommade pour irriter violemment la peau des parois costales des bêtes bovines atteintes de maladies de poitrine. Ces applications determinent rapidement la vésication. Il faut en oindre une large surface du côté de la poitrine correspondant au poumon malade.

*Pommade vésicante* (**Fischer**).

| | |
|---|---|
| Cantharides pulvérisées.............. | 60 gr. |
| Tartre stibié pulvérisé.............. | 3 — |
| Huile de laurier................... | 120 — |
| Axonge ......................... | 180 — |

Faites une pommade. M. Fischer, dans un mémoire couronné par la Société vétérinaire du Calvados et de la Manche, assure que cette pommade est excellente pour combattre les tumeurs synoviales. Il faut en appliquer deux fois dans la même journee sur la tumeur, et reitérer cette application de douze en douze jours; mais il faut quelquefois huit mois pour faire disparaitre un gros vessigon.

*Onguent épispastique* (**White**).

| | |
|---|---|
| Cantharides en poudre.............. | 15 gr. |
| Essence de térébenthine............. | 30 — |
| Axonge.......................... | 120 — |

Mêlez.

*Autre* (**White** .

| | | |
|---|---|---|
| Cantharides en poudre.......... | ãã | 50 gr. |
| Essence de térebenthine......... | | |
| Acide sulfurique................... | | 5 — |
| Axonge.......................... | | 120 — |

Mêlez.

### *Autre* (**White**).

Goudron ........................... 120 gr.
Cantharides en poudre............. 50 —
Acide sulfurique.................... 5 —
Essence de lavande................. 15 —
Axonge ............................ 50 —

Mêlez.

### *Onguent vésicatoire ordinaire* (**White**).

Térébenthine....................... 120 gr.
Cantharides en poudre............. 100
Axonge............................ 200 —
Cire .............................. 60 —
Résine jaune....................... 30 —
Essence de lavande................. 15 —

F. S. A.

### *Onguent vésicatoire* **Clater** .

Basilicum........................... 30 gr.
Cantharides en poudre ............ 10 —
Essence de térébenthine............ 8 —

Mêlez. F. S. A.

### *Onguent vésicatoire* (**Codex**).

Poix noire .................... ⎫ ãã 200 gr.
 — résine ................... ⎭
Cire jaune......................... 150 —
Huile ............................. 600 —
Cantharides en poudre............. 300 —
Euphorbe en poudre fine......... ... 100 —

Écrasez les poix, coupez la cire en petits morceaux,
faites fondre dans une bassine, ajoutez l'huile; passez à
travers une toile claire ou un tamis de crin; mettez les
cantharides et l'euphorbe dans la bassine, humectez légèrement avec très peu d'eau, ajoutez la moitié à peu près
du mélange liquéfié; chauffez pour faire évaporer la plus
grande partie de l'humidité; ajoutez sur la fin le reste du
mélange, faites chauffer encore un instant, retirez du feu,
laissez refroidir.

Il faut avoir l'attention de remuer l'onguent jusqu'à ce qu'il ait acquis assez de consistance pour retenir en suspension les poudres, qui, sans cette precaution, se précipiteraient au fond de la bassine (Lebas).

Le mode de préparation que j'indique, dit Lebas, n'est point conforme à celui qu'on trouve dans les dispensaires; l'expérience m'avait prouvé (Bouchardat), avant l'impression de la première édition de mon ouvrage, qu'il était préférable à tous les autres. Je ne l'ai adopté qu'après que les praticiens lui ont reconnu un degré de superiorité.

L'onguent vésicatoire est un medicament tres utile dans la médecine vetérinaire; on le mitige souvent en l'étendant de son poids d'onguent basilicum.

### Onguent épispastique.

```
Onguent vésicatoire................. 100 gr.
    —    basilicum.................. 800 —
```

Mêlez. Cet onguent est employé pour favoriser et entretenir la suppuration des vésicatoires ainsi que des sétons. On l'applique légèrement sur la surface de ces exutoires, ou on en graisse les linges qui servent à les panser.

### Onguent pour panser les vésicatoires.

```
Onguent populéum . ............... 1000 gr.
Poudre de cantharides.... ........ 100 —
```

Mêlez et employez aux mêmes usages que le précédent.

### Onguent irritant ou chaud résolutif (Lebas).

```
Onguent vésicatoire................. 800 gr.
Pommade mercurielle double......... 400
Savon vert........................ 200 —
Huile de laurier................... 250
Cire jaune........................ 150
```

Faites fondre la cire à une douce chaleur, ajoutez l'huile de laurier et l'onguent vésicatoire. Retirez du feu quand la masse commence à se liquéfier, incorporez au moment où elle va se solidifier l'onguent mercuriel et le savon vert.

*Onguent vésicatoire non dépilant* (**Coculet**).

| | | |
|---|---|---|
| Onguent vésicatoire............. | } āā | 200 gr. |
| Pommade mercurielle.......... | | |
| Suie de cheminée.................... | | 100 — |
| Poudre de cantharides .............. | | 15 — |

Mélangez exactement.

*Pommade cantharidée.*

| | |
|---|---|
| Poudre de cantharides................. | 32 gr. |
| Axonge............................. | 38 — |
| Cire jaune........................... | 64 — |

Faites digérer les cantharides dans la graisse fondue, passez avec expression et ajoutez la cire.

*Huile cantharidée.*

| | |
|---|---|
| Poudre de cantharides .............. | 125 gr. |
| Huile grasse (œillette .............. | 2000 — |

**Euphorbe** (*gomme-résine*). — C'est un irritant très énergique, qui a été employé à l'intérieur comme purgatif drastique, mais qu'on a abandonné avec raison. Les usages pour l'extérieur ont plus d'importance.

La poudre d'euphorbe, appliquée sur la peau des animaux, après en avoir rasé les poils, détermine de l'irritation, puis souvent la vésication. Cette gomme-résine n'irrite pas les organes génito-urinaires. Sous ce rapport, l'euphorbe est un agent épispastique que plus d'un vétérinaire préfère aux cantharides.

*Onguent de précipité et d'euphorbe* (**Eckel**).

| | | |
|---|---|---|
| Onguent basilicum ................... | | 60 gr. |
| Poudre d'oxyde rouge de mercure | } āā | 2 — |
|    —    d'euphorbe............. | | |

Mêlez. Faites un onguent pour oindre chaque jour les abcès du cheval.

*Cataplasme rubéfiant avec l'euphorbe.*

Euphorbe en poudre............  50 à 100 gr.
Pâte de seigle ou de froment aigri      Q. S.

On saupoudre la pâte avec la poudre d'euphorbe et on applique sur la peau que l'on veut rubéfier; on remplace ainsi les *vésicatoires aux cantharides*, qui peuvent aussi se préparer économiquement en saupoudrant de la pâte avec de la poudre de cantharides.

*Cataplasme irritant.*

Farine de moutarde noire............  200 gr.
Euphorbe en poudre..................  20
Eau................................*........  Q. S.

Mêlez les deux premières substances, ajoutez l'eau.

*Pommade d'euphorbe.*

Euphorbe en poudre..................  2 gr.
Axonge..............................  32 —

Incorporez. Vésicant rapide, mais peu énergique.

*Huile d'euphorbe.*

Euphorbe..........................  15 gr.
Huile grasse ....................  1000 —

Faites digérer pendant huit jours et passez à l'étamine (comme la pommade).

### Émétique.

*Pommade d'Autenrieth.*

Émétique porphyrisé..................  1 gr.
Axonge..............................  4 —

Mêlez sur un porphyre.
Dérivatif puissant qu'il faut administrer avec précaution.

*Pommade vésicante stibiée* (**Codex** .

| | |
|---|---|
| Émétique porphyrisé ................... | 1 gr. |
| Bichromate de potasse............... | 1 |
| Axonge........................... | 50 |

F. S. A.
(Pour les chiens.)

### Moutarde noire. Sinapismes.

*Papier Rigollot.*

Farine de moutarde dont l'huile grasse a été exprimée et qui est fixée sur papier fort non collé a l'aide d'une dissolution légère de caoutchouc.

## Ammoniaque.

*Liniment ammoniacal camphré* **Strauss** .

| | |
|---|---|
| Eau-de-vie camphrée................. | 30 gr. |
| Ammoniaque liquide................. | 15 |

Mêlez. Frottez la peau de l'animal malade.

*Liniment ammoniacal liniment volatil* (**Erdmann**).

| | |
|---|---|
| Huile de navette................... | 125 gr. |
| Ammoniaque caustique liquide....... | 20 |

Agitez dans un vase de terre clos jusqu'à ce que le mélange soit intime. Il est demi-fluide; le mélange n'est pas détruit par le repos.

*Liniment ammoniacal camphré (liniment volatil camphré* (**Erdmann**).

| | |
|---|---|
| Huile camphrée................... | 3 part. |
| Ammoniaque caustique liquide....... | 1 — |

Mêlez.

*Liniment stimulant* (**Strauss**).

| | |
|---|---|
| Huile de térébenthine............ | } āā 30 gr. |
| Huile d'olive.................... | |
| Ammoniaque liquide............... | 15 — |

Mêlez.

### Liniment irritant (Strauss).

Ammoniaque liquide...................  30 gr.
Esprit-de-vin. ......................  60 —
Essence de térébenthine..............  30 —

Mêlez.

### Liniment volatil (Strauss).

Huile d'olive..... ..................  60 gr.
Ammoniaque liquide..................  30 —

Mêlez.

### Mixture contre les affections rhumatismales, les paralysies Erdmann et Hertwig).

Ammoniaque liquide..............  
Essence de térébenthine.........  } àà 30 gr.
Alcool camphré..................  
Alcool de savon alcoolisé........  } àà 45 —

Mêlez. En friction sur les parties malades.

### Pommade de Gondret (caustique ammoniacal).

Suif.......................... ....................  32 gr.
Graisse de porc......................  32 —
Ammoniaque liquide à 25°...........  64 —

Faites liquéfier le suif et l'axonge dans un flacon à large
ouverture, ajoutez l'ammoniaque; fermez le flacon et tenez,
le plongé dans l'eau froide, en ayant soin d'agiter de
temps en temps jusqu'a ce que la pommade soit refroidie.
Cette pommade est très active; en l'etendant sur la peau
et en recouvrant d'une compresse, elle produit une
vésication assez rapide.

### Eau sédative (Raspail).

Eau....................... ......  500 gr.
Alcool camphré...................  60 —
Ammoniaque liquide...............  130 —
Sel marin.......................  120 —

Dissolvez le sel dans l'eau et mélangez.

*Charge résolutive ammoniacale.*

Térébenthine...................... 250 gr.
Alcool camphré............. . .... 100 —
Ammoniaque liquide à 22°.......... 100 —

On ajoute l'alcool camphré à la térébenthine et l'on mêle ensuite peu à peu l'ammoniaque par trituration.

*Liniment ammoniacal (liniment volatil).* — Mêlez 64 gram. d'huile d'olive avec 8 gram. d'ammoniaque liquide à 22°.

Ce liniment est un excitant fort actif qui rougit la peau et peut même produire une vésication. Quand on veut un effet plus actif, on double la dose d'ammoniaque; on la diminue au contraire quand on veut obtenir une action plus douce. Ce liniment est surtout employé dans les douleurs rhumatismales; on y ajoute souvent du camphre, 4 gram.; du laudanum, 4 gram., etc.

## Bichlorure de mercure ou sublimé corrosif.

*Onguent fondant* (**Girard**).

Térébenthine...................... 384 gr.
Deutochlorure de mercure........... 32 —

On réduit le deutochlorure en poudre fine dans un mortier de verre ou de porcelaine, et on le triture peu a peu avec la térebenthine. La proportion du sublimé corrosif peut être augmentee jusqu'à un huitième. Employé pour obtenir la résorption des liquides épanchés dans des kystes récents; on augmente son action en échauffant la partie avec une pelle rouge (?).

*Onguent fondant avec le sublime* (**Lebas**).

Sublimé corrosif.................... 1 part.
Térébenthine................· ⎰ ãã 2 —
Axonge ou suif............... ⎱

Réduisez le sublimé en poudre très fine dans un mortier de porcelaine, mêlez à la térébenthine et à l'axonge préa-

lablement fondues ensemble. Cet onguent ressemble beaucoup à l'onguent fondant de Girard, et s'emploie dans les
mêmes conditions.

### Essence de térébenthine.

*Charge résolutive.*

Goudron.........................  \
Suif et poix de Bourgogne.......  } āā 100 gr.
Essence de térebenthine..........  \
Teinture de cantharides..........  } āā  50 —

Faites fondre le suif à une chaleur modérée ; ajoutez le
goudron, l'essence et la teinture ; mêlez exactement.

Après avoir rasé ou coupé le poil de la partie malade,
faites une forte friction avec la charge ; recouvrez après
avec des étoupes trempées dans ce même médicament.

La charge résolutive, fortifiante, s'emploie communément sous forme de topique sur des étoupes : il faut
avoir soin de bien frictionner la partie malade.

*Charge résolutive avec la poix de Bourgogne.*

Poix de Bourgogne..................  200 gr.
Suif ............................  } āā 100 —
Essence de térébenthine........  \

Après avoir fait dissoudre la poix avec le suif, ajoutez
l'essence et appliquez sur la partie malade rasée.

*Charge résolutive ammoniacale.*

Térébenthine.......................  200 gr.
Essence de térébenthine.............  100 —
Camphre .........................   20 —
Ammoniaque liquide................   50 —

Mêlez la térébenthine avec l'essence, ajoutez le camphre,
puis l'ammoniaque.

*Charge résolutive avec le savon.*

Savon noir.........................  200 gr.
Térébenthine..................  } āā 100 —
Essence de lavande...........  \

Mêlez et employez comme il est dit ci-dessus.

*Charge résolutive.*

Térébenthine........................ 200 gr.
Huile de laurier............... { áà 100 —
Essence de lavande............

On mêle par agitation ces trois substances et on applique la charge comme ci-dessus.

*Charge résolutive fortifiante.*

Goudron........................... 250 gr.
Suif........................... { ãà 100 —
Essence de térébenthine........

Faites fondre le suif et le goudron, retirez du feu et mélangez exactement l'essence.

*Charge de Lebas employée à l'Ecole d'Alfort.*

Goudron........................... 12 gr.
Axonge ou suif..................... 6 —
Essence de térébenthine........ { ãà 4 à 5 —
Teinture de cantharides........

**Autres révulsifs.** — Thapsia, agave d'Amérique; phosphore, huile de croton.

--------

# MÉDICAMENTS CAUSTIQUES

**Potasse caustique à la chaux** (*pierre à cautère* . — La potasse à la chaux, de même que l'hydrate de potasse, est un caustique très violent qui décompose rapidement les parties avec lesquelles il est mis en contact, et il laisse sur la peau des animaux une eschare molle, grisâtre, qui se dessèche lentement. On profite de cette action caustique pour cautériser les dartres rebelles, les eaux aux jambes.

*Injection alcaline* (**Eckel**).

Potasse caustique................... 4 gr.

Dissolvez dans :

Eau distillée....................... 1/2 lit.

Ajoutez :

Teinture d'aloès................... 15 gr.

Pour injecter les fistules et trajets fistuleux.

On emploie encore la potasse caustique pour ouvrir quelques abcès froids ou accompagnés d'induration des parties voisines, pour cautériser des plaies envenimées ou de mauvais caractère, etc. On reproche à la potasse de couler sur la peau et de produire une eschare qui n'est pas bien circonscrite et quelquefois plus étendue que celle que l'on a voulu obtenir.

**Caustique de Vienne** (*poudre caustique de Vienne*). — Le mélange caustique connu sous le nom de *poudre de Vienne* a un pouvoir cautérisant au moins égal et n'a pas les mêmes inconvénients. Pour le préparer, prenez : potasse caustique à la chaux, 50; chaux vive, 60. Réduisez en poudre les deux substances dans un mortier chauffé, mélangez-les exactement et avec rapidité, et renfermez le mélange dans un bocal à large ouverture bouché à l'émeri. Pour l'employer, on le délaye avec un peu d'alcool, de manière à le réduire en une pâte molle que l'on

applique sur la partie que l'on veut cautériser.
Ne faire durer l'application que de dix à trente
minutes. — Tumeurs indurées.

Le mélange de chaux et de potasse réduit en
poudre est encore utile pour dessécher les écoulements sanieux et modifier les ulcères cancéreux.

Administrée à l'intérieur, la potasse agit à la
manière des poisons corrosifs; on l'a cependant
conseillée en dissolution extrêmement étendue,
c'est-à-dire 20 centigram. de potasse caustique
pour 1 litre d'eau, comme diurétique; mais on
a recours aujourd'hui aux bicarbonates, qui,
sous tous les rapports, sont préférables.

**Chlorure d'antimoine (beurre d'antimoine).**
— Excellent caustique, mais qui doit être manié
avec la plus grande prudence, car il se liquéfie
facilement; appliqué sur un point, il pourrait,
si l'on n'y prenait garde, étendre son action aux
points voisins et produire une plaie considérable.

**Formule usitée à l'École d'Alfort.**

*Caustique de Vivier.*

Protochlorure d'antimoine............ 1 gr.
Acide chlorhydrique................. 10 —

Dissolvez et bouchez.
(Crapaud.)

*Lotion contre le piétin* (**Trasbot**).

Chlorure d antimoine.............. 100 gr.
Acide chlorhydrique du commerce... Q. S.
Eau.. ........................... 1000 gr.

Triturez dans un mortier le chlorure d'antimoine avec l'acide chlorhydrique et ajoutez l'eau peu à peu. Il ne doit pas se produire de précipité blanc par l'addition de l'eau si l'on a employé une quantité d'acide suffisante.

**Chlorure de zinc** (*chlorhydrate de zinc, beurre de zinc*). — C'est un sel blanc très caustique, déliquescent; on l'emploie exclusivement comme caustique, et sous ce rapport il mérite l'attention des praticiens. On peut l'étendre de 12 à 50 parties d'eau pour former des solutions caustiques détersives et siccatives.

*Pâte escharotique de Canquoin.*

Chlorure de zinc...................... 1 part.
Farine de froment.................... 2 —

On mêle le chlorure réduit en poudre avec la farine, et l'on y ajoute assez peu d'eau pour obtenir une pâte très solide qu'on étend sur un marbre avec un rouleau en couche variant de 1/2 ligne à 4, suivant l'épaisseur de l'eschare qu'on veut produire. On coupe la pâte de la forme de l'eschare qu'on veut obtenir; on l'applique sur la partie denudée, soit par ulcère, soit par un vésicatoire. L'eschare produite par cette pâte tombe du huitième au dixième jour. Elle est blanche, très dure, epaisse. L'application de ce caustique est commode. Il mérite l'attention des vétérinaires.

*Formule allemande.*

Chlorure de zinc...................... 4 gr.
Farine de seigle.................. 4 à 2 —
Eau distillee..................... Q. S.

Faites une pâte. (**Forster.**)

**Alun calciné.** — Caustique très léger; c'est surtout comme excipient de liquides caustiques qu'il est usité.

*Pâte caustique* (**Plasse**).

Alun calciné...................... 100 gr.
Acide sulfurique... ................. Q. S.

Pour composer, avec les 100 grammes d'alun calciné, une pâte de la consistance du miel.

*Autre* (**Plasse** .

Alun calciné...................... 100 gr.
Solution styptique de Plasse......... Q. S.

pour composer, avec les 100 grammes d'alun calciné, une pâte de la même consistance que la précédente.

Pour faire ces deux pâtes caustiques, on versera les acides en petite quantité dans un vase de verre, et l'on agitera de temps en temps le mélange jusqu'a ce qu'il soit refroidi; on évitera ainsi la formation des cristaux qui nuiraient a son application. Pour la cure du crapaud du cheval, on devra, avant d'en faire usage, parer le pied à fond, et surtout s'assurer de l'intégrité du tissu sous-cutané des arcs boutants sous lesquels le mal s'insinue souvent. On enlèvera ensuite les plus grands filaments cornés, mais aver attention de ne pas faire saigner. On appiquera ensuite la pâte caustique sur toutes les parties malades avec une spatule de bois une fois par jour, pendant cinq jours; si l'animal va dans l'humidité, il sera bon de panser matin et soir. Le sixième jour, on enlèvera, s'il est utile, les eschares avec la feuille de sauge, et l'on continuera l'application de la pâte encore pendant cinq jours, et ainsi de suite jusqu'a ce que l'épaisseur des parties malades ait disparu. Les plaies prennent alors un aspect favorable.

*Poudre caustique contre les ulcères* (**Erdmann et Hertwig** .

Alun en poudre................. ⎫
Écorce de chêne pulvérisée....... ⎬ āā 30 gr.
Charbon de bois pulvérisé........... 15 —

Mêlez, pour l'usage externe; à étendre largement sur les ulcères présentant un caractère putride ou gangréneux et une sécrétion exagérée.

16.

**Chromate de potasse.** — Légèrement caustique. C'est un fondant recommandable.

> Chromate neutre de potasse.......... 60 centigr.
> Axonge............................. 20 gr.

**F. S. A.** Frictions le long du tendon. Répéter le cas échéant après quatre ou cinq jours (**Forster**).

------

> Bichromate de potasse................ 4 gr.
> Axonge............................. 30 —

**F. S. A.** Appliquer sur la tumeur une mince couche de cette pommade; faire ensuite des frictions lentes; si l'effet est insuffisant, nouvelles applications plusieurs jours après seulement (**Schmid**).

------

> Bichromate de potasse. ...... · ⎫ āa  2 gr. 50.
> Iodure de potassium.... ...... ⎬
> Pommade mercurielle.... ... ...... 30 gr.

Néoplasies osseuses. En frictions répétées (**Schmid**).


### Acides nitrique, chlorhydrique, sulfurique.

*Onguent d'acide sulfurique* (**P. Beastley**).

> Acide sulfurique..................... 4 gr.
> Saindoux ......................... 32 —

Mélangez.


*Pommade contre le crapaud* (**White**).

> Acide sulfurique.................... 60 gr.
> Axonge............................ 150 —

Faites fondre l'axonge, incorporez l'acide sulf. et mél.

*Solution caustique contre l'exomphale des poulains*
**(Hertwig).**

Acide sulfurique étendu..............,.. 30 gr.

On cautérise, matin et soir, pendant deux jours, la portion de peau qui recouvre la hernie ombilicale ou exomphale des poulains. Le troisième et le quatrième jour, on cautérise seulement une fois. Le cinquième jour on fait une embrocation avec la mixture suivante :

Huile de lin........................ 58 gr.
Essence de térébenthine......... 14 à 29 —

Chaque jour on nettoie la partie cautérisée avec de l'eau tiède jusqu'au dixième ou douzième jour. La cure est opérée en quinze à vingt jours.

### *Liqueur de Mercier.*

Essence de térébenthine.............. 40 gr.
Acide sulfurique.... ................ 10 —

Mélangez avec précaution. Fourchette pourrie, piétin, etc.

### *Liqueur caustique,*

Eau distillée......................... 32 gr.
Perchlorure de fer................... 16 —
Acide chlorhydrique................. 8

Ajoutez l'acide et le sel à l'eau.
Pour détruire les virus dans les plaies.

### *Acide nitrique contre le piétin* **(Morel de Vindé).**

M. Morel de Vindé nettoyait le pied de l'animal dès qu'il apercevait la moindre claudication, cherchait à découvrir le petit point blanc sous la corne, amincissait celle-ci s'il ne pouvait pas le voir sans cette précaution. Il passait ensuite sur cette place blanche les barbes d'une plume imbibée d'acide nitrique; l'eau-forte pénétrait à travers la corne jusqu'au centre du petit abcès et détruisait le principe contagieux; sans autre précaution la bête se trouvait guérie. L'auteur n'a publié ce moyen vraiment efficace

qu'après une expérience d'une année. Il est d'autant plus
avantageux qu'il prévient le développement de la maladie,
en borne réellement la contagion, et permet d'en arrêter
les progrès; ce que ne peuvent pas les traitements cura-
tifs consécutifs, qui ont tous l'inconvénient de ne produire
leurs effets qu'après une effrayante diffusion du virus.

### Onguent caustique (Clater).

| | |
|---|---|
| Axonge.. ..................... | ⟩ ãã 2 kilogr. |
| Saindoux...... .............. | ⟩ |
| Essence de térébenthine........... | 200 gr. |
| Acide sulfurique.................. | 60 — |

Mêlez avec soin. Utile contre les plaies de mauvaise
nature.

### Caustique noir.

| | |
|---|---|
| Noir d'ivoire...................... | 100 gr. |
| Acide sulfurique pur.............. | Q. S. |

Pour faire une pâte molle qu'on appliquera pour cautériser les ulcères de mauvaise nature, les ulcérations du
piétin.

On peut remplacer le noir d'ivoire par du *noir de fumée.*

## Sels de mercure.

### Injection de sublimé (**Erdmann** et **Hertwig**).

Sublimé corrosif, 4 gr. Alcool rectifié.. 45 gr.
Faites dissoudre. Pour injecter dans les fistules des
cartilages.

### Trochisques escharotiques.

| | |
|---|---|
| Sublimé corrosif.................... | 5 gr. |
| Amidon........................... | 10 — |
| Eau de gomme..................... | Q. S. |

Porphyrisez le sublimé : mêlez-le à l'amidon, et ajoutez l'eau gommée pour obtenir une pâte avec laquelle vous
ferez des trochisques en forme de grains d'avoine du
poids de 15 centigr. environ : pour cautériser les mauvais
ulcères.

*Trochisques escharotiques de minium.*

Sublimé corrosif........................ 10 gr.
Minium................................. 5 —
Mie de pain tendre..................... 40 —
Eau distillée.......................... Q. S.

Faites une pâte que vous diviserez en trochisques de 15 centigr., auxquels vous donnerez la forme de grains d'avoine.

*Solution de sublimé, dite mixture de Cherry* (**Cherry**).

Deutochlorure de mercure, 4 gr. Alcool rectifié.. 30 gr.

Mettez le chlorure mercuriel dans un mortier de grès, et réduisez-le en poudre fine : ajoutez 4 à 8 grammes d'alcool, broyez et versez la liqueur surnageante. Répetez la même manœuvre avec le sédiment aussi longtemps qu'il restera du sel à dissoudre.

Contre les mollettes, les vessigons, l'éparvin commençant, les suros, les formes, les inflammations carpiennes, les courbes et les jardons récents, comme aussi dans tous les cas où l'emploi du cautère actuel est indiqué et où le vésicatoire est impuissant.

La liqueur doit être appliquée sur la partie malade, et sans couper les poils, avec une brosse courte à moitié usée ou avec un pinceau commun de peintre et en l'étalant de la même manière que la peinture; mais il ne faut en mettre que juste ce qui doit imprégner les poils et pénétrer la couche superficielle de la peau, sans aller au delà.

Si l'on desire obtenir un effet puissant, la partie sur laquelle la liqueur sera appliquée devra être préalablement bien frottée avec la main ou avec une brosse. On peut même faire une friction avec le bout du doigt imprégné de la liqueur. Mais cela est rarement nécessaire.

Les effets de l'application ne se manifestent pas tout d'abord et avec promptitude. Il n'y a ni douleur ni irritation apparentes. Jamais un cheval ne mord ou ne déchire, par les frottements, la partie sur laquelle la liqueur a été appliquée.

Les premiers signes qui témoignent de son action sont un léger gonflement de la partie, le hérissement des poils

et une exsudation à la surface de la peau, rarement assez
abondante pour mouiller les parties déclives.

Cette exsudation desséchée, on voit se détacher ultérieurement de la surface cutanée une eschare mince
comme du parchemin et traversée par les poils qu'elle
entraine en partie. Une nouvelle exfoliation plus mince
suit cette première, et, si la solution a été forte, une troisième, moins épaisse encore, succède à la deuxième. Tout
le poil n'est pas entrainé par ces exfoliations successives
La peau demeure pendant quelque temps indurée et un
peu sensible : cet état se prolonge cinq à six semaines,
pendant lesquelles il n'y a aucune application à faire.
Plus tard, le poil repousse et l'animal n'éprouve aucune
tare.

Après la pousse du premier poil, on peut, si le cas le
réclame, avoir recours à une nouvelle application; mais
ce ne doit être que cinq ou six semaines après la première.

Cette mixture, ne produisant pas une trop forte irritation, est d'un emploi inappréciable, dit M. Cherry, dans le
traitement des maladies que nous avons énumérées, et
notamment chez les poulains qui ont tant de tendance et
de facilité à se mordre aux endroits où on leur applique
des vésicatoires (Delafond .

M. Cherry recommande en outre la liqueur en applications sur le bord des paupières, pour combattre avec
succès les ophtalmies chroniques; mais nous la regardons
comme beaucoup trop active pour cette application.

*Pâte escharotique contre le crapaud du cheval* (**Bouley**).

Bichlorure de mercure................. 16 **gr.**
Farine de froment.................... 16 —
Alcool.............................. Q. S.

Pour faire une pâte. La même préparation sert à enduire
les casseaux pour la castration.

*Onguent très irritant et caustique* (**Cruzel**).

Onguent basilicum.................... 250 **gr.**
Sublimé corrosif..................... 6 —

Cantharides en poudre, autant qu'il est possible d'en

mélanger à l'onguent basilicum sans qu'il devienne trop consistant pour être employé.

M. Cruzel emp oie cet onguent contre le charbon symptomatique. Il en étend une couche sur toute la surface des tumeurs charbonneuses. L'action de cette préparation est aussi prompte qu'énergique; en peu de temps la peau se couvre de phlyctènes, et bientôt elle se change en une eschare épaisse qui circonscrit la tumeur et modifie profondément son etat. Cette eschare se détache lentement.

*Poudre caustique modifiée sur la formule du frère Côme.*

Acide arsénieux...................... 10 gr.
Deutosulfure de mercure (cinabre vermillon)......................,..... 60 —
Sang-dragon ...................,......... 1 gr. 2 déc.

*Mode de préparation.* — Réduisez séparément ces trois substances en poudre très fine; réunissez et faites un mélange intime par trituration.

*Observations.* — L'action caustique de cette poudre peut être augmentée en ajoutant une plus forte proportion d'acide arsénieux. Elle peut être diminuée en augmentant celle du sulfure de mercure et de sang-dragon. Délayée dans l'eau gommée, cette poudre sert à confectionner des bouillies ou des pâtes caustiques.

## Acide arsénieux.

*Solutum contre le crapaud* (**Erdmann** et **Hertwig**).

Arsenic blanc................... 20 centigr.
Potasse caustique........... } ãã  4 gr.
Aloès en poudre............ }
Eau commune................... 60 —

Mêlez. En arroser largement les surfaces ulcérées une ou deux fois par jour. Contre le crapaud.

*Mixture contre les eaux aux jambes* (**Drouard**).

Sulfate de cuivre.................,... 32 gr.
Acide arsénieux................... 16 —

    Vinaigre...................... }
    Eau........................... } ãã  500 gr.

**En lotions.**

*Rusma,* ou *pâte épilatoire des Turcs.* — Délayez dans
p. é. de blanc d'œuf et de lessive de savonniers.

    Chaux vive.........................  8 gr.
    Orpiment...........................  1 —

On applique sur les parties que l'on veut épiler; on
laisse sécher lentement et on lave ensuite à grande eau.

*Onguent dessiccatif et légèrement cauthérétique* (**Reynal**).

    Coaltar............................  50 gr.
    Acide arsénieux....................   1 —

**Mêlez.**
M. Reynal préconise ce mélange comme très bon pour
dessécher et faire cicatriser les crevasses anciennes (dites
malandres ou solandres) qui se montrent si fréquemment
dans le pli du genou, du jarret et du paturou des chevaux.

*Poudre caustique et dessiccative* (**Schaack**).

    Acide arsénieux....................   2 gr.
    Sulfure rouge de mercure...........  30 —
    Sang-dragon........................  15 —

M. Schaack a employé cette préparation avec succès
contre les eaux aux jambes du cheval dans le cas où la
maladie marche lentement et détermine des altérations
successives à la peau, qui précèdent de plusieurs mois
et parfois de quelques années l'écoulement séreux et
l'excoriation des parties malades. C'est seulement lorsque
le suintement est bien établi et que la peau est excoriée,
que la préparation a le plus de succès : en un mot, c'est
dans la période d'état qu'elle réussit. Le travail favorise
son action curative.
Après avoir coupé les poils et calmé l'inflammation par
l'emploi de bains et de cataplasmes, on enduit toutes les
parties malades d'une forte couche de pâte arsenicale

qui, au préalable, a été réduite à la consistance de bouillie au moyen d'eau chaude. Il faut garder l'animal au repos et l'attacher court jusqu'à ce que la couche arsenicale soit sèche, ce qui arrive au bout de quelques heures.

Tous les jours on doit bassiner les croûtes et mettre des cataplasmes pour détremper les eschares que l'on doit enlever sans faire saigner. Si l'animal souffre beaucoup, il faut le mettre à la diète et appliquer une couche de pâte plus délayée.

Lorsque, malgré ce traitement, le suintement reparaît, il faut revenir aux émollients, les continuer pendant cinq à six jours et revenir à l'application de la pâte. Il ne faut pas négliger les soins de propreté; dans quelques cas, on doit avoir recours à l'emploi des sétons, des purgatifs (?), etc.

---

*Poudre arsenicale contre les eaux aux jambes.*

Acide arsénieux ou oxyde blanc d'arsenic.   2 gr.
Résine ............................... 16 —
Cinabre .............................. 32 —

On porphyrise ces trois substances ensemble et on les conserve.

On délaye ces poudres avec de l'eau jusqu'à consistance de bouillie, et on étend celle-ci en couches sur la partie malade à l'aide d'un pinceau.

On ne doit faire usage de cette préparation que dans les eaux aux jambes chroniques et en petites proportions.

---

Acide arsénieux.............. } āā 1 gr. 25
Gomme arabique.............. }
Cérat simple.................... 2 —

F. S. A. Appliquer en couche mince sur les verrues (**Hertwig**).

**Nitrate d'argent** (*pierre infernale*). — C'est un caustique très efficace, qui serait plus fréquemment employé qu'il ne l'est dans la médecine vétérinaire, si ce n'était son prix élevé. *A l'intérieur*, le nitrate d'argent est un poison assez actif; *à l'extérieur*, le nitrate d'argent est le cathérétique le plus efficace. Il agit lentement sur la peau, mais très rapidement sur les chairs vives; l'irritation qu'il occasionne est ordinairement de peu de durée; il n'est point absorbé. L'eschare qu'il détermine est sèche, grisâtre, légère. On s'en sert sous forme de pierre infernale pour réprimer les chairs fongueuses, pour cautériser les plaies de mauvaise nature.

La solution de nitrate d'argent dans l'eau distillée est employée aujourd'hui dans un grand nombre de phlegmasies chroniques de toutes les membranes muqueuses : ainsi, les phlegmasies des conjonctives, des fosses nasales ont été efficacement combattues par ce moyen. Beaucoup d'inflammations aiguës ont pu être également modifiées par le même agent thérapeutique. On a encore appliqué des solutions de nitrate d'argent plus ou moins concentrées, pour changer la manière d'être de la peau dans un grand nombre d'affections cutanées, chroniques ou rebelles.

On emploie plus particulièrement, dit Delafond, ce caustique argentique pour cautériser les chancres des oreilles, des phalanges du chien, les végétations des plaies du sabot du cheval, les gerçures du pli des articulations. On introduit souvent un crayon de nitrate d'argent dans les fistules anciennes, et notamment dans celles provenant de la carie des cartilages du pied.

### Collyre au nitrate d'argent.

1° Le nitrate d'argent est le meilleur topique que l'on puisse employer dans un grand nombre de maladies aiguës ou chroniques de l'œil ; 2° dans les blépharites de nature diverse, c'est sous forme de pommade que le nitrate doit être employé ; 3° dans les inflammations des paupières, c'est sous forme solide qu'on retire de plus grands avantages du nitrate d'argent ; 4° pour les conjonctivites, au contraire, c'est sous forme de collyre que son emploi est préférable ; 5° pour les conjonctivites légères, une solution de 4 à 15 centigr. de nitrate d'argent dans 30 gram. d'eau distillée, suffit en général ; 6° dans les conjonctivites purulentes, la dose peut être élevée de 1 à 2 gram. pour 30 gram. d'eau ; 7° l'emploi du crayon de nitrate d'argent peut aussi donner de bons résultats, mais ce moyen est dangereux ; 8° il est toujours très avantageux, dans le traitement des ophtalmies, de diminuer et d'augmenter alternativement les doses de nitrate d'argent.

### Collyre de nitrate d'argent (Eckel).

Nitrate d'argent fondu................    1 gr.
Eau distillée de menthe.............  100 —

Faites dissoudre, instillez quelques gouttes trois fois par jour dans l'œil.

### Collyre à l'azotate d'argent (Codex).

Azotate d'argent cristallisé........    0 gr. 10
Laudanum de Sydenham.........    1 gr.
Eau de rose.....................  125 gr.

Dissolvez. Chiens de luxe.

### Solution de nitrate d'argent (Eckel).

Nitrate d'argent...................    4 gr.
Eau distillée.......................  250 —
Alcool camphré...................   15 —

Faites dissoudre, mêlez. Pour imbiber des compresses qu'on appliquera sur des abcès ; ou en injection quand l'abcès est ouvert et que la cicatrisation est difficile.

### *Pommade ophtalmique.*

Nitrate d'argent...... .............. 5 centigr.
Axonge ........................... 4 gr.

On emploie encore 1 gram. de nitrate d'argent pour 20 gram. d'axonge et 10 gram. d'huile; c'est une pommade très efficace contre les ophtalmies.

### *Onguent pour les yeux* (**Morton**).

Nitrate d'argent.................... 50 centigr.
Saindoux.......................... 32 gr.

Porphyrisez le mélange. La grosseur d'un pois sera introduite entre les paupières dans l'ophtalmie chronique.

### *Liniment contre l'eczéma* (**Erdmann et Hertwig**).

Nitrate d'argent fondu.............. 4 gr.

Broyez avec quelques gouttes d'eau distillée et

Huile de lin (ou de colza)........... 125 gr.

A frotter les parties malades avec une plume à de courts intervalles.

### *Pommade antiophtalmique dans la fluxion périodique des chevaux* (**Bernard**).

Azotate d'argent................... 10 centigr.
Graisse récente.................... 8 gr.

On introduit, tous les jours ou tous les deux jours, gros comme un pois de cette pommade à la face interne de la paupière supérieure du cheval. On en suspend de temps en temps l'usage, on y revient; enfin on peut en continuer longtemps l'emploi et à peu de frais. Calme les accès.

---

Azotate d'argent ................. 60 centigr.
Eau ........................... 120 gr.

Collections des sinus (injections) [**Forster**].

---

Azotate d'argent.....................    2 gr.
Eau distillée........................   60 —

F. S. A. Badigeonner la verge deux fois par jour. Balanite (**Forster** .

**Sels de cuivre.** — Les sels de cuivre sont des
caustiques et des substitutifs efficaces qui, employés a l'extérieur, rendent de grands services
à la médecine vétérinaire.

**Sulfate de cuivre.** — Il est très usité à l'extérieur comme cathérétique, pour cautériser certains ulcères fongueux, des aphtes, des chancres
atoniques. En dissolution dans l'eau, on l'a
employé comme styptique dans les hémorrhagies
extérieures et comme stimulant dans les ophtalmies chroniques entretenues par l'atonie des
membranes muqueuses.

*Mixture contre le javart cartilagineux* (**Mariage** .

Sous-acétate de plomb liquide.......   120 gr.
Sulfate de z nc.....................    60 —
    —      de cuivre cristallisé..........    60 —
Vinaigre blanc......................   1/2 lit.

On fait dissoudre les sulfates de cuivre et de zinc dans
le vinaigre ; on ajoute peu à peu l'acetate de plomb en
agitant le melange.
On ne se sert de cette liqueur qu'après l'avoir agitée.
On injecte plus ou moins de cette liqueur dans les
ouvertures fistuleuses du javart, ou bien l'on en imbibe
des plumasseaux de charpie et on les introduit dans les
fistules.
On en cesse l'usage lorsque le pus qui sort de la plaie
a changé de nature, et que la plaie elle-même a changé
d'aspect.

*Pierre divine.*

Sulfate de cuivre...............  
Alun ..........................  } ā̃ā 100 gr.  
Nitrate de potasse.............  

Faites fondre à une douce chaleur; mêlez 4 gram. de camphre en poudre; coulez sur un marbre huilé. On dissout 4 gram. de pierre divine dans un litre d'eau pour obtenir un *collyre liquide.* Utile contre les ophtalmies chroniques.

L'association du camphre au sulfate de cuivre est bonne, mais dans la pierre divine le camphre est en proportion insuffisante, et il se volatilise en partie. Voici la formule d'un *collyre aux sulfates de cuivre et de zinc et au camphre* qui est très efficace contre les ophtalmies chroniques :

Sulfate de cuivre..................    1 gr.  
Sulfate de zinc....................    2 —  
Camphre en poudre................    1 —  
Eau ...............................  1000 —  

F. S. A.

*Liquide employé contre le piétin* (**analyse de Lassaigne**).

Vinaigre blanc.....................  78 part.  
Deutosulfate de cuivre..............  10 —  
Acide sulfurique à 66°..............  12 —  

On pulvérise le deutosulfate de cuivre qu'on fait dissoudre dans le vinaigre, et l'on ajoute l'acide sulfurique à 66°, 12 part. On passe les barbes d'une plume imprégnées du liquide sur la partie malade après avoir enlevé la corne.

D'après M. Véret, vétérinaire à Doullens, une seule application de ce médicament suffit presque toujours pour obtenir une cure radicale au bout de deux ou trois jours, même lorsque le sabot est décollé; une seconde application devient nécessaire seulement lorsque la plaie saigne ou que l'animal se blesse en marchant sur la paille.

*Pâte cathérétique* (**Hugues et Charlier**).

Vert-de-gris....................... 32 gr.
Sulfate de cuivre............... } āā 64 —
—      de zinc.................
Vinaigre........................... Q. S.

Pour faire une pâte (piétin).


*Poudre caustique* (**Hayne**).

Sulfate de cuivre................... 15 gr.
Vert-de-gris........................ 2 —

Mêlez. A saupoudrer l'ongle malade dans le piétin et
les ulcérations aphteuses.


*Poudre caustique contre les ulcères*
(**Erdmann et Hertwig** .

Sulfate de cuivre pulvérisé............ 8 gr.
Charbon de bois pulvérisé........ )
Colophane pulvérisée............ } āā 15 —
Gomme arabique pulvérisée...... )

Mêlez exactement. A employer comme la suivante.


*Poudre styptique détersive.*

Alun.............................. )
Sulfate de fer.................... } āā 8 part.
—      de zinc.................
—      de cuivre............... )
Chlorhydrate d'ammoniaque............ 4 —
Camphre.................... } āā 1 part. 1/2
Safran en poudre.......... )

On réduit les sulfates et le chlorhydrate en poudre, on
les fait sécher; on y ajoute ensuite le camphre et le safran
réduits en poudre séparément : on mêle exactement. Cette
poudre doit être conservée dans un vase bouché.

*Solution astringente et escharotique, dite mixture astrin-
gente et escharotique de Villate.*

Sous-acétate de plomb liquide........  120 gr.
Sulfate de zinc cristallisé........ } ãã   60 —
Deutosulfate de cuivre cristallisé. }
Vinaigre blanc d'Orléans............  1 lit.

Après avoir pulvérisé les deux sulfates, on les dissout
à froid dans le vinaigre, et l'on ajoute à ce solutum le
sous-acétate de plomb qui se trouve alors entièrement
décomposé par une partie des deux sulfates, comme l'a
constaté l'examen chimique qui en a été fait par M. Lassaigne. Ce solutum astringent tient en suspension, au
moment de sa préparation, du sulfate de plomb qui ne
tarde pas à se précipiter en poudre blanche insoluble.
et le liquide verdâtre qui le surnage contient, avec l'excès
de vinaigre employé, du deutosulfure de cuivre, du sulfate
de zinc, de l'acétate de cuivre et de l'acétate de zinc. Ces
deux derniers sels forment environ la moitié du poids des
deux sulfates qui restent indécomposés.

*Usages.* — Ce solutum est excellent, dit M. Delafond,
dans le pansement des anciens maux de garrot et dans
les trajets fistuleux tapissés par une muqueuse acciden-
telle.

---

# MÉDICAMENTS PARASITICIDES

Le mot parasiticide a été introduit dans la
langue médicale par Regnier. On désigne sous
ce nom les agents divers employés pour détruire
les parasites animaux ou végétaux qui déterminent ou accompagnent certaines maladies.

Nous diviserons ces médicaments en 2 grands
groupes :

A. Médicaments antiparasitaires externes.
B.      —              —          internes.

## A. — Médicaments antiparasitaires externes.

**1° Mouches.**      Frotter les animaux avec :
Tabac............................... 100
Eau................................. 1000
En décoction.

———

Aloès .............................. 5
Eau................................. 1000

**2° Puces.** — Poudres insecticides à base de fleurs de pyrèthre, de graines de cévadille, de staphysaigre.

Pour le chien désinfecter soigneusement les niches a l'eau bouillante, à l'eau phéniquée a 2 0 0, a l'eau crésylce a 4 0 0. Badigeonner au lait de chaux. Mettre comme litière des copeaux de sapin.

**3° Poux.**

Tabac............................... 50 gr.
Eau................................. 1000
En décoction. Pour le mouton. mettre quelques gouttes de ce liquide sur les endroits couverts de poux.

———

*Vinaigre arsénical de Viborg.*

Acide arsénieux...................... 32 gr.
Vinaigre............................ 2 litres
Eau................................. 1 —
Dissolvez.

———

Benzine............................. 1
Savon vert.......................... 6
Eau................................. 20
Mélangez. En friction sur les points envahis.

———

17.

Crésyl........    ....................•    3
Eau .............................,......    100

En lotion sur les régions couvertes de poux.

### *Eau contre les poux* (**Bracy-Clark**).

Tabac.............................    120 gr.
Eau bouillante....................    1 lit.

### *Mélange de Schleg.*

Acide arsénieux.....................    16 gr.
Potasse ............................    16 —
Eau....................... . .....    1 litre 1 2
Vinaigre...... ..................  ..    1 litre 1/2

---

4° **Ixodes.** — Touchez le parasite avec le pétrole, l'essence de térébenthine, la benzine, ou le crésyl.

---

5° **Acares.** — **Cheval.**

#### A. GALE SARCOPTIQUE.

Alcool..........................•••••••}
Créosote..............................}  āā  10
Eau..................................  25

Faire une à trois frictions énergiques à cinq jours d'intervalle (Gerlach).

---

Tabac....................    100 gr.
Huile....................    1000 c. cubes.

Mélangez.

---

Savon vert.......... .................    100
Créosote............ ..................    20
Alcool.................................    50

Mélangez.

*Huile en usage à l'École de Toulouse.*

Huile d'olive...................... 1 lit.
Poudre de cévadille................ 100 gr.
Fleur de soufre.................... 60 —
Alun calciné...................... 40 —

Faire digérer pendant deux heures au bain-marie.

———

*Pommade d'Helmeric (simplifiée .*

Carbonate de potasse............... 1 gr.
Soufre sublimé.................... 2 —
Axon$_g$e........................... 7 —

F. S. A.

———

On emploie la benzine et le pétrole soit seuls, soit mélangés ensemble à parties égales, ils tuent les acares.

*Charge Trasbot.*

Benzine........................... 300 gr.
Huile de cade...............  ⎫
Coaltar....................  ⎬ ãā 100 —
Savon vert.................  ⎪
Essence de térébenthine.......  ⎭

Triturez dans un mortier le savon avec le coaltar; ajoutez l'huile de cade; le melange étant parfaitement homogène, incorporez peu à peu l'essence de térébenthine pure et la benzine. (**Codex.**)

*Formule simplifiée.*

Benzine........................... 60 gr.
Huile de cade.................... 20 —
Coaltar.......................... 20 —

Mélangez au mortier le coaltar à l'huile de cade; ajoutez la benzine.

*Lotion antipsorique.*

Feuilles de tabac..................... 100 gr.
Sel marin ........................... 200 —
Savon vert........................... 100 —
Eau commune........................ 3 lit.

Après avoir fait la décoction de tabac, faites dissoudre le sel et le savon; passez et lotionnez deux fois par jour les parties affectées de gale.

*Emploi de l'huile de cale (de **Gasparin**).*

L'huile de cade, dit M. de Gasparin, est le médicament le plus usité dans le Midi, et celui qui remplit son indication avec le plus de fidélité. Un ulcère galeux frotté d'huile de cade se cicatrise presque aussitôt. Il semble donc que cette substance devrait être le médicament par excellence, et elle le serait si elle ne causait pas une grande perte dans la toison, en agglutinant les poils sans se laisser dissoudre par les eaux du lavage. Les pertes qu'elle occasionne aux fabricants sont de deux espèces : 1° chaque quintal de laine salie par l'huile de cade coûte 15 à 20 centimes au lavage de plus que la laine ordinaire; 2° on perd 4 ou 5 pour 100 de plus que sur les autres laines, plus ou moins, selon la quantité d'huile qui l'a salie; 3° malgré tous les soins que l'on prend pour rendre cette laine propre, les parties qui ont été touchées par l'huile de cade refusent la teinture et font des taches sur la pièce.

**B. GALE PSOROPTIQUE.**

Savon.................................... } āā
Goudron................................. }

Mélangez à chaud. Mettre un peu de ce mé'a ge sur les plaques de gale.

*Pommade de goudron.*

Goudron ........................... 1I0 gr.
Axonge............................. 3I0 —

F. S. A. une pommade.

Même traitement que pour la gale sarcoptique.

### C. GALE SYMBIOTIQUE.

Même traitement.

**Bœuf.** — A. GALE PSOROPTIQUE.

Même traitement que pour la gale du cheval. Ne jamais prescrire de préparations mercuriel es et arséniées.

### B. GALE SYMBIOTIQUE.

Même traitement.

**Mouton.** — A. GALE SARCOPTIQUE.

Frictions à l'essence de térébenthine ou à l'essence de lavande spic.

### B. GALE PSOROPTIQUE.

## Préparations arsenicales.

Les préparations arsenicales sont d'autant plus dangereuses qu'elles sont plus solubles. Les plus grandes précautions doivent toujours présider à leur administration. Leur puissance toxique les avait fait à peu près abandonner en thérapeutique; mais, avec de la prudence, on peut les employer avec sécurité et, maniées avec habileté, on peut en espérer de bons résultats. Les arsenicaux constituent donc une classe de médicaments de la plus grande importance; ils intéressent encore le médecin vétérinaire, parce que, dans beaucoup de recherches de toxicologie, on a, en France au moins, affaire à ce poison. En effet, les personnes les moins éclairées connaissent les propriétés vénéneuses de l'acide arsénieux; presque tous les cultivateurs en ont pour empoisonner les rats, les souris et même les mouches, pour chauler le blé; dans les arts, les fabricants de papiers peints et plusieurs fabricants de couleurs s'en servent également.

**Acide arsénieux** (*arsenic, oxyde blanc d'arsenic*). — L'acide arsénieux, appliqué à l'extérieur, agit comme un caustique puissant que l'on a conseillé avec succès dans le traitement des ulcères de mauvaise nature; cet agent serait, en effet, très recommandable sous ce rapport, si son absorption ne déterminait pas souvent de graves accidents. A l'intérieur, l'acide arsénieux produit chez l'homme faible des coliques atroces, des vomissements sanguinolents, des sueurs froides et bientôt la mort. Chez les animaux, cette action est moins énergique et moins nette, mais les résultats définitifs sont les mêmes quand l'acide arsénieux est absorbé; les carnivores le vomissent, c'est pourquoi ils ont pu en prendre souvent des doses élevées sans périr. Les herbivores peuvent également en ingérer des quantités proportionnellement élevées sans succomber; mais une partie doit être précipitée et rendue insoluble, soit par les sels de chaux, soit par les matières contenant du tanin qui se trouvent dans leurs aliments; ainsi on a vu des moutons avaler plusieurs grammes d'acide arsénieux sans être empoisonnés.

On prescrit l'acide arsénieux à l'intérieur aux animaux. On le donne aux chevaux à la dose de 2 grammes. On le prescrit à la dose d'un demi-centigramme par jour aux chiens affectés de dartres rebelles.

*Traitement de l'empoisonnement arsenical.* — Voici les contrepoisons qu'on peut employer contre l'acide arsénieux :

Le peroxyde de fer hydraté humide, le peroxyde de fer hydraté sec ou safran de Mars apéritif, et le persulfure de fer hydraté humide.

Quant a la manière d'administrer ces contre-poisons et aux doses qu'il faut donner, nous pensons que le moyen le plus simple, en ce qui regarde les magmas de peroxyde de fer ou de persulfure, est de les faire avaler sous forme de gelée, comme ils sont conserves dans les phar-macies, en les délayant dans un peu d'eau sucrée.

Les expériences de M. Bouchardat prouvent, en ce qui regarde les doses, que 60 grammes de magma de persulfure peuvent suffire contre 30 centigrammes d'acide arsenieux! qu'il faut 120 grammes de magma de peroxyde de fer hydraté humide pour obtenir le même résultat. 80 grammes de peroxyde de fer hydraté sec nous paraissent suffisants pour 30 centigrammes d'ar-senic.

### Formules des préparations arsenicales.

*Arrêtées par le conseil des professeurs de l'École vétérinaire d'Alfort et adoptées par le gouvernement.*

#### Poudre pour bain de Tessier.

| | |
|---|---|
| Acide arsénieux.................... | 2 kilog. |
| Protosulfate de fer.. ............. | 20 — |
| Peroxyde de fer anhydre (colcothar). | 800 gr. |
| Poudre de racine de grande gentiane (*gentiana lutea*)................ | 400 — |

*Mode de préparation.* — Triturez séparément dans un mortier l'acide arsénieux et le protosulfate de fer; reunissez ensuite ces deux substances et faites un mélange intime; ajoutez l'oxyde de fer et la poudre de gentiane; mélangez de nouveau très exactement toutes ces substances. Conservez cette poudre composée dans des vases en verre bien bouchés. Cette poudre ne peut être vendue que par les pharmaciens. Elle sert à confectionner le bain dit de Tessier.

#### Véritable formule {de Tessier.

| | |
|---|---|
| Acide arsénieux (arsenic blanc). | 1 kil. 500 |
| Protosulfate de fer (couperose verte).................... | 10 — |

Pour 100 moutons.

#### Bain arsenical (**Trasbot**).

| | |
|---|---|
| Acide arsénieux.................... | 1000 gr. |
| Sulfate de zinc du commerce........ | 5000 — |
| Aloès............................. | 500 — |
| Eau.............................. | 100 lit. |

Dissolvez l'acide arsénieux dans 20 litres d'eau; dissolvez l'aloès et le sulfate de zinc dans 10 litres d'eau, mélangez et ajoutez le reste du liquide.

*Bain de Tessier.*

Poudre pour bain de Tessier

    n° 1...................... 11 kil. 500
    Eau ordinaire.................. 100 lit.

*Mode de préparation.* — Mettez la poudre dans une grande chaudière en fonte, avec les 100 litres d'eau; faites bouillir jusqu'à réduction au tiers; remettez autant d'eau qu'il s'en est évaporé: laissez bouillir huit à dix minutes, retirez du feu, et versez dans un cuvier pour un bain, qui est très efficace contre les gales anciennes et invétérées.

*Emploi.* — Tondez la bête à laine. Si elle est recouverte de croûtes de gale sur toute la surface du corps, si les croûtes sont très dures, et occupent de larges surfaces, plongez-la dans le bain d'eau savonneuse confectionné avec :

    Savon vert..................... 2 kilog.
    Eau............................ 100 lit.

et frottez les parties atteintes de la gale avec une brosse. Ce bain ramollira, détachera les croûtes et nettoiera la peau. Huit jours après ce bain de propreté, plongez les animaux dans le bain de Tessier de la manière suivante :

Servez-vous d'une grande baignoire ou d'un grand cuvier pouvant contenir 100 litres d'eau au moins et munissez-vous de deux brosses rudes; remplissez le cuvier de 50 à 60 litres de la liqueur préparée et à la température chaude; placez le cuvier, si c'est en été et par un temps doux, au milieu d'un parc disposé sur un terrain labouré, ou sur tout autre terrain où les moutons ne trouveront rien à manger.

Placez dans un autre parc à côté les moutons galeux préparés à recevoir le bain. Afin que l'opération se fasse vite et avec facilité, quatre hommes sont indispensables. L'un amène les moutons qui vont être baignés; les trois autres font prendre le bain: l'un saisit le mouton par les membres postérieurs, l'autre par les membres antérieurs, le troisième par la tête : le mouton est renversé. L'aide qui tient la tête recouvre les yeux avec les oreilles. Maintenu dans cette position, le mouton est plongé dans le bain de manière que la liqueur le recouvre entièrement et que l'eau le recouvre jusqu'à la tête. L'animal doit être ainsi maintenu tranquille dans le bain pendant deux minutes, puis retourné et placé sur ses quatre membres dans le fond de la baignoire. Les aides, excepté celui qui tient la tête, frottent doucement le mouton avec la brosse sur toutes les parties du corps, s'attachant surtout aux parties galeuses, qui doivent être parfaitement nettoyées. Cette friction doit être opérée dans l'espace de deux à trois minutes. Les brosses et les mains seront ensuite passées en exerçant une forte pression sur toute la surface du corps et des membres pour faire écouler le plus possible du liquide composant le bain, et le mouton est mis en liberté dans le parc. On passera ensuite à un autre animal amené par le quatrième aide.

Le bain de Tessier réussit très bien, mais ce procédé exige plusieurs aides, il réclame l'emploi d'une substance toxique, et il tache la laine. Clement a paré à cet inconvénient en remplaçant le sulfate de fer par le sulfate de zinc.

### Bain de Zundel.

Pour 100 moutons.

Chaux...................... ⎫<br>
Carbonate de soude.......... ⎬ aͣā  3000 gr.<br>
Savon noir.................. ⎭<br>
Acide phénique brut.............. 1500

La pâte obtenue est délayée dans 260 litres d'eau.

Chaque mouton est plongé dans ce bain, frotté et brossé énergiquement. Si la gale est ancienne on peut recommencer 5 jours après.

### Traitement de Frohner.

Créoline................................ 1<br>
Alcool................................. 1<br>
Savon vert............................. 8

Dissolvez. Frictionnez les parties recouvertes de gale avec ce liniment. Répétez ces frictions tous les jours pendant trois jours. Les animaux doivent être tondus. Après ce traitement on les baigne dans le liquide suivant :

Créoline...................... 6 litres
Eau à 30°...,.................. 250 —

Pour 100 moutons. Le bain doit durer 3 minutes. Le mouton à sa sortie du bain est frictionné avec ce même liquide pendant quelques minutes encore. Avant de lui faire réintégrer l'étable on le plonge à nouveau dans ce bain pour le retirer aussitôt.

*Onguent contre la gale des moutons* (**de Gasparin**).

Essence de térébenthine........ ⎰
Graisse........................ ⎱ āā 500 gr.

Mêlez. L'huile essentielle de térébenthine paraît agir en excitant une assez forte inflammation sur la peau et en produisant une vésicule, et quelquefois la chute de la laine; c'est pourquoi on la tempère à l'aide de la graisse. Dans cet état, elle remplit bien son objet, mais elle tache la laine, quoique dans un bien moindre degré que l'huile de cade. Je pense cependant, dit M. de Gasparin, que c'est un des remedes que l'on doit preferer, et j'avoue que, moins timide que mes devanciers, c'est à la dose de moitié graisse seulement que je pense qu'on doit l'employer en ménageant cependant la force des frictions.

*Onguent contre la gale des moutons* (**Daubenton**).

Axonge......................... 500 gr.

Faites fondre, retirez du feu et ajoutez :

Huile de térébenthine.............. 120 gr.

La graisse ou l'axonge est préférable au suif en hiver, parce qu'elle s'étend plus facilement sur la peau du mouton; mais le suif est meilleur en été, parce qu'il ne se liquéfie pas si tôt que la graisse par la chaleur.

Ce remède peu couteux ne communique aucune mauviase qualité à la laine ni à la chair de l'animal; il adoucit la peau du mouton durcie par la gale et il guérit cette maladie. On peut le rendre plus actif en augmentant la dose de l'huile de terébenthine. Il est facile de l'employer sans couper la laine à l'endroit de la gale; il suffit d'en ecarter les flocons pour mettre la partie galeuse à découvert. On frotte a peau avec un grattoir pour enlever les croûtes et l'on applique l'onguent en l'étendant avec le doigt.

_________

### C. GALE SYMBIOTIQUE.

Même traitement :

_________

Le traitement de la gale chez le porc et chez la chèvre est identique à celui du mouton.

_________

**Chien.** — A. GALE SARCOPTIQUE.

```
Baume du Pérou.........................   2
Alcool ................................   8
```
**Chiens** de luxe.

_________

```
Styrax.................................   2
Alcool................................  50
```
**Chiens** de luxe.

_________

```
Naphtaline .........................  15 gr.
Vaseline............................  75 —
Essence de thym............. ⎫
Essence de lavande..........  ⎬ āā 8 gouttes.
```

_________

*Pommade naphtolée* (**Nocard** .

```
Naphtol...........................  10 gr.
Axonge ou vaseline................ 100 —
```
Dissolvez le naphtol dans l'éther et incorporez à l'excipient.

*Pommade soufrée.*

```
Fleur de soufre.....................   1 gr.
Axonge .............................   3 —
```
F. S. A.

*Autre* (**Codex**).

```
Trisulfure de sodium solide........  25 gr.
Eau ...............................  1000 —
```
Dissolvez.

*Pommade sulfureuse contre la gale* (**Trasbot**).

Trisulfure de potassium.............. 10 gr.
Carbonate de potasse pur........... 2 —
Axonge........................... 300 —

F. S. A.

*Bain sulfureux.*

Foie de soufre..................... 250 gr.
Eau............................... 200 lit.

Mêlez.

*Lotion antipsorique* (**Dupuytren**).

Sulfure de potasse................. 96 gr.
Eau............................... 500 —

Ajoutez au moment de l'emploi 4 grammes d'acide sulfurique concentré etendu d'une petite quantité d'eau.

*Pommade sulfureuse.*

Savon vert......................... 2 gr.
Axonge............................ 2 —
Foie de soufre dissous dans une petite
   quantité d'eau..................... 1 —

Mêlez.

**B. GALE FOLLICULAIRE OU DÉMODÉCIQUE.**

*Traitement de Brusasco.*

Après avoir tondu le chien on le plonge dans le bain suivant :

Foie de soufre.................... 500 gr.
Eau............................... 100 litres.

Les trois jours suivants on fait des applications de la pommade suivante :

Onguent cantharidé ..................... 1
Axonge ................................. 6

Opérer sur un tiers de la surface du corps à chaque application.

| Créoline | 5 |
| Lanoline | 100 |

(Guinard.)

| Créosote | 8 |
| Solution de potasse | 15 |
| Huile d'olive | 150 |

Mélangez l'huile et la créosote, ajoutez la solution de potasse. Faire deux applications par semaine. Hunting.)

| Acide phénique | 1 |
| Vaseline | 30 |

| Benzine | 1 |
| Axonge | 4 |

(Zürn.)

On recommande également les bains sulfureux, les bains au sublimé à 1 pour 100 et les applications de pommade mercurielle.

**Chat.** — GALE SARCOPTIQUE.

Pommade d'Helmerich ou bien les préparations à base de baumes styrax ou du Pérou.

**Volailles.** — GALE DES PATTES.

| Benzine | 2 |
| Huile douce | 20 |

| Créosote | 1 |
| Axonge | 20 |

| Goudron | 10 |
| Glycérine | 50 |

### TRAITEMENT DE LA TEIGNE TONSURANTE.

| | |
|---|---|
| Acide phénique........................ | 1 |
| Glycérine.............................. | 10 |

---

| | |
|---|---|
| Calomel............................... | 1 |
| Vaseline............................... | 4 |

---

Teinture d'iode....................  
Hydrate de chloral................  } $\tilde{a}\tilde{a}$  5  
Acide phénique cristallisé...........

---

| | | |
|---|---|---|
| Acide phénique........................ | 2 gr. | |
| Potasse caustique.................... | 4 — | |
| Beurre de cacao.................... | } $\tilde{a}\tilde{a}$ | 90 |
| Lanoline.......................... | | |

---

### TRAITEMENT DE LA TEIGNE FAVEUSE.

| | | |
|---|---|---|
| Azotate d'argent................. | 1 ou 2 gr. | |
| Vaseline...................... | 100 | — |

---

| | |
|---|---|
| Sublimé corrosif................. | 2 à 10 gr. |
| Eau........................... | 100 — |

---

## B. — Médicaments antiparasitaires internes.

### 1º PARASITES DU TUBE DIGESTIF.

**Cheval.**

#### CONTRE LES LARVES D'ŒSTRES.

Racine de bryone pulvérisée........ 10 à 25 gr.  
En suspension dans l'eau.

---

CONTRE LES ASCARIDES.

Aloès pulvérisé...................... 30 gr.
Essence de térebenthine......... } āā 50 —
Huile animale de Dippel........ }
Poudre de guimauve................. Q. S.

Pour faire 4 bols. Administrez 2 bols par jour.

———

Essence de térébenthine.......... 80 à 150 gr.
Huile d'arachide................. Q. S.

En émulsion.

———

Crésyl............................. 50 gr.
Eau................................ 1 litre

En breuvage.

———

On recommande encore l'acide arsénieux à la dose de
0 gr. 50. Arrivez progressivement à la dose de 1 gr. 1 2
à 2 gr., puis administrez un purgatif à l'aloès pour terminer.

———

*Essence de térébenthine. Sirop de térébenthine.*

Térébenthine de sapin............... 30 gr.
Gomme en poudre................... 5 —
Eau............................... 15 —
Sirop ou mélasse.................. 940 —

F. S. A.

*Breuvage vermifuge avec l'essence de térébenthine pour
le cheval et les grands ruminants* (**Delafond**).

Essence de térébenthine.............. 16 gr.
Jaunes d'œufs...................... n° 2

Associez l'huile essentielle avec les jaunes d'œufs et
ajoutez :

Infusion aromatique d'armoise......... 125 gr.

*Breuvage vermicide.*

Huile de cade.......................... 32 gr.
Essence de térébenthine............... 100 —
Jaunes d'œufs......................... n° 2
Mélasse ou miel....................... 100 gr.

Faites une émulsion.
En une seule dose pour le cheval.

*Breuvage vermifuge savonneux.*

Savon blanc........................... 100 gr.
Aloès des Barbades.................... 10 —
Poudre de fougere mâle............... 100 —
Huile empyreumatique................ 20
Jaunes d œufs......................... n° 4
Eau................................... 1 lit.

*Electuaire vermifuge ou anthelminthique* (**Delafond**).

Huile empyreumatique animale........ 30 gr.
Poudre de racine de fougère mâle.... 60 —
Miel.................................. Q. S.

On ajoute l'huile animale à la poudre de racine de fougère, et l'on délaye le tout avec le miel pour former une
masse qu'on divise en quatre ou cinq bols.
En une dose pour le cheval.

*Bols contre les vers* (**White**).

Aloès des Barbades.................... 20  gr.
Gingembre............................ 4  —
Huile volatile de corne de cerf....... 20 goutt.
Carbonate de soude................... 8 gr.
Sirop................................. Q. S.

Pour un bol. Pour le cheval.

*Bols vermifuges empyreumatiques.*

Poudre vermifuge composée.......... 50 gr.
Essence de térébenthine.........⎫
Huile empyreumatique rectifice...⎬ ãã 10 gr.
Absinthe en poudre..............⎭
Miel et résine en poudre............. Q. S.

Formez quatre bols que vous roulerez dans la poudre de réglisse; administrez au cheval le matin à jeun, et réitérez trois jours de suite.

*Pilules anthelminthiques pour le cheval* (**Vitet**).

Suie de cheminée tamisée............. 48 gr.
Aloès des Barbades,.................. 32 —
Miel ou mélasse.................. } ãã Q. S.
Poudre de réglisse............... }

Faites 7 à 8 pilules, que vous administrerez au cheval à jeun et en une seule fois.

### CONTRE LES TÉNIAS.

Infusion de 30 grammes de camomille à laquelle on ajoutera 15 gouttes d'huile de croton.

Calomel............................ 4 gr.
Acide arsénieux..................... 2 —
Faire deux bols en une journée.

Essence de térébenthine............. 50 gr.
Calomel............................ 8 —
Huile douce....................... 100 —
Mousse de Corse en décoction légère, 1 litre.
Deux fois par jour.

On peut associer la poudre de fougère mâle à la dose de 30 gr. à l'aloès, à la poudre d'absinthe, à l'asa fœtida ou à la gomme-gutte.

**Mouton et Chèvre.** — STRONGYLOSE DE LA CAILLETTE.

Kamala............................. 4 gr.
Une fois par jour.

Huile de Chabert...................... 1 gr.
Essence de térébenthine........... .... 1 —
Eau-de-vie........................... 2 —
Mélangez. 2 cuillerées par jour.

———

Créosote ........................... 10 gr.
Eau-de-vie......................... 300 —
Mélangez. Une cuillerée toutes les deux heures.

———

Acide phénique..................... 50 gr.
Eau-de-vie......................... 500 —
2 cuillerées par jour.

———

**Mouton.** — TENIAS.

Racine de tanaisie en poudre......... 15 gr.
Pendant 15 jours.

———

Huile de Chabert........... 1 cuillerée à café
Émetique.................. 0 gr. 25.
Une fois par jour.

———

Picrate de potasse, 0 gr. 60 à 1 gr. 25.
Une fois par jour. Pour terminer on administre un purgatif.

———

Kamala ............................. 4 gr.
En suspension dans l'eau. A administrer en deux fois à quatre heures d'intervalle.

———

Naphtaline........................... 1 gr.
2 fois par jour pendant huit jours.
On termine par une purgation au sulfate de soude. (**Mojkowski.**

**Chien.** — TÉNIAS.

**Cousso.** Excellent ténifuge.

### *Cousso* (**Meutel**).

Fleur de cousso grossièrement pulvérisée.  16 gr.
Sucre............................  35 —

A prendre à l'aide de quelques cuillerées d'infusion de tilleul froide.

### *Emploi du cousso* (**Sandras**).

Mettre la veille le malade à la diète. Le lendemain, on verse sur 20 grammes de fleur grossièrement pulvérisée 250 grammes d'eau tiède; on laisse infuser pendant un quart d'heure et on fait avaler le mélange sans rien laisser.

L'effet se produit au bout de deux ou trois heures.

**Écorce de racine de grenadier.** — Ténifuge efficace. On administre la *décoction* de 64 grammes d'écorce de racine fraîche de grenadier dans 750 grammes d'eau, réduite à 500 grammes, qu'on fait prendre en trois doses à une heure de distance à un fort chien : la dose est double pour les grands animaux. L'écorce sèche réussit moins bien, mais l'écorce récente, quand elle est recueillie sur un grenadier suffisamment gros, réusssit presque toujours.

L'écorce de racine de grenadier doit son action à la pelletiérine. Cet alcaloïde peut s'administrer à l'état de sel. On obtient ainsi des effets certains :

Sulfate de pelletiérine...........  30 centigr.
Tanin........................  50  —
Potion gommeuse...............  150 grammes.

En deux fois dans l'espace d'une demi-heure : faire prendre une infusion de 10 grammes de séné dans 150 d'eau et 50 grammes de sirop d'oranges amères.

*Breuvage vermifuge.*

    Écorce de racine de grenadier......... 50 gr.
    Eau.................................... 750 —

Faites bouillir sur un feu doux ; réduisez à 500 grammes. Passez.

En trois doses, de demi-heure en demi-heure. Purger trois heures après la dernière dose avec 30 grammes d'huile de ricin.

Il est bon de faire macérer douze heures l'écorce dans l'eau avant de la soumettre à l'infusion. (**Grisolle.**

———

    Pelletiérine.............. 0 gr. 50 centigr.
    Eau ..................... 300 —

Excellent ténifuge (**Dujardin-Beaumetz**).

———

**Fougère mâle.** — Les rhizomes de fougère mâle sont un anthelminthique inoffensif qui ne manque pas d'efficacité et qui est très économique, considérations qui doivent en recommander l'emploi.

*Poudre de fougère.* — On coupe, on sèche, on vanne les rhizomes, on les pulvérise *immédiatement* sans résidu. La *poudre de rhizome de fougère*, préparée avec des rhizomes desséchés rapidement et pulvérisés immédiatement, réussit bien ; seulement, nous devons insister sur ce point : il faut que la racine soit nouvellement recoltée, pulverisée immédiatement, et que la dose soit égale à 60 grammes pour un jour, pour le chien, et à 500 grammes pour les grands animaux.

*Huile éthérée de fougère.* — On la prépare en épuisant ou les bourgeons ou les rhizomes de fougère avec de l'éther, et l'on sépare l'éther par la distillation au bain-marie. Ce médicament est la plus efficace des préparations de fougère : il réussit très bien à la dose depuis 2 jusqu'à 5 grammes pour les chiens, sous forme de pilules ou d'électuaires ; on purge une heure après avec 60 grammes d'huile de ricin.

*Bols contre le ténia des chiens*  **Erdmann et Hertwig**).

Poudre de racine de fougère mâle... 15 gr.
Calomel.....................  ⎰
Gomme-gutte en poudre.......  ⎱ ãã 40 centigr.

Mêlez avec suc de carotte épaissi (ou sirop commun) Q. S. pour faire trois bols égaux ; a faire prendre d'heure en heure.

**Graines de courge.** — Elles ont été vantées contre le ténia : c'est un remède économique à employer dans la médecine vétérinaire.

*Mixture ténifuge.*

Huile de ricin....................... 30 gr.
Miel commun....................... 30 —
Graines de courge n° 200........... 40 —

Mondez les graines, réduisez en pâte, ajoutez l'huile et le miel, et faites-en prendre en une seule fois dans un verre de lait au chien.

*Breuvage vermifuge pour le chien.*

Essence de térébenthine............. 10 gr.
Mêlez avec :
Jaune bœuf......................... n° 1
Ajoutez :
Eau...........................  ⎰
Sirop de nerprun.............. ⎱ ãã 50 gr.

Administrez de force en une fois.

*Bols ou pilules canines vermifuges.*

    Savon empyreumatique .............  10 gr.
    Calomel.............................  2 —
    Poudre d'absinthe ..................  5 —
Faites une masse que vous diviserez en pilules de
30 centigrammes. La dose est d'une pilule pour les chiens
de la plus petite taille, et de dix pilules pour les plus
forts. On continue pendant cinq jours.

———

    Kamala............... ............  4 à 5 gr.
Fn pilules.

———

    Su fure de calcium.................  1 à 3 gr.
Pour les chiens en bas âge. 3 à 5 grammes pour les
chiens plus âgés.  **Delamotte.)**

———

    Calomel...................  0 gr. 25 à 1 gr.
Dans une cuillerée de sirop.

———

    Poudre de noix d'arec............  5 à 15 gr.
En pilules. On administre quatre heures après 25 grammes
d'huile de ricin.

———

**Sels de strontium.**

    Phosphate de strontiane ..........  4 à 10 gr.
suivant la taille du chien.
    Mêlez aux aliments (**Laborde**).

———

    Lactate (ou tartrate) de strontiane.....  25 gr.
    Eau simple........................  300 —
    Glycérine.........................  10 —
Deux cuillerées à soupe par jour pendant six jour
(**Laborde**).

### CONTRE LES ASCARIDES.

Semen-cotnra.................... 10 à 15 gr.

___

Santonine........... 2 à 5 centig.(petits chiens).
— ........... 5 à 12 — gros chiens .
A donner en suspension dans du lait.

___

Benzine........................ 1 à 10 gr.
Huile.......................... 30 gr.

___

#### CONTRE LA DOCHMIE TRIGONOCÉPHALE
#### (ANÉMIE PERNICIEUSE DES CHIENS DE MEUTE).

Kamala.......................... 3 à 4 gr.
Calomel......................... 0 gr. 50
En même temps donnez 5 à 6 milligrammes d'acide
arsénieux (**Mégnin**).

___

Extrait éthéré de fougère mâle...... 1 à 8 gr.
En une fois. Concurremment avec une médication tonique.

___

**Chat.** — Le traitement de l'helminthiase du
chat est le même que celui du chien mais avec
des doses deux ou trois fois moindres.

**Porc.** ASCARIDES. — On mélange avec la ration
des graines de ricin à la dose de 10 grammes
par jour; on peut encore administrer 15 à
20 grammes de benzine sous forme de pilules ou
30 à 50 centigrammes de picrate de potasse qu'on
mêle à une décoction mucilagineuse.

#### CONTRE L'ÉCHINORYNQUE GÉANT.

Essence de térébenthine, 1 cuillerée à café par jour.
Pour terminer on administre le purgatif suivant :

Sulfate de magnésie.................. 10 gr.
Aloès............................... 5

**(Kocourek.)**

### Oiseaux de basse-cour.

TÉNIAS.

On mélange avec les aliments de la poudre de semences
de courge, de la poudre de noix d'arec, des graines e
semen-contra, d'absinthe ou d'armoise.

———

Poudre de semen-contra............... 5 gr.

Pour 10 poules. Mêlez la poudre aux aliments. (**Mégnin.**)

———

Kamala mélangé à a pâtée d'œufs durs et de pain. A
donner aux faisans porteurs de ténias, concurremment avec
des œufs de fourmis. (**Mégnin.**)

———

### 2° PARASITES DU FOIE.

DISTOMATOSE.

Naphtaline.................. 0 gr. 70 à 1 gr.

A administrer deux fois par jour pendant une semaine,
mélangée à la poudre de gentiane. (**Mojkowski.**)

———

Sulfate de fer...................... 60 gr.
Rhizome d'acore ................... 500 —
Avoine égrugée............... ⎱ ãã  20 litres.
Drèche torréfiée............... ⎰

Pour 100 moutons. (**Haubner.**)

———

Sulfate de fer...................... 30 gr.
Baies de genièvre............. ⎱
Poudre de gentiane........... ⎰ ãã 500 —
Blé égrugé................. ...... 20 litres.

Pour 50 moutons. (**Haubner.**)

———

Sel marin........................ 10 litres
Plâtre........................... 5 —

Pour 300 moutons.

D'abord tous les deux jours, puis deux fois par semaine, peu à peu tous les quinze jours jusqu'à la fin de l'été.

-----

*Pain anti-cachectique* **Delafond**).

Farine de blé non blutée........... 1000 gr.
   — d'avoine.................... 2000 —
   — d'orge............... ........ 1000 —
Sulfate de fer................ } ãã  30 —
Carbonate de soude........... }
Sel marin....................... 200 —

-----

### 3° PARASITES DE L'APPAREIL RESPIRATOIRE.

#### LINGUATULES TÉNIOÏDES.

**Chien.**

Injection dans les cavités nasales de :

Ammoniaque, solution très étendue

  ou : Benzine très diluée.

  ou : Huile empyreumatique........,. 2 gr.
     Infusion de sarriette............ 24 —

  Ou : Créoline .................... 2 —
     Eau......................... 100 —

  Ou : Creosote ............... ...... 1 —
     Eau...................... ..... 100 —

**Mouton**. ŒSTRES. — Introduire dans les cavités nasales des poudres sternutatoires : tabac à priser, poudre de rhizome d'ellébore blanc.

On peut encore pousser dans les cavités nasales des injections de liquides antiparasitaires ou donner des fumigations.

STRONGLES BRONCHO-PNEUMONIE VERMINEUSE DU MOUTON, DE LA CHÈVRE ET DU BŒUF).

Picrate de potasse de 0 gr. 30 à 2 grammes.
Administrez dans de l'eau mucilagineuse.

———

Essence de térébenthine.................. } ãã
Eau-de-vie camphrée ....................

Donnez uue cuillerée à café par jour dans un liquide mucilagineux.

———

Créosote........................... 120 gr.
Esprit-de-vin....................... 500 —
Eau .............................. 700
Donnez tous les jours une cuillerée à soupe.

*Formule de Nieman. Injection intra-trachéale.*

Iode............................... 2 gr.
Iodure de potassium................ 10
Eau distillée....................... 100 —
Essence de térébenthine............. 112
Administrez en émulsion dans l'huile d'olive. Faire à chaque mouton deux injectioins intra-trachéales de 6 ou 8 grammes chacune à deux jours d intervalle.

———

Éther sulfurique..................... 60 gr.
Huile d'ambre rectifiée............... 2 —
Introduire dans chaque narine des veaux malades une cuillerée à café de cette préparation. (**Read.**)

———

*Injection intra-trachéale d'Eloire.*

Huile de cade purifiée.......... } ãã   2 gr.
Acide phenique ...............
Huile d'œillette............... } ãã   100 —
Essence de térébenthine ........

Pendant trois jours faire une injection de ce mélange dans la trachée des veaux atteints de bronchite vermineuse.

———

*Injection intra-trachéale de Kriwonogow.*

Essence de girofle.............. ) ăă 360 gr.
Essence de térébenthine......... )
Acide phénique ................. ) ăă 30 —
Huile d'olive .................. )

Faire deux injections intra-trachéales de 8 grammes de ce mélange.

TRACHÉO-BRONCHITE VERMINEUSE OU SYNGAMOSE DES OISEAUX DE BASSE-COUR (VER ROUGE OU FOURCHU).

*Désinfection des poulaillers avec :*

Acide sulfurique................ 1 pour 1000

ou bien

Créoline....................... 1 pour 1000

ou

Acide phénique ................. 1 pour 1000

ou

Acide salicylique............... 1 pour 1000

———

Acide salicylique................... .... 10
Eau................................. 100

Injectez quelques gouttes de cette solution dans la trachee en se servant d'un fétu de paille.

Mégnin recommande l'ail pilé mélangé aux aliments.

———

4° PARASITES DES ORGANES DES SENS.

OTACARIASE SYMBIOTIQUE DU LAPIN.

Après avoir nettoyé l'oreille avec de l'eau savonneuse tiède et enlevé les croûtes qui recouvraient l'intérieur de la conque, faire des applications de :

Benzine...................... ........ 1 gr.
Huile............................... 1 —

———

Laudanum de Sydenham.........  ⎱
Essence de térébenthine..........  ⎰ ãã  1 gr.
Acide phénique cristallisé............       2 —
Glycérine .... .....................  100 —

———

OTACARIASE SYMBIOTIQUE DU CHIEN.

Sulfure de potasse................... 1 gr.
Eau............................... 20 —
Faire deux injections par jour pendant trois jours.
(**Mégnin.**)

———

Huile d'olive....................... 100 gr.
Naphtol........................... 10 —
Éther............................. 30 —
Conservez dans des flacons bouchés à l'émeri. Faites
chaque jour une injection de ce liniment dans le conduit
auditif externe, que l'on ferme ensuite pendant 10 minutes
avec un tampon de ouate pour éviter l'évaporation de
l'éther. (**Nocard.**)

———

# MÉDICAMENTS HÉMOSTATIQUES

## Perchlorure de fer.

On peut, selon Pravaz, coaguler le sang dans les vaisseaux artériels par une injection de quelques gouttes de
perchlorure de fer au maximum de concentration. Cette
injection doit être faite avec un trocart très fin d'or ou de
platine, qu'on introduit très obliquement à travers les
parois de l'ar ère par une espèce de mouvement de vrille.
A ce trocart se trouve ajustée une seringue dont le piston

doit être à pas de vis, afin que l'injection s'opère sans secousses et que la quantité de liquide injecté puisse être mesurée avec précision. Il faut en outre arrêter momentanément le cours du sang dans le vaisseau.

———

Perchlorure de fer à 30° Baumé...........    1 gr.
Eau............................. .....  100 —

En breuvage contre les hémorrhagies intestinales.

———

**Ergotine.** — Employée contre les hémorrhagies.

L'ergotine est préparée en solutions que l'on trouve aujourd'hui très pures dans le commerce.

On l'emploie surtout en injections hypodermiques contre toutes les hémorrhagies internes.

Glycérine...........................  15 gr.
Eau................................  15 —
Ergotine...........................    4 —

XX gouttes par jour dans de l'eau distillée en injection métrorrhagies).

———

Extrait fluide de racine d'hydrastis.....  20 gouttes
Eau...............................  20 gr.

A administrer en 3 fois chez la chienne dans le cas de métrorrhagie.

———

Eau de Rabel.........................    5
Sirop simple.........................  500

Dans l'hématurie et l'entérorrhagie.

———

Extrait d'hamamelis virginica...........  25 gr.
Sirop simple......................  }
Eau distillée de laurier-cerise.....  } āā  50 —

Une cuillerée à café toutes les 2 heures chez les petits animaux.

———

## MÉDICAMENTS TONIQUES
## VASCULO-CARDIAQUES

**Digitaline.** Doses : Cheval..... 0 gr. 005
    —        —      Ane....... 0 — 003
    —        —      Chien..... 0 — 001 à 0,002.

Poudre de digitale................. 1 gr.
Eau............................. 300 —

Faites durer la macération pendant 12 heures. Après avoir filtre et sucré, on donne au chien en 4 ou 5 fois.

### Caféine.

Benzoate de soude............... 2 gr. 95
Cafeine........................ 2 — 50
Eau distillée................... 10 cent. cubes.

A administrer en injection hypodermique. (**Tanret.**) Chaque cent. cube contient 25 cent. de caféine.

Salicylate de soude.............. 3 gr. 10
Cafeine ...................  ..... 4 gr. —
Eau distillée................... 10 cent. cubes.

En injection hypodermique. (**Tanret.**) Chaque cent. cube contient 40 centig. de caféine.

Caféine......................... 1 gr.
Benzoate de soude........... .... 1 —
Eau de tilleul.................. . 30 —
Eau de laitue ................... 60 —
Sirop des cinq racines.......... .... 30 —

Toutes les 2 heures une cuillerée à soupe chez le chien. (**Dujardin Beaumetz.**)

Caféine ....................... 7 gr.
Benzoate de soude.............. 7 —
Eau............................ 250 —

Une cuillerée à soupe contient environ 0 g. 50 de caféine. A administrer en 3 fois par jour au chien. (**Dujardin-Beaumetz.**)

———

On peut encore citer parmi les médicaments toniques vasculo-cardiaques : la solution alcoolique de trinitrine qu'on administre chez le chien en injection sous-cutanée à la dose de 3 gouttes ; le sulfate de spartéine, et l'extrait de fleurs et de feuilles de convallaria.

# RÈGLES ET MOYENS DE L'ANTISEPSIE DANS LES OPÉRATIONS CHIRURGICALES

La doctrine microbienne a fait apporter dans la pratique de la chirurgie des modifications considérables. Les progrès réalisés sont tels aujourd'hui que la cicatrisation des plaies faites par le chirurgien doit toujours s'effectuer par *première intention*; de même le plus souvent les plaies accidentelles cicatrisent par le même procédé.

Dans les cas où il en est autrement, *il est certain* que l'opérateur a négligé quelqu'une des précautions nécessaires.

La chirurgie de l'homme est, grâce aux nouvelles méthodes, devenue très audacieuse au grand profit de bon nombre de malades jusque-là réputés inopérables et partant incurables. On pratique dans l'abdomen, dans le thorax, dans la cavité crânienne elle-même, des opérations longues et difficiles suivies de succès dans des proportions aussi favorables que celles faites dans toute autre région.

La médecine vétérinaire est entrée dans la voie nouvelle, mais d'une façon en quelque sorte plus timide. Cependant les succès obtenus sont

des plus encourageants : Cadiot et Delamotte
pratiquent la castration des juments nympho-
manes sans presque d'insuccès, de même celle
des chevaux cryptorchides. La pyogénie spécifique du cheval est désormais reléguée au rang
des légendes. Les résultats seraient sans nul
doute aussi brillants que pour la chirurgie
humaine si toujours et partout les praticiens pou-
vaient obtenir une rigoureuse antisepsie, condition *sine qua non* du succès.

Comme le démontrera la suite de ce chapitre,
les vétérinaires ne pourront jamais réaliser
avec autant de perfection que les médecins les
obligations de la chirurgie moderne. Néanmoins
ils doivent les connaître à fond pour tirer le
meilleur parti possible des conditions dans lesquelles ils se trouveront placés.

Il serait hors de notre cadre de faire connaître
ici dans tous ses détails la méthode antiseptique.
Nous ne pouvons que donner un aperçu de sa
pratique en insistant sur le côté *chimique* ou si
l'on aime mieux *pharmaceutique* de la question.

La méthode listérienne, du nom du chirurgien
qui l'a créée, en s'inspirant de Pasteur, comprend :

La destruction des germes :

1° Avant l'opération et les pansements ;

2° Pendant l'opération et les pansements.

Enfin l'emploi des moyens convenables pour
empêcher l'infection pendant la cicatrisation.

De là l'antisepsie preventive ou asepsie, et l'antisepsie proprement dite.

Pour les plaies dues à toute autre cause qu'une

intervention chirurgicale, l'antisepsie seule est à mettre en œuvre.

**Asepsie.** — L'opérateur, ses aides, les instruments nécessaires a l'opération, les objets de pansement, la région sur laquelle on doit opérer doivent être débarrassés des germes qui peuvent les souiller :

*Opérateur et aides.* — L'idéal serait qu'ils pussent à chaque opération avoir un costume frais lavé.

Dans tous les cas, ils devront retrousser leurs manches le plus haut possible et éviter pendant l'opération que le vêtement touche la plaie et même la région où elle est placée ou pratiquée.

*Technique de la désinfection des mains.* — 1° On commencera par nettoyer les ongles à sec avec un corps mousse; on les dépouille de toutes les saletés apparentes; 2° Les mains sont ensuite brossees et savonnées à l'eau chaude pendant une minute; on doit faire un lavage minutieux de l'espace sous-unguéal; 3° Pendant une minute encore les mains sont lavées à l'alcool à 80°; 4° Puis sans attendre l'évaporation de l'alcool on les lave pendant une minute dans un liquide antiseptique, soit une solution de sublime à 2 p. 1000, soit d'acide phenique à 30 p. 1000. (**Vinay.**)

*Instruments.* — On les plongera dans de l'eau bouillie chaude et on les lavera avec du savon, puis on les plongera ou dans l'eau bouillie pure ou mieux dans de l'eau phéniquée à 3 p. 100. Jamais ils ne doivent être désinfectés avec la liqueur de Van Swieten qui ronge très vite leur tranchant. Quand ils ne sont pas dans la main de l'opérateur, ils doivent être remis dans la solution phéniquée.

Mais ces moyens sont insuffisants. Le mieux pour le vétérinaire est, à défaut des étuves dont on se sert dans la médecine de l'homme, d'avoir recours à l'ébullition de ses instruments dans l'eau ou mieux dans l'huile ou la glycérine dont le point d'ébullition est plus élevé. Si l'on se sert de l'eau, il est un certain nombre de précautions qu'il ne faut pas négliger; c'est ainsi qu'il ne faut plonger ses instruments dans le liquide qu'au moment où celui-ci est en pleine ébullition; d'autre part cette dernière doit être prolongée pendant une demi-heure au moins. Si l'on se sert de liquides que l'on peut porter à 120° ou 130° un chauffage d'un quart d'heure suffira, mais il faudra, si l'on veut éviter la détrempe de ses instruments, les plonger à leur sortie du bain dans de l'eau phéniquée à 5 p. 100 qu'on aura portée à une température de 70° ou 80°.

Quant à la désinfection des drains, des sondes en caoutchouc, le mieux est de les conserver d'une façon constante dans une solution de sublimé à 1 p. 1000 ou d'acide phénique à 5 p. 100.

*Objets de pansement.* — Ils doivent être asepsiés à l'avance et conservés à l'abri de l'air.

On emploie l'étoupe, l'ouate, la gaze imprégnée de sublimé, d'acide phénique, d'iodoforme; l'ouate de tourbe préconisée par Waldteufel est, depuis ces dernières années, fort utilisée. Pour les sutures on se sert de tresse dite bourdonnet, de fil de Bretagne, de catgut, de soie et de crin de Florence.

*Étoupe, tourbe, tresse, fil.* — On les fait bouillir dans une solution de soude caustique à 5° Baumé, après les avoir préalablement laissés dans de l'eau bouillante pendant trois ou quatre heures.

L'ébullition dans la soude dure environ une demi-heure. On lave ensuite à l'eau froide jusqu'à disparition de la réaction alcaline.

Les objets sont ensuite exprimés et placés dans de l'hypochlorite de soude liquide; on les retire, on les lave à grande eau pendant plusieurs heures et on les met alors dans de l'acide chlorhydrique au 1 20 pendant une demi-heure; on lave à grande eau, on sèche et on conserve à l'abri de l'humidité.

Pour asepsier, car jusqu'ici on n'a fait que rendre les objets hydrophiles, on opère comme il suit :

L'étoupe ou la tourbe sont placées par couches successives entre des feuilles de papier buvard imprégné d'une solution phéniquée alcoolique :

Acide phénique...................... 3 gr.
Alcool à 90°........................ 2 —

Les diverses couches sont disposées dans une caisse dont on ferme les joints avec du papier et le tout est placé dans un endroit où la temperature soit de 20 à 30 degrés. L'acide s'évapore et imprègne la matière fibreuse. On conserve dans des vases bien fermés.

*La bande, la toile, les fils de chanvre, la tresse,* traités comme il a été dit pour la tourbe et

19.

l'étoupe, sont asepsiés en les trempant dans la liqueur suivante (**Thomas**) :

| | |
|---|---|
| Bichlorure de mercure............. | 1 gr. |
| Gomme du Sénégal................. | 10 — |
| Glycérine ........................ | 10 — |
| Alcool à 80°...................... | 100 — |

Eau distillée bouillie q. s. pour avoir 1 litre 1/2 de liqueur.

### *Catgut, crin de Florence* (**Thomas**.

Les laisser pendant huit jours dans l'essence de térébenthine rectifiee, laver ensuite pendant un quart d'heure dans l'éther absolu et conserver dans l'alcool a 95°.

### *Étoupe hydrophile, toile, bande, tresse, fils de chanvre* (**Heinecke**.

| | |
|---|---|
| Sublimé......................... | 3 gr. 60 |
| Sel de cuisine................... | 900 — |
| Eau............................. | 4 lit. 800 |

Les fils de soie et les crins sont désinfectés dans une solution alcoolique de sublimé à 1 p. 100. Les fils métalliques sont flambés et ba gnés dans l'huile phéniquée.

*Région opératoire*. — Couper très ras ou mieux raser complètement les poils à plusieurs centimètres autour de la plaie. Laver à l'eau bouillie et au savon, puis à la liqueur de Van Swieten.

**Antisepsie**. — Il ne suffit pas de connaître les moyens d'opérer aseptiquement, il faut encore savoir lutter efficacement lorsqu'une plaie par exemple aura été envahie par les éléments microbiens. Les substances chimiques qui ont été recommandées dans ce cas sont des plus nom-

breuses et leur nombre s'accroît sans cesse. C'est
au praticien à faire judicieusement son choix.

D'autre part la médecine a démontré que l'appareil digestif constitue au premier chef un foyer
de pullulation de microbes. Si dans un très grand
nombre de cas la présence de ces microbes ne
gêne en rien le fonctionnement général de l'organisme, il en est d'autres au contraire où ils
jouent un rôle considérable dans l'évolution de
troubles très variés. Il est donc indiqué de faire
de l'*antisepsie gastro-intestinale* et de mettre ainsi
à l'abri des atteintes de ces infiniment petits l'individu qui en est porteur.

Nous allons citer un certain nombre de préparations antiseptiques :

**Acide borique et borate de soude** (*borax*).
— Employé dans les affections de la bouche (sto-
matites); il est aussi parasiticide et désinfectant.
Il jouit également de propriétés emménagogues.

On emploie aussi l'*acide borique* pur.

*Injection d'acide borique* (**Guyon** .

```
Acide borique....................... 1 à   5 gr.
Eau..................................... 50 —
```

Faites la dissolution en quantité suffisante pour injecter
dans la vessie dans la cystite sous la dépendance du ferment ammoniacal.

*Eau boriquée.*

```
Eau distillée bouillante............   100 gr.
Acide borique................... ..   3 a 4 —
```

Rend de très grands services en obstétrique.

*Vaseline boriquée.*

Acide borique pulvérisé............... 10 gr.
Vaseline pure....................... 50 —

*Pommade boriquée.*

Acide borique...................... 10 gr.
Lanoline.......................... 100 —

**Bromol** ou **tribromophénol**, insoluble dans l'eau, soluble dans l'alcol, l'ether, le chloroforme.

*Huile bromolée* (**Rademaker**).

Bromol........................... 5 gr.
Huile d'olive...................... 150 —

*Onguent bromolé* (**Rademaker**).

Bromol ........................... 4 gr.
Vaseline........................... 30 —

**Chloral.**

Chloral hydraté...................... 1
Eau .............................. 100

**Créoline.** — C'est un liquide à coloration brune, à odeur de goudron, épais, à réaction neutre. Soluble dans l'alcool, la créoline forme avec l'eau une émulsion laiteuse. C'est un antiseptique et un désinfectant très recommandable. Elle n'est pas toxique.

Creoline....................... 2 à 4 gr.
Eau........................... 100 —

**Agitez.** Cette émulsion de créoline dans l'eau est fort employée dans le lavage des plaies, dans la désinfection des locaux, écuries, étables, marchés, etc.

*Pommade créolinée* (**Kortum**).

Créoline.............. 0 gr. 30 à  1 gr.
Axonge ...................... 30 —

*Poudre créolinée* (**Neudorfer**).

Créoline ....................... 2 à    4 gr.
Acide borique..................... 100 —

*Bols antiseptiques pour le cheval.*

Créoline................. .........    50 gr.
Poudre de réglisse................. 100 —
Extrait de réglise................. ⎰
Cire jaune......... ............. ⎱  Q. S.

Pour faire 4 bols. En donner 2 par jour.

**Créosote.** — La créosote pure, mise en contact avec les tissus, agit à la manière des rubéfiants; elle détermine une inflammation plus ou moins vive; administrée à l'intérieur, elle peut même empoisonner.

La propriété dont jouit la créosote de coaguler l'albumine la rend propre à arrêter certaines hémorrhagies capillaires. On l'a employée contre les plaies récentes, les hémorrhagies traumatiques. C'est a elle que l'*eau de Binelli* doit ses propriétés.

La créosote étendue d'eau, appliquée sur les ulcères de mauvais caractère, en change assez promptement l'aspect, y détermine un travail éliminatoire. On a employé l'eau de créosote contre les brûlures, la gale, les dartres, la gangrène, la carie des os, les ulcères.

La créosote a une action des plus remarquables sur la muqueuse pulmonaire. Elle arrête les sécrétions bronchiques (bronchite chronique). Bouchard a démontré qu'elle est le meilleur agent contre la phtisie pulmonaire, car elle détruit facilement le microbe de Koch.

D'un emploi difficile à l'intérieur à cause de son mauvais goût.

### Eau de créosote.

On ajoute goutte à goutte une solution alcoolique de créosote à de l'eau distillée jusqu'a ce que le mélange commence à perdre sa transparence après avoir été agite. On l'applique à l'aide de plumasseaux de charpie sur les surfaces saignantes, les plaies, les ulcères.

### Onguent de créosote.

On mélange la créosote à la dose de 1 20 à la graisse de porc ou à l'onguent populéum. Employé pour panser les plaies de mauvaise nature.

### Glycérine créosotée.

| | |
|---|---|
| Glycérine.......................... | 32 gr. |
| Créosote........................... | 15 gouttes. |

Pansements sur plaies de mauvaises nature.

**Dermatol** ou **sous-gallate de bismuth**, succédané de l'iodoforme.

### Pommade au dermatol (Rosenthal).

| | |
|---|---|
| Dermatol........................... | 10 gr. |
| Lanoline........................... | 20 — |
| Vaseline........................... | 70 — |

Dans le cas d'eczema humide.

### Autre pommade.

| | | |
|---|---|---|
| Dermatol.................... | | |
| Oxyde de zinc...... ......... | āā | 2 gr. |
| Vaseline.................... | | 20 — |

**Formol** ou **aldéhyde formique**. — Le formol qu'on obtient en faisant passer des vapeurs d'alcool methylique sur du coke ou du charbon de cornue porté au rouge dans un tube de cuivre est un antiseptique très puissant, il arrête les fermentations, empêche la putréfaction de l'urine. Il mérite à tous égards d'être recommandé.

**Iodol** ou **tétra-iodure de pyrrol.** — Poudre amorphe se décomposant à 140 ou 150°.

*Solution d'iodol* (**Mazzini**).

Iodol............................... 1 **gr.**
Alcool.............................. 16 —
Glycérine........................... 34 —

En injection dans les abcès.

Vaseline............................ 10 **gr.**
Iodol............................... 2 —

Trousseau.)

Contre les conjonctivites, les kérat tes, les ulcères de la cornée.

**Iodoforme.** — Anesthésique local, parasiticide, désinfectant, cicatrisant par excellence. C'est un médicament malheureusement cher pour les usages vétérinaires. Dissous dans l'ether, il s'étale très bien sur les plaies, en couche mince, lorsque le dissolvant est évaporé.

*Pommade d'iodoforme.*

Cérat simple........................ 30 **gr.**
Iodoforme........................... 2 à 4 **gr.**

*Vaseline iodoform e.*

Iodoforme........................... 2 **gr.** 5
Vaseline............................ 50 —

*Ether iodoformé.*

Iodoforme........................... 5 **gr.**
Ether............................... 100 —

*Poudre antiseptique et cicatrisante.*

Iodoforme.....................  } āā
Tanin.........................

*Collodion iodoformé* (**Terrier**).

Iodoforme.........................  1 gr.
Collodion.........................  10 —

*Pour masquer l'odeur d'iodoforme.*

On emploie 1 partie de café en poudre pour 2 parties
d'iodoforme.

On emploie 5 parties d'essence de menthe pour 100 d'iodof.
—        2    —        —    de citron        —  —
—        1    —        —    de benjoin       —
—        0 g. 05 d'acide phénique            10

**Lysol.** — Solution ou émulsion de méta-cré-
sylole et de carbures dans des oléates de potasse.
Antiseptique excellent, le lysol, en raison de son
bas prix, de la commodité de son emploi, est
entré dans la pratique de l'antisepsie et de la
désinfection.

Lysol.............................  2 gr.
Eau..............................  100 —
Dans le lavage des plaies infectées.

Lysol.............................  5 gr.
Eau..............................  100 —
Désinfection des objets de pansement et des instruments.

**Ichthyol** ou **sulfo-ichthyolate de sodium.** —
Soluble dans l'eau, dans un mélange d'alcool et
d'éther, miscible aux graisses et aux huiles.

*Contre l'eczéma du cheval ou du chien.*

Vaseline boriquée ..................  100 gr.
Ichthyol..........................  6 —
Deux applications par jour.

*Liniment à l'ichthyol.*

Ichthyol ................................... 5 gr.
Etber ............  ..................  }
Alcool ........................,........  } ãã 10 —
Eau distillee ......................  }

*Pommade à l'ichthyol.*

Lanoline ................................. 15
Eau .................  ..  ...................  5
Ichthyol ............·.............,.....  .....  5

**Naphtol.** — Phénol de la naphtaline. On connaît le napthol A et le naphtol B. Ce dernier est seul employé.

**Excellent antiseptique** *intus* et *extra*. A l'extérieur dans les mêmes cas que la naphtaline. A l'intérieur, mélangé au salicylate de bismuth, il est très employé pour produire l'antisepsie intestinale.

De 5 à 8 grammes par jour, grands animaux; 1 gramme chez les petits.

Le naphtol est aussi parasiticide (voir Parasiticides).

*Cachets antiseptiques pour le chien.*

Naphtol B ....................  }
Salicylate de bismuth ..........  } ãã 0 gr. 30
Poudre de charbon .............  }

Pour un paquet. Faire 10 de ces paquets, administrer un le matin, un le soir dans la pâtée.

———

Naphtol B ...................  ........ 10 gr.
Camphre.. ........................  4 —

En électuaire au cheval atteint de diarrhee. **(Cagny.)**

*Diarrhée infectieuse du veau.*

| | |
|---|---|
| Eau distillée........................ | 100 gr. |
| Acide lactique...................... | 5 — |
| Naphtol B.........................., | 10 — |
| Acide salicylique. ............... .. | 5 — |
| Laudanum.......................... | 10 |
| Sirop simple....... ..... ... .. .. | 150 — |

Donner une ou deux cuillerées à soupe après chaque tétée. En même temps desinfecter avec soin la litière au moyen d'une solution de sublimé ou d'acide phénique.

**Naphtaline.** — La naphtaline possède beaucoup des propriétés physiques et physiologiques du camphre. Elle peut le remplacer dans l'art de guérir. Elle se dissout facilement dans l'alcool faible, et forme ainsi un alcoolé qui a toutes les propriétés de l'eau-de-vie camphrée sans coûter la moitié du prix de cette dernière.

En outre, la naphtaline s'associe parfaitement aux corps gras, et les pommades ainsi obtenues peuvent être employées en frictions dans les cas de contusions, d'entorses, etc. Déjà même on a remplacé le camphre par la naphtaline, dans un grand nombre de préparations dont cet agent fait partie, et leur application a été suivie des mêmes· succès : des inflammations chroniques des paupières, rebelles à tous les autres modes de traitement, ont cédé à la seule influence de la pommade naphtalinée.

La naphtaline en dissolution dans q. s. d'éther, ou en poudre remplace avantageusement l'iodoforme dans le traitement des plaies (Rossignol, 1890).

*Pommade à la naphtaline.*

Naphtaline...................,............... 2 gr.
Axonge............................... 30 —

Cette pommade peut remplacer la pommade de goudron dans le traitement des dartres.

*Cachets contre la diarrhée infectieuse du chien.*

Naphtaline..................... } āā 5 gr.
Sucre en poudre................. }
Essence de bergamote................ 2 gouttes

En 20 paquets. Un paquet matin et soir.

*Alcool naphtolé.*

Alcool à 60°........................ 1 litre
Naphtol B......,.................. 4 gr.

Pour le lavage des plaies de mauvaise nature.

## Permanganate de potasse.

*Solution antiseptique.*

Permanganate de potasse........... 0 gr. 10
Eau distillée.,................... 100

Pour la désinfection des mains, des instruments, le lavage des cavités purulentes.


**Acide phénique.** — Produit de la distillation du goudron de houille ou coaltar, c'est le plus précieux des désinfectants; il tue les ferments organisés (microbes). Il est aussi hémostatique et légèrement caustique. Solubilité maxima dans l'eau, 5 p. 100. A l'aide d'alcool on fait des dissolutions plus concentrées.

### *Eau phéniquée* 5 p. 100

Acide phénique...................  50 gr.
Eau ordinaire...................  1000 —

Dissolvez à froid.

### *Huile phéniquée* (**Nocard**).

Acide phénique....................  4 gr.
Huile............................  100 —

### *Pommade phéniquée* (**Nocard**).

Acide phénique....................  4 gr.
Axonge ou vaseline................  100 —

### *Poudre désinfectante.*

Plâtre à mouleur..................  1 kil.
Acide phénique....................  10 gr.

Mêlez dans un mortier.

### *Liniment phéniqué.*

Acide phénique....................  2 gr.
Essence de térebenthine.......... } āā  4 gr.
Huile d'olive....................

### *Huile phéniquée* (**Lister**).

Acide phénique....................  1 gr.
Huile de lin bouillie.............  5 —

Pansements.

### *Emplâtre phéniqué* (**Lister**).

Acide phénique................... } āā  Q. S.
Carbonate de chaux..............

Pour faire un mastic.

---

Pour laver les mains, les couteaux, les instruments.
les appareils :

Acide phénique....................  1 gr.
Eau.........  .....................  3 —

*Acide phénique alcoolisé.*

Alcool à 90°....................  
Acide phénique cristallisé........ } àà Q. S.

Caustique. Piqûres anatomiques. Carie dentaire (**Lemaire**).

*Glycérine phéniquée.*

Glycérine...........................  10 gr  
Acide phenique.....................  1 —  
(Eczéma.)

*Breuvage antiputride* (**Trasbot** .

Acide phénique.....................  10 gr.  
Vin rouge..........................  1 lit.  
Infusion de plantes aromatiques......  1

Faites l'infusion, mêlez le vin et l'acide.  
Dans la dernière période de l'infection purulente.  
On peut remplacer le vin par 15 grammes d'alcool.

*Phénate sod. solut.* **Boboeuf** .

Phénate de soude..................  1 gr.  
Eau ..............................  100 —

Pansement des plaies et pour combattre les hémorrhagies.

———

Acide phénique....................  4 gr.  
Huile.............................  de 30 à 60 gr.  

Mêlez pour toucher les ulcères aphteux (**Forster**).

**Coaltar** (goudron de houille). — Renferme un grand nombre de principes dont le plus important est l'acide phénique.

*Poudre de coaltar.*

Plâtre à mouleur...................  100 gr.  
Goudron de houille.................  1. 2. 3.  

Mêlez dans un mortier. Désinfecte les plaies et suppurations fétides ; détersive et absorbante (**Corne** et **Des-maux**).

*Teinture coaltarée* (**Lebœuf**).

Goudron de houille................. 100 gr.

Teinture alcoolique de bois de Panama, 240. De 10 à 20 gr. avec 500 grammes d'eau pour panser les plaies.

*Saponine coaltarée vétérinaire.*

Savon vert........................... 1 gr.
Eau.................................. 2 —
Alcool .............................. 1 —
Coaltar ............................. 1 —

Dissolvez le savon dans l'eau chaude, ajoutez l'alcool et le coaltar, agitez en refroidissant.

**Salol.** — Combinaison d'acide phénique et d'acide salicylique. C'est un excellent antiseptique à employer *intus* et *extra*. A l'intérieur en effet le salol se dédouble en ses deux composants et produit l'antisepsie intestinale (diarrhées rebelles) et aussi celle des voies urinaires (néphrites, cystites).

Salol pulvérisé................. } āā
Amidon pulvérisé.............. }

Recouvrir les plaies exposées.

*Pommade au salol.*

Salol................................. 4 gr.
Vaseline ............................ 30 —

*Cachets antiseptiques dans le cas de diarrhée du chien.*

Salol................................. 0 gr. 20
Charbon pulvérisé................... 0 — 25

Pour un cachet. Faire 6 de ces cachets. Un par jour.

**Bichlorure de mercure** (*chlorure mercurique, muriate oxygené de mercure, sublimé corrosif*). — Le bichlorure de mercure est un des poisons les plus violents. Il peut empoisonner le chien à la dose de 20 à 50 centigr. A la dose de 15 gram., il peut faire périr un cheval. Il est employé à l'intérieur. Son usage à l'extérieur a une importance beaucoup plus grande en pharmacie vétérinaire. C'est peut-être le meilleur des parasiticides.

Appliqué sur les tissus vivants, il donne naissance à une eschare grise imputrescible. C'est un caustique substitutif précieux et d'un fréquent emploi. On s'en sert de différentes manières.

Tantôt c'est la poudre de sublimé qu'on incorpore a de la graisse, à de la pâte, à de la térébenthine, ou bien on en saupoudre les parties malades ; dans quelques cas on taille un morceau de sublimé en forme de crayon, et on l'introduit dans le fond des fistules pour cautériser les os, les ligaments jaunes ou le tissu cartilagineux et fibro-cartilagineux, pour modifier la vitalité des parties sur lesquelles on l'applique. C'est à la fois un agent énergique et sûr. (Voyez Caustiques.)

Le sublimé est de tous les antisept ques le plus sûr, le meilleur. La liqueur de Van Swieten est aujourd'hui universellement employée dans la pratique de la chirurgie pour la désinfection des plaies et celle des objets non métalliques de pansement. On fait des solutions de sublimé à divers titres. Il ne faut pas dépasser 5 p. 100 à cause de la causticité du sel et surtout les dangers de son absorption. Les solutions de sublimé précipitent par l'addition d'eau potable et peuvent ainsi devenir inactives.

*Liqueur de Wan Swieten.*

Sublimé corrosif .................... 1 gr.
Eau distillée........................ 900 --
Alcool rectifié........... ............. 100 —

Dissolvez le sublimé dans l'alcool et ajoutez-y l'eau.

*Solution mercurielle* (**Blaine**).

Sublimé corrosif, 1 gr.; Eau distillée.... 1 lit.

C'est la même formule (liqueur de Wan Swieten).
Pour lotionner une ou deux fois par jour le chancre
qui a son siège sur le bord de l'oreille du chien et les
érup'ions herpétiques.

*Solution de sublimé non irritante* (**Laplace**).

Sublimé.......................... 1 gr.
Acide tartrique.................... 1 —
Eau distillee...................... 1000 —

*Antisepsie du vagin chez la vache pleine pour prévenir
l'avortement épizootique* (**Nocard**).

Eau distillée........................ 20 litres.
Glycérine..........................⎰ āā 100 gr.
Alcool à 36°.......................⎱
Bichlorure de mercure................ 10 —

Dissoudre le sublimé dans l'alcool et la glycérine, ajouter l'eau et agiter. Conserver dans un vase en bois à l'abri
des atteintes des animaux.

*Antiseptique perfectionné de Ratter.*

Sublimé...................... ...... 5 parties
Chlorure de sodium..... ....... 25 —
Acide phénique.... ... ....... 200 —
Chlorure de zinc............... 500 —
Sulfophenate de zinc........... 500 —
Acide borique.......... ...... 300 —
Acide salicylique................ 60 —
Thymol........................ 10 --

Acide citrique .................... 10 parties
Eau........................... 100.000

N'attaque pas les instruments d'acier.

### *Antiseptique composé de Lépine.*

Sublimé........................ 0,01 partie
Acide phénique................. 1    —
Acide salicylique.. ............. 1    —
Acide benzoíque,............... 0,5   —
Chlorure de chaux.............. 0,5
Brome......................... 0,1   —
Bromhydrate acide de quinine... 2    parties
Chloroforme................... 2    —
Eau .......................... 1000  —

## Thymol ou Phénol de l'essence de thym.

### *Solution antiseptique* (Giraldès).

Alcool......................... 2 à   4 gr.
Thymol........................ 1
Eau........................... 50 —

### *Pommade thymolée* Bouilhon-Pasquet).

Thymol...................... 1 à   4 gr.
Axonge........................ 100 —

### *Injection à l'acide thymique* (Nocard).

Acide thymique................. 2 gr.
Glycérine...................... 100
Eau .......................... 900

F. S. A.
En injection dans les synoviales ouvertes, avec l'appa-
eil Dieulafoy.

## Chlorure de zinc.

Chlorure de zinc pur........... 10 gr.
Eau........................... 100 —

En injection dans les fistules.

# DÉSINFECTION

Les dernières données de la science ont démontré que les agents de contagion, les virus, sont des micro-organismes. A chaque affection particulière se rattache l'existence d'un de ces organismes inférieurs, spécifique de la maladie. Les déjections des malades, l'air qu'ils ont respiré sont les véhicules du contage. Celui-ci, par leur intermédiaire, se dépose dans les locaux où les malades ont séjourné; ils imprègnent les objets qui ont été mis en contact avec eux, même les vêtements de ceux qui les ont approchés et qui peuvent ainsi devenir un moyen de dissémination de la maladie.

La nécessité de détruire les virus ainsi déposés doit être une des prescriptions les plus impérieuses des lois sur la police sanitaire; aussi le règlement d'administration publique du 22 juin 1882, qui est le complément de la loi du 21 juillet 1881 sur la police sanitaire des animaux, rendit la désinfection obligatoire dans tous les cas de maladie contagieuse.

Nous ne dirons qu'un mot de la destruction des cadavres et débris d'animaux. Un grand nombre de moyens ont été proposés; l'enfouissement est inefficace et même dangereux, comme

l'a démontré M. Pasteur à l'occasion de la fièvre
charbonneuse, à cause du rôle que jouent les
vers de terre dans le transport a la surface du
sol des agents de l'infection. La destruction par
la chaux vive est très coûteuse, de même celle
par l'acide sulfurique proposée par M. Girard.
L'incinération est justiciable des mêmes repro-
ches; seule la destruction dans les clos d'équarrissage par la coction et la transformation en
produits divers donne des résultats pratiques;
mais ce moyen, qui, outre ses avantages au point
de vue de la prophylaxie, possède celui d'utiliser
les débris, n'est praticable que près des grandes
villes. Force est donc de recourir au moyen le
plus simple, l'enfouissement. Comme l'ont proposé plusieurs vétérinaires au congrès sanitaire
de 1885, notamment M. Boutet (de Chartres , il
faudrait en attendant mieux établir dans chaque
commune un *cimetière* bien clos où seraient
enfouis les animaux morts ou abattus pour cause
de maladie contagieuse. L'isolement de ces clos,
l'impossibilité pour d'autres animaux d'y entrer
feraient disparaître les inconvénients de ce mode
de destruction.      ,

En ce qui concerne la désinfection des locaux,
objets contaminés, etc., nous allons signaler les
meilleurs moyens à employer.

Nous ne devons pas perdre de vue que ces
moyens doivent être économiques comme tout
ce qui a trait au traitement des animaux domestiques; aussi les agents de désinfection auxquels
le vétérinaire peut s'adresser sont-ils très limités.

L'évolution d'une maladie contagieuse étant

fonction de celle d'un microbe, est assimilable à
une fermentation; les conditions qui défavorisent
les fermentations, en général, sont donc toutes
indiquées comme devant être recherchées quand
on veut empêcher une maladie contagieuse d'évo-
luer. Rappelons que toute fermentation a pour
conditions nécessaires, outre l'existence du ferment, un degré d'humidité et une température
convenables. Le trop grand froid comme la trop
grande chaleur empêchent la fermentation; la
dessiccation l'arrête tout au moins. De là les indications suivantes :

1° Dessécher le plus complètement possible;

2° Refroidir ou surchauffer;

3° Tuer le ferment par un spécifique convenable.

La dessiccation, le refroidissement ne sont
guère applicables dans le cas qui nous occupe.
Tout au plus pourrait-on les appliquer à la
désinfection des vêtements des personnes qui
ont été en contact avec les malades et à celle des
menus objets qui peuvent avoir été souillés dans
les mêmes conditions. C'est donc au troisième
de ces moyens que nous devons surtout nous
adresser.

Comme nous l'avons déjà rappelé, chaque
virus a pour agent un micro-organisme particulier ayant des conditions de vie spéciales, très
différentes souvent de celles des autres. De là la
difficulté de trouver des désinfectants dont l'action soit assez générale pour s'appliquer dans
tous les cas. Les expériences de MM. Arloing,
Cornevin et Thomas ont montré, en ce qui con-

cerne le charbon emphysémateux (charbon symptomatique de Chabert), que, suivant les conditions d'humidité ou de sécheresse où il se trouve, suivant qu'il est récent ou ancien, le virus est ou n'est pas détruit par le même agent. Si aucune expérience directe n'autorise à affirmer qu'il en est de même pour les autres virus, les expériences citées légitiment tous les doutes.

Ceci dit, étudions les principaux desinfectants dont le vétérinaire peut se servir.

Lo plus simple de tous est la ventilation, mais il est toujours insuffisant et ne doit être employé que comme complément à une désinfection plus énergique.

**Chaux.** — La chaux vive est caustique; elle détruit, en absorbant l'eau qu'elles contiennent, les matières organiques. La chaux éteinte conserve, mais à un degré beaucoup moindre, les mêmes propriétés, et d'autant plus qu'elle est récemment préparée. Le lait de chaux qui vient d'être fait est donc un antiseptique peu coûteux, qui mérite d'être employé pour terminer toute désinfection. Il a en outre l'avantage de servir de peinture et de donner par sa couleur plus de clarté aux écuries. Donc, chaque fois que la désinfection aura été pratiquée, il faudra, si l'état des locaux le permet, faire un badigeonnage à la chaux.

**Bichlorure de mercure.** — Son action sur les micro-organismes est des plus énergiques. Une solution de ce sel à 1 1000 (liqueur de Van Swieten) détruit toute virulence. On peut l'em-

ployer pour laver les objets de pansement, etc.,
même pour laver les stalles, pavés, murs lorsqu'ils ne sont pas trop étendus, à cause du prix
du médicament. Ce sel étant très toxique, il ne
faut pas oublier de laver à grande eau toutes les
parties avec lesquelles il a été en contact.

**Chlorure de zinc.** — Son efficacité comme
désinfectant est moindre que celle du précédent,
mais elle est néanmoins considérable.

Le chlorure impur du commerce, qui a l'avantage d'être peu coûteux, employé en solution à
2 pour 1000, donne d'excellents résultats. (Lavage
des harnais, ustensiles d'écurie, pavés, litières,
râteliers après grattage, etc.)

**Sulfate et nitro-sulfate de zinc.** — Ce produit, résidu de la fabrication de la nitro-benzine,
a l'avantage d'être très peu coûteux. Outre le
sulfate et l'azotate de zinc, il renferme des produits empyreumatiques, de la nitro-benzine, qui
sont antiseptiques; on peut donc employer ce
mélange comme désinfectant, mais son action
n'est pas, à ce point de vue, très énergique.

**Huiles lourdes du gaz.** — Elles sont aussi d'un
prix peu élevé. Leur pouvoir antiseptique est dû
à la présence de produits empyreumatiques dont
elles sont très chargées. Malheureusement leur
emploi n'est pas exempt d'inconvénients, leur
odeur est désagréable, on ne peut guère les utiliser que pour les fosses et conduits à purin.
Mélangées au goudron dans les proportions de
1 d'huile pour 10 de goudron, elles sont recom-

mandées par l'arrêté du 15 mai 1885 comme enduit.

**Acide sulfurique.** — En solution étendue 3 100, il est facilement utilisable et efficace. Désinfection des poulaillers dans le cas de choléra des poules.)

**Acide phénique.** — On a beaucoup trop exalté les propriétes anti-virulentes de ce corps. Il ressort des expériences de Perrin et Martz en France, de John Dougall, de Paiker en Angleterre, que l'acide phénique ne fait, à moins qu'il ne soit employé à très haute dose, qu'endormir momentanément la virulence des micro-organismes.

**Essence de térébenthine.** — M. Pasteur a démontré que l essence de térébenthine tue la bactéridie charbonneuse et ses spores.

**Acide sulfureux** — Cet agent est facile à se procurer, peu coûteux, et rend de grands services. On ne saurait affirmer qu'il soit efficace contre tous les virus, mais dans le cas de fièvre typhoïde notamment on a pu constater l'excellence des résultats qu'il fournit.

Pour désinfecter une écurie à l'aide d'acide sulfureux, on enlève au préalable les litières, fourrages, etc. On calfeutre avec de la pail e ou de l'étoupe toutes les fissures; une précaution à recommander est de faire bouillir de l'eau dans le local ainsi fermé afin de couvrir les parois d'une légere couche d'humidite. Cela fait, dans un vase en terre un peu épais, ou mieux dans un

tas de sable que l'on creuse en cuvette assez profonde, on met du soufre ou en canon ou en
fleurs, 20 grammes environ par mètre cube d'air
additionné d'un peu de nitrate de potasse, et on
l'enflamme. Il faut laisser l'action se continuer
quarante-huit heures au moins, puis ouvrir pour
chasser les vapeurs sulfureuses, enfin laisser
l'écurie ouverte, aérée et non habitée pendant
quelques jours.

La vapeur d'eau dégagée préalablement et
déposée sur les parois favorise l'action de l'acide
sulfureux en le dissolvant d'abord et en lui permettant de se transformer partiellement en acide
sulfurique.

**Vapeurs nitriques.** — Une marmite en fer
contenant du sable est chauffée par un réchaud.

Dans le sable sont enfoncés des vases de verre
ou de porcelaine contenant de l'acide sulfurique
et du nitrate de potasse. Par l'action de la chaleur, bientôt le nitrate est décomposé et des
vapeurs d'acide nitrique se dégagent. Il est bien
entendu que le calfeutrement a été opéré comme
nous l'avons dit plus haut. La désinfection dure
quarante-huit heures.

Ce procédé, imaginé par Smith à la fin du
siècle dernier, est encore très usité en Angleterre.

Un grand nombre d'auteurs pensent que c'est
surtout aux vapeurs rutilantes d'acide hypoazo-
tique qui accompagnent toujours la décomposition du nitrate de potasse qu'est due l'action
désinfectante. On pourrait donc employer le
moyen suivant (Payen, 1871) :

Dans un vase contenant de l'acide nitrique ordinaire mettre des rognures de cuivre. Le dégagement des vapeurs rutilantes est considérable.

Il ne faut pas oublier que ces vapeurs sont très irritantes, dangereuses à respirer, et avoir, par conséquent, bien soin d'aérer le local quand l'opération est terminée, avant d'y entrer.

**Fumigations guytoniennes.** — Guyton de Morveau, en 1773, eut l'idée d'employer les vapeurs d'acide chlorhydrique comme désinfectant. Pour 550 mètres cubes d'air, il mettait dans un vase convenable :

Sel marin, 200 grammes; acide sulfurique à 60° Baumé, 240 grammes.

Le dégagement des vapeurs chlorhydriques se produisait. On laissait l'opération se continuer trois jours, en prenant, comme nous l'avons dit pour les autres fumigations gazeuses, toutes les précautions voulues pour empêcher que le gaz ne s'échappât par les ouvertures.

Ces fumigations sont tombées en discrédit. Il serait bon de les expérimenter à nouveau, au moins pour les locaux non habités; leur action désinfectante paraît très énergique, si l'on en juge par une expérience citée par Guyton de Morveau.

« Le Dr Cabanellas, lors de la terrible épidémie de l'Andalousie en 1780, ayant exposé à la vapeur de l'acide muriatique simple, pendant seize jours, des morceaux de chair très fétides, il n'y eut pas la plus légère trace d'odeur putride. » (VALLIN, *Traité des désinfectants.*)

On peut remarquer que, de tous les procédés décrits dans ce chapitre, celui-ci est le plus économique.

**Fumigations de chlore.** — On les appelle à tort fumigations guytoniennes, car Guyton de Morveau préconisait, comme nous venons de le voir, l'acide chlorhydrique et non le chlore. C'est Cruickshank qui s'est le premier servi du chlore pour désinfecter (1797). Plus tard, Guyton de Morveau adopta ce procédé et donna la formule suivante pour 550 mètres cubes d'air VALLIN, *loc. cit.*) :

Sel commun, 300 grammes; oxyde (bioxyde) de manganèse pulvérisé, 60 grammes; acide sulfurique à 66° Baumé, 240 grammes.

Le chlore agit sur les matières organiques en leur enlevant de l'hydrogène; si l'atmosphère contient, comme c'est le cas général, de la vapeur d'eau, cette eau est décomposée; il se forme de l'acide chlorhydrique, qui, nous l'avons vu tout à l'heure, est un désinfectant puissant, et l'oxygène est mis en liberté à l'état naissant, c'est-à-dire dans des conditions où ses affinités sont exaltées; il brûle alors plus facilement les corps légers avec lesquels il se trouve en contact, et cette action vient contribuer à la destruction de la matière virulente. Il y a donc indication, comme pour l'acide sulfureux, de faire bouillir de l'eau au préalable dans le local à désinfecter.

On trouve dans le commerce trois liqueurs qui dégagent facilement du chlore. Ce sont le chlorure de chaux, le chlorure de soude (liqueur de Labarraque) et l'eau de Javelle ou hypochlorite de potasse. L'acide carbonique de l'air suffit pour déplacer le chlore de ces liqueurs. On peut activer le dégagement en faisant arriver dans le vase qui les renferme et goutte à goutte, au moyen d'un flacon muni d'un robinet, une solution étendue d'un acide énergique (sulfurique, azotique).

Les désinfectants que nous venons de signaler sont les seuls qui puissent, en raison de leur prix, entrer dans la pratique de la médecine vétérinaire. Avant de parler de leur efficacité dans les divers cas, disons tout de suite que les fumigations sont préférables à tous égards aux lavages ou aux pulvérisations. Les gaz, en effet, pénètrent dans tous les interstices, se mêlent complètement a l'air et vont ainsi chercher la matière virulente jusque dans les points inaccessibles par tout autre procédé.

Les procédés généraux de désinfection étant connus, il est important de savoir s'ils sont toujours efficaces. Les expériences font défaut pour se prononcer d'une manière absolue sur la valeur de tel ou tel moyen. La littérature vétérinaire renferme même à cet endroit des données contradictoires. M. Reynal affirme que le chlore est impuissant contre le virus morveux, les expériences de M. Peuch contredisent cette assertion. Seuls, en ce qui concerne le charbon emphysémateux symptomatique de Chabert), MM. Arloing, Cornevin et Thomas ont donné des conclusions positives. Il est à désirer que toutes les autres maladies contagieuses soient étudiées à ce point de vue, que pour chacune l'agent spécifique désinfectant soit déterminé.

Il y a quelques années, M. Redard, médecin en chef des chemins de fer de l'État, a fait des expériences sur la désinfection des wagons à bestiaux. Nous donnons les conclusions de l'intéressant travail de cet auteur :

« Les désinfectants chimiques n'agissent qu'à haute dose et par un contact très prolongé.

« L'acide sulfureux est absolument inefficace comme désinfectant (il est à remarquer que dans les expériences de M. Redard l'action de l'acide sulfureux n'a duré que quatre heures).

« La désinfection pratiquée par l'emploi de l'eau à 100° ou au-dessous de cette température, même celle de la vapeur humide dans les mêmes conditions thermiques, est inefficace.

(L'arrêté ministériel du 13 mai 1883 indique cependant l'eau bouillante pour désinfecter les vêtements et autres objets souillés par les animaux malades. Il y aurait avantage à ajouter à l'eau bouillante le bichlorure de mercure ou le chlorure de zinc. Le flambage indiqué par le même arrêté est excellent chaque fois qu'on peut l'appliquer sans danger d'incendie, mais c'est là certainement un cas exceptionnel.)

« La vapeur d'eau surchauffée à 110° détruit toute virulence. »

Un des meilleurs moyens de désinfecter consiste à pulvériser sur les surfaces souillées une solution antiseptique. On a vanté un très grand nombre d'appareils capables de rendre ce service. Le mieux est encore d'avoir recours au

pulvérisateur dont se servent les viticulteurs. Le
jet fourni par cet appareil est suffisamment fort
pour pénétrer dans les interstices et les anfrac-
tuosités que peuvent présenter les surfaces.

### Désinfection des déjections.

Pour le fumier le feu seul convient. Pour
l'urine et les excréments des carnassiers voici un
certain nombre de moyens.

Le sublimé acidifié par l'acide chlorhydrique
et employé en solution a 2 pour 1000. Laissées en
contact pendant 24 heures, les déjections sont
complètement stérilisées.

L'eau bouillante melangée à parties égales
avec de la lessive de potasse est un excellent
désinfectant.

On a recommandé encore :

| | |
|---|---|
| Chaux............................. | 1 gr. |
| Eau.............................. | 20 |

| | |
|---|---|
| Sulfate de cuivre................... | 2 gr. |
| Eau.............................. | 300 |

| | |
|---|---|
| Chlorure de zinc.................. | 5 gr. |
| Eau.............................. | 1000 — |

| | |
|---|---|
| Sulfate de fer..................... | 30 gr. |
| Eau......................... ... | 1000 — |

# TECHNIQUE



# INJECTIONS HYPODERMIQUES

L'administration des médicaments par la méthode des injections sous-cutanées est basée sur la propriété d'absorption du tissu cellulaire.

Les avantages de cette méthode sont consirables, aussi la voyons-nous se généraliser tous les jours. Elle permet d'administrer le médicament lorsque toutes les autres voies d'introduction ne peuvent plus être utilisées a cet effet; le médicament est absorbé sûrement et rapidement.

Les alcaloïdes et leurs sels, dont l'introduction dans la thérapeutique a été un si grand progrès, s'administrent très bien par cette méthode, qui nous paraît de beaucoup supérieure à celle des granules; le dosage de ces derniers est fort difficile et partant douteux, leurs petites dimensions rendent douteux aussi, dans la plupart des cas, leur accès jusque dans l'estomac des grands animaux.

Pour qu'un médicament puisse être administré en injections hypodermiques, il faut qu'il réunisse les conditions suivantes :

1° Être d'une solubilité telle que l'on en puisse faire des solutions suffisamment concentrées; il faut, en effet, pouvoir, sous un petit volume, donner une dose suffisante du médicament;

2º Il doit être soluble dans un véhicule inactif autant que possible, et, dans tous les cas, non irritant.

**Solutions.** — Les solutions sont faites généralement à 1 100 ou 1/50. Il faut qu'elles soient bien titrées. Le véhicule le plus employé est l'eau distillée. On se sert aussi d'un mélange à parties égales d'eau et de glycérine. L'éther, l'alcool, l'eau distillée de laurier-cerise, sont également employés.

Autant que possible, les solutions doivent être neutres. Cependant, quand elles sont un peu acides, elles sont encore utilisables.

Il faut aussi que les solutions soient le plus récentes possible. Cependant, comme dans la pratique on ne peut les faire toujours extemporanément, il faut avoir soin de les conserver dans des flacons bien bouchés. On y ajoute souvent, pour assurer leur conversation, quelques gouttes d'une solution d'acide phénique ou d'acide salicylique.

Si une dissolution vient à se troubler, il ne faut pas la filtrer pour l'employer à nouveau! elle doit être considérée comme hors d'usage.

**Instruments.** — Tous nos lecteurs connaissent la seringue de Pravaz, aussi nous dispensons-nous de la décrire. Quelque bien construite qu'elle puisse être, il est bon d'en vérifier la graduation, afin d'en faire un instrument de précision. Pour cela on la pèse d'abord vide, puis remplie d'eau distillée, ce qui donne sa capacité totale. On répète la même opération en la remplissant au 1 4, au 1 3, à la moitié, pour déterminer les points où l'on doit arrêter le curseur lorsque l'on veut injecter telle ou telle dose de médicament.

Connaissant ainsi la capacité exacte des divisions de la seringue et le titre de la solution, il est facile de déterminer la dose de celle-ci dans un cas donné.

Soit une seringue de Pravaz bien graduée et une solution au 1 50.

On veut injecter 10 centigrammes de principe actif. Une simple règle de trois indique qu'il faut injecter 5 grammes, ou mieux 5 centimetres cubes du liquide.

**Manuel opératoire.** — Il faut avant tout s'assurer de la propreté de la seringue et de son bon fonctionnement. On la remplit par aspiration en ayant soin d'éviter les bulles d'air. On les chasse, quand il s'en forme en vidant et remplissant alternativement l'instrument plusieurs fois et doucement. On fixe le curseur a l endroit déterminé par la quantité de liquide à injecter. On trempe l'extrémité de l'aiguille dans un peu d'huile phéniquée.

Le lieu où l'on doit pratiquer l'injection étant choisi, on pince la peau entre le pouce et l'index de la main gauche et on introduit la pointe de l'aiguille à la base du pli ainsi formé, sous un angle de 45° environ. On enfonce suffisamment l'aiguille, puis, abandonnant la peau, on pousse le piston lentement. On retire l'aiguille en la maintenant dans la même direction où elle était à l'entrée. Par mesure de précaution, on peut mettre le doigt sur la piqûre pendant un instant pour éviter que le liquide ne s'échappe.

On chasse de la seringue ce qui reste de la solution, jusqu'aux dernières gouttes; on nettoie l'aiguille et on replace dans sa lumière le fil d'argent ou la soie de sanglier destinée à l'empêcher de se boucher.

**Précautions générales.** — Tout ce que l'on peut dire sur le lieu d'élection de la piqûre, c'est qu'il doit être dans une région peu exposée aux frottements, peu vasculaire, peu innervée, loin de tout organe important qui pourrait être lésé par l'aiguille. L'encolure pour les chevaux de selle, la partie postérieure de l'épaule pour les chevaux de trait et les grands ruminants, la peau de l'abdomen chez le chien sont des endroits très convenables.

On ne saurait trop recommander la plus grande propreté de l'aiguille-canule et de tout ce qui sert à l'opération, afin d'éviter tout accident, tel que abcès, infection septique.

On trouvera dans le corps du formulaire un certain nombre de formules d'injections hypodermiques. Les règles que nous venons de résumer serviront d'ailleurs à en composer de nouvelles au gré du praticien.

## INOCULATIONS PRÉVENTIVES
## VACCINATIONS

Depuis quelques années, les maladies contagieuses ont été l'objet d'études qui ont conduit à des découvertes remarquables, en ce qui concerne leur prophylaxie.

Il n'entre pas dans notre plan d'entrer dans de grands détails à ce sujet, que d'ailleurs nos lecteurs connaissent comme nous. Nous nous bornerons a enregistrer ici les résultats pratiques auxquels on est arrivé, les méthodes à suivre pour inoculer ou vacciner les animaux.

**Péripneumonie.** — Le virus doit être recueilli dans le poumon d'un animal abattu pour cause de péripneumonie, mais avant qu'il se soit produit des accidents gangreneux. Autant que possible il faut puiser le vaccin peu de temps après la mort. On creuse dans le tissu hépatisé une cavité qui bientôt se remplit de sérosité. Si cette sérosité est sanguinolente ou souillée d'une manière quelconque, il faut la jeter et attendre qu'il en sourde de pure, jaunâtre, limpide. On doit l'employer immédiatement ; mais si l'on doit la transporter, il faut la recueillir dans des tubes de verre effilés par le haut que l'on stérilise en les flambant séance tenante et que l'on ferme ensuite à la lampe. Une lampe à alcool peut servir et pour la stérilisation du tube et pour sa fermeture.

L'inoculation se fait à l'aide d'une lancette cannelée. On pratique à 4 ou 5 centimètres de l'extrémité de la queue une petite incision longitudinale, sous-épidermique, et quand le sang ne coule plus on y introduit une goutte de sérosité prise au bout de la lancette. On fait une inoculation semblable 5 ou 6 centimètres plus haut.

**Clavelée.** — Le claveau puisé directement sur une pustule est souvent trop actif, et l'inoculation peut donner lieu à des accidents aussi graves que la maladie elle-même. M. Peuch (*Précis de police sanitaire*) a constaté que le claveau conservé en tubes capillaires pendant huit ou neuf mois perd de sa trop grande activité. En le délayant dans l'eau distillée au 1 100 ou au 1/160 et en l'injectant ensuite sous la peau de la queue avec la seringue de Pravaz à la dose de 8 centigrammes pour un agneau de cinq à six mois en moyen état d'embonpoint, on obtient une pustule unique qui fournit un virus excellent et sans danger.

Dans une note, M. Pourquier, de Montpellier, a annoncé à l'Institut que le virus claveleux s'atténuait de façon à devenir vaccin de la façon suivante : on inocule un mouton ayant déjà eu la maladie, le virus claveleux ; il se développe des pustules dont le contenu est un excellent vaccin à employer sur les animaux que l'on veut mettre à l'abri des atteintes de la contagion.

La virus étant ainsi fabriqué, on se sert, pour l'inoculation, de la lancette.

Au préalable, au moyen de claies, on divise en deux la bergerie pour séparer les inoculés de ceux qui ne le sont pas encore. Le sujet étant convenablement tenu par des aides, on charge la lancette et on pique *une seule fois* la région que l'on a choisie, face interne de l'oreille ou face inférieure de la queue. La lancette est introduite un peu obliquement sous l'épiderme, à une profondeur d'environ 2 millimetres, de manière à former un petit godet sous-épidermique dans lequel le virus se depose.

**Charbon** (*fievre charbonneuse*. — Le vaccin de la flevre charbonneuse est obtenu par des cultures successives de la bactéridie, élément essentiel de cette affection, dans des bouillons convenables et des conditions de température déterminées. On trouve facilement a se procurer ce vaccin.

La vaccination comprend deux inoculations avec des virus d'énergie différente, pratiquées à douze ou quinze jours d'intervalle.

Le vaccin est contenu dans des tubes fermés par des bouchons de caoutchouc. Chaque tube renferme la quantité de liquide nécessaire pour 100 petits animaux ou 50 grands.

L'instrument à employer est la seringue de Pravaz.

On enlève le fil métallique qui bouche la lumiere de l'aiguille a inoculation ; on ajuste celle-ci sur la seringue ; on enfonce le piston jusqu'au bas de sa course. Après avoir bien agité le tube à vaccin de manière à bien mélanger toutes ses parties, *précaution indispensable,*

21.

on le débouche et on immerge l'extrémité de l'aiguille. On retire le piston, le liquide monte. Souvent une bulle d'air se fait jour au milieu du liquide. On vide alors la seringue en poussant le piston et on recommence à l'emplir, la bulle ne se reproduit pas, à moins que l'aiguille soit mal ajustée, ce que l'on corrige aisément.

La seringue étant remplie, on fait descendre le curseur qui est sur la tige du piston jusqu'au trait convenable et qui varie suivant l'animal que l'on vaccine : 1 pour le mouton et la chèvre, 2 pour les grands animaux.

On pique la peau avec l'aiguille, on presse sur le piston pour injecter le liquide et on retire l'instrument. On ramène le curseur au trait 2 quand on vaccine de petits animaux, au trait 4 quand on opère sur de grands et qu'on vaccine un deuxième sujet.

L'aiguille qui sert pour les grands animaux est généralement plus forte que celle employée pour les petits.

Les lieux d'élection pour l'inoculation du vaccin varient suivant les espèces.

Pour les animaux de l'espèce bovine, on la pratique en arrière de l'épaule ; pour les chevaux de trait, c'est aussi le derrière de l'épaule qu'il faut choisir ; pour les chevaux de selle, il vaut mieux vacciner à l'encolure ; pour les chèvres et les moutons, le lieu d'élection doit être le plat de la cuisse.

Une précaution que l'on ne saurait trop recommander est de tenir la seringue dans un état de propreté irréprochable. Il est même recommandé, après chaque vaccination (qui peut comprendre un nombre quelconque d'animaux), de faire remettre l'instrument à neuf.

Le tube à vaccin doit être soigneusement refermé après chaque prise de virus.

**Charbon emphysémateux** (*symptomatique* de Chabert). — Le vaccin est fait avec du tissu extrait d'une tumeur charbonneuse, humecté d'eau, exprimé et enfin desséché, rendu humide une seconde fois et desséché à nouveau une partie à 100°, une autre à 85°. La matière solide résultant de ces opérations est pulvérisée et la poudre mêlée à de l'eau distillée dans la proportion de 1 à 100. Dans une première opération, on prépare le liquide vaccinal avec le virus desséché a 100°. La dissolution ou plutôt le mélange avec l'eau doit être fait dans un mortier préalablement stérilisé.

L'instrument est la seringue de Pravaz. On injecte 1 centimètre cube du liquide dans une plaie sous-cutanée faite à l'aide d'un trocart à un travers de main de l'extrémité libre de la queue ; huit jours après, on opérera de même avec le deuxième vaccin obtenu en traitant comme ci-dessus le virus desséché et chauffé à 85°. La dose est la même dans les deux opérations.

**Rouget des porcs.** — L'immunité est de dix-sept mois au moins. Le virus est, comme pour la fièvre charbonneuse, renfermé dans des tubes bouchés. Le manuel opératoire est absolument le même que pour la vaccination charbonneuse.

Il y a aussi deux vaccins à administrer à douze jours d'intervalle.

Il faut vacciner les animaux jeunes, ayant environ quatre mois. Le moment de l'année le plus favorable est de novembre à fin mars, époque pendant laquelle la maladie ne sévit pas.

Le lieu d'élection est à la face interne de la cuisse.

**Choléra des volailles.** — Le vaccin est donné dans les conditions déjà indiquées pour le charbon et le rouget. Le vaccin est introduit à l'extrémité de l'aileron à la face interne du pectoral. Le deuxième vaccin est inoculé douze ou quinze jours après à l'autre aile.

**Observation générale.** — Les virus vaccins doivent être conservés dans un endroit frais. Un tube entamé doit être épuisé le même jour ou abandonné si tout le liquide n'a pu être utilisé. La deuxième injection se fait du côté opposé à la première.

# DES INJECTIONS RÉVÉLATRICES DE LA TUBERCULOSE ET DE LA MORVE [1]

## La tuberculine.

La tuberculine est un extrait des cultures du bacille de la tuberculose. Après 6 semaines de séjour à l'étuve à 37°, ces cultures sont stérilisées à l'autoclave, à 110°, de façon à tuer tous les bacilles qu'elles contenaient; on les concentre ensuite au bain-marie jusqu'au dixieme de leur volume primitif, puis on filtre sur papier Chardin; on obtient ainsi un liquide sirupeux, de couleur brun foncé, exhalant l'odeur de fleurs particuliere aux cultures du bacille tuberculeux en milieux glycérinés; le bouillon qui a servi a la culture renfermant 5 p. 100 de glycérine, la tuberculine obtenue après concentration et filtration en contient 50 p. 100. C'est ce qui explique pourquoi elle se conserve presque indéfiniment, à l'abri de la chaleur et de la lumière.

Injectée à petite dose sous la peau des animaux tuberculeux, la tuberculine provoque chez eux une élévation plus ou moins considérable de la température, ce qui permet d'affirmer l'existence de la maladie, si récentes et si limitées

1. Nous devons ce chapitre a l'amabilite de M. le professeur Nocard.

qu'en soient les lésions. — Chez les animaux sains,
c'est-a-dire non tuberculeux, elle ne provoque
aucune réaction appréciable.

L'injection de tuberculine est toujours inoffen-
sive ; pratiquée chez des vaches laitières, elle ne
modifie en rien ni la quantité, ni la qualité du
lait produit ; elle n'apporte aucun trouble à la
gestation, même chez les vaches prêtes à vêler.

Pour l'usage, la tuberculine s'emploie diluée
au dixième dans de l'eau phéniquée à 5 p. 1000.
Il faut injecter d'un seul coup, sous la peau, en
arrière de l'épaule, 3 ou 4 centimetres cubes de
la dilution (3 centimètres cubes pour les vaches
de taille moyenne ; 3 centimètres cubes 1/2 pour
les vaches de grande taille ; 4 centimètres cubes
pour les taureaux et les bœufs de grandes
races).

Il faut prendre la température de l'animal
avant l'injection, puis toutes les 2 heures, à
compter de la dixième heure, jusqu'à la vingtième heure, après l'injection. On peut, à la
rigueur, se contenter de prendre la température
3 fois après l'injection, à la douzième, à la
quinzième et à la dix-huitième heure ; la *réaction diagnostique* se mesure par la différence
qui existe entre la température initiale et la
plus haute température qu'on relève après l'injection ; si cette différence est supérieure à 1°,5,
on peut affirmer que l'animal est tuberculeux.

Pratiquement, il convient de faire l'injection
le soir, vers 6 heures ; la température des animaux suspects est relevée le lendemain matin a
6 heures, à 9 heures et à midi. Il peut arriver

qu'au moment de pratiquer l'injection, l'animal soit fébricitant ; cela s'observe assez fréquemment sous l'influence soit des chaleurs, soit d'un trouble passager des fonctions digestives ; il faut alors ajourner l'opération.

Il importe aussi de ne pas oublier que chez les vaches très tuberculeuses, chez celles surtout qui sont *phtisiques* au sens propre du terme, l'injection de tuberculine peut ne provoquer aucune élévation de température ; mais cela n'offre pas d'inconvénient, le diagnostic clinique étant dans ce cas des plus faciles.

### La malléine.

La malléine est à la morve ce que la tuberculine est à la tuberculose. Son mode de préparation est identique ; après stérilisation des cultures à l'autoclave et concentration au bain-marie, les cultures de morve en bouillon glycériné sont filtrées sur papier Chardin ; on obtient ainsi la malléine brute, liquide sirupeux, d'un brun foncé, d'une odeur un peu vireuse. Dans la pratique, la malléine s'emploie diluée au dixième ou au huitième dans de l'eau phéniquée à 5 p. 1000.

1° Chez le cheval morveux, l'injection sous-cutanée (à l'encolure ou en arrière de l'épaule) d'une quantité minime de malléine (1 4 de centimètre cube de malléine brute, 2 centimètres cubes de malléine diluée au 1 8 ou

2 centimètres cubes 1/2 de la dilution au 1/10)
provoque une réaction caractéristique :

En quelques heures, il se forme, au niveau
de l'injection, une tuméfaction inflammatoire
chaude, tendue, très douloureuse, toujours
volumineuse, parfois énorme; du contour de
la tumeur partent des traînées lymphatiques
sinueuses, également chaudes et sensibles, se
dirigeant vers les ganglions voisins. Quand la
malléine est aseptique et l'injection faite aseptiquement, cette tumeur ne suppure jamais; elle
s'accroît pendant 24 à 36 heures et persiste
pendant plusieurs jours, puis elle diminue lentement, progressivement, pour ne disparaitre
qu'après 8 ou 10 jours.

En même temps qu'apparaît la tumeur, l'état
général du sujet se modifie profondément; il
est triste, abattu, la face est grippée, le regard
anxieux, le poil terne et hérissé, le flanc
retroussé, la respiration précipitée, l'appétit
semble supprimé; on observe fréquemment des
frissons au niveau des muscles olécraniens ou
cruraux antérieurs; parfois même le tronc subit
comme de violentes secousses convulsives; si
l'on fait sortir l'animal, on est frappé de son
aspect misérable, de sa stupeur, de sa prostration profonde; le cheval le plus vigoureux, le
plus difficile, le plus dangereux est complete-
ment transformé; il est devenu mou, indifférent
à ce qui l'entoure, absolument maniable, on en
fait tout ce qu'on veut.

Ces phénomènes généraux constituent ce que
nous appelons en France la *réaction organique;*

ils ne sont pas toujours aussi accusés; on peut noter de grandes différences dans leur intensité suivant les sujets; ils ne font jamais complètement défaut.

Par contre la *réaction thermique* ne manque jamais; en quelques heures, la température centrale du cheval morveux s'élève graduellement de 1°,5, 2°, 2°,5 et plus au-dessus de la normale. L'élévation de la température, déjà notable vers la huitième heure après l'injection persiste longtemps; elle atteint son maximum entre la dixième et la douzième heure, parfois seulement vers la quinzième heure, plus rarement vers la dix-huitième heure. Fait important a noter : les phénomènes provoqués chez les chevaux morveux par l'injection de malléine sont longtemps persistants; après 24, 36 et 48 heures, il existe encore de la prostration, et la température reste supérieure à la normale de plus de 1 degré.

Pratiquement, il convient de prendre la température de l'animal suspect, avant l'injection de malléine; puis toutes les 2 heures, à compter de la huitième heure jusqu'à la vingtième heure après l'injection; à la rigueur, on peut se contenter de la prendre 3 fois : 9 heures, 12 heures et 15 heures après l'injection.

2° Chez les chevaux sains, au contraire, l'injection de malléine, même à dose beaucoup plus plus considérable, est sans effet; la température reste normale, l'état général n'est pas modifié; il se produit au niveau de l'injection une petite tumeur œdémateuse, un peu chaude et sensible; mais l'œdème, loin de s'accroître, diminue rapidement et disparait en moins de 24 heures.

3° La réaction provoquée par l'injection de malléine est absolument spécifique; quand elle existe, elle permet d'affirmer rapidement et sûrement l'existence de lésions morveuses, même les plus minimes; quand elle fait défaut, on peut être sûr que l'animal mis en expérience n'est pas morveux, quelle que soit l'apparence des lésions suspectes.

4° L'emploi de la malléine ne peut donner des indications vraiment utiles qu'autant que l'on s'est mis à l'abri de toutes les causes d'erreur que l'expérience a signalées.

*a.* Il serait imprudent de l'employer sur des animaux déjà fiévreux; les indications thermométriques en pourraient être faussées au point d'entrainer une conclusion erronée.

*b.* Il faut aussi soustraire les animaux mis en expérience aux variations atmosphériques (soleil, brouillards, pluies, vents, etc.) Si la plupart des chevaux sont insensibles ou à peu près, à l'influence de ces causes, quelques-uns au moins en éprouvent, indépendamment de toute autre cause, des variations de la température centrale pouvant atteindre 1°,5, 2° et plus; on s'exposerait donc a de graves erreurs si l'on pratiquait l'injection de malléine sur des chevaux ainsi exposés aux intempéries de l'atmosphère, surtout si l'on se bornait aux indications thermométriques.

*c.* Enfin il ne faut pas oublier que certaines maladies, la gourme par exemple, provoquent souvent de grandes oscillations quotidiennes de la température des malades. Lorsqu'on a quelque raison de se croire en présence de cas de ce genre, il faut donc s'assurer que l'hyperthermie consécutive à l'injection de malléine est persistante et que la réaction organique ne fait pas défaut.

Les animaux reconnus morveux grâce à la malléine doivent-ils être immédiatement abattus? Non : l'expérience des dernières années prouve que, parmi eux, il en est un certain nombre qui, sortis du milieu infecté, soustraits par cela même à toute occasion de contamination nouvelle, finissent par guérir des lésions morveuses pulmonaires dont la malléine avait révélé l'existence. On doit donc se borner à faire abattre ceux qui, en outre de la réaction à la malleine, présentent quelque signe clinique de la maladie  ulcération nasale ou cutanée, glande indurée, lymphangite suppurée, sarcocèle, etc.). Les autres doivent être simplement écartés des animaux sains, et soumis de temps à autre, tous les mois par exemple, à l'épreuve de la malléine. Ceux qui viendraient à présenter quelque signe clinique de la morve seraient immédiatement abattus; au contraire, ceux qui supporteraient sans réagir 2 injections successives de malléine seraient considérés comme guéris définitivement, remis dans le rang et rendus a la libre disposition de leur propriétaire.

Cette procédure sauvegarderait absolument les intérêts des propriétaires d'animaux; elle vient d'être adoptée par le ministère de l'agriculture ainsi qu'il résulte d'une circulaire officielle en date du 31 août 1894, que nous croyons devoir reproduire ici.

## INSTRUCTION SUR L'EMPLOI DE LA MAL-LÉINE POUR LE DIAGNOSTIC DES CAS DOUTEUX DE MORVE

Les injections de malléine peuvent, au même titre que les inoculations de produits suspects (jetage ou pus), rendre de grands services pour le diagnostic des cas douteux de morve. Dans tous les cas où l'on peut recourir à l'inoculation révélatrice (âne, cobaye ou chien), on pourrait, à la rigueur, ne pas faire d'injection de malléine; il vaudrait mieux en faire cependant; si la malléine provoque la réaction complète (hyperthermie, œdème volumineux et sensible, prostration, etc.), le diagnostic qu'entraine le résultat positif des inoculations en acquiert un plus haut degré de certitude; d'autre part, il n'est pas rare de rencontrer certaines lésions, simulant la morve, dont les produits, inoculés dans le péritoine des cobayes mâles, provoquent le développement d'une orchite ayant beaucoup d'analogie avec l'orchite morveuse; le vétérinaire pourrait être tenté de conclure à l'abatage du malade; l'absence de réaction à l'injection de malléine, le mettra en garde contre cette erreur de diagnostic.

Enfin il est des cas douteux de morve où l'on ne peut recourir à l'emploi de l'inoculation révélatrice, la nature inoculable, jetage ou pus, faisant entièrement défaut. C'est surtout alors

qu'il faut recourir aux injections de malléine ;
quand elle entraîne une élévation de température avoisinant ou dépassant 2°, quand elle
provoque en même temps un œdème volumineux,
chaud, sensible et persistant, la perte de l'appétit, des tremblements, de la prostration, etc.,
on peut affirmer que le cheval suspect est bien
réellement morveux et en demander l'abatage
(aux termes de l'article 8 de la loi).

L'animal suspect étant reconnu morveux et
abattu, quelle conduite faut-il tenir à l'égard de
ses compagnons d'écurie ? Dans l'état actuel,
l'écurie contaminée est frappée d'un arrêt d'infection ; tous les animaux qu'elle renferme sont
soumis à la surveillance du service sanitaire, le
propriétaire ne peut s'en dessaisir que pour
l'équarrissage ; il ne peut les faire travailler
qu'autant qu'ils ne présentent aucun signe de sus-
picion et seulement sous les conditions prescrites
par l'arrêté préfectoral ; la déclaration d'infection n'est levée que lorsque 2 mois se sont
écoulés sans qu'aucun cas de morve ait été constaté dans l'écurie ; les animaux qui ont présenté
quelque symptôme douteux restent soumis à la
surveillance du service sanitaire pendant un an.

Il est bien rare qu'un cas de morve reste isolé
dans une écurie qui renferme un certain nombre
de chevaux ; la règle, c'est que d'autres animaux
voisins du premier deviennent morveux a leur
tour. Mais avant qu'ils présentent des signes
apparents permettant de se mettre en garde
contre eux, ils ont pu déjà répandre autour d'eux
les germes de la maladie et contaminer leurs

voisins ; c'est ainsi que la morve se propage et
parfois se perpétue dans les écuries importantes,
frappant une fraction plus ou moins grande de
l'effectif.

L'injection de malléine, en désignant ceux des
animaux contaminés qui sont actuellement dangereux ou qui peuvent le devenir, permet de
parer à ce danger. Il y a donc lieu de soumettre
à l'épreuve de la malléine tous les compagnons
d'écurie du cheval reconnu morveux. 1° Ceux
qui manifesteront la réaction ordinaire (hyperthermie, œdème, prostration) seront déclarés
*suspects*; ils seront rigoureusement isolés des
autres, marqués, et soumis à la surveillance du
service sanitaire pendant un an, au même titre
que ceux qui ont présenté quelque symptôme
pouvant se rattacher à la morve (article 46 du
Règlement); au cours de cette surveillance, l'injection de malléine sera répétée (tous les 2 mois);
ceux qui, en outre de la réaction à la malléine,
viendraient à présenter l'un quelconque des
signes cliniques de la morve  glande indurée,
jetage, lymphangite suppurée, sarcocèle, ulcération nasale ou cutanée, etc.) seront considérés
comme morveux et abattus; au contraire, ceux
qui auront subi sans réaction 2 injections successives de malléine, seront déclarés sains, ils pourront être remis dans le rang; le propriétaire en
disposera librement. En tous cas, les sujets
déclarés suspects a la suite de l'injection de malléine, resteront en surveillance tant qu'ils n'auront pas subi sans réagir 2 injections successives de malléine; ils pourront être utilisés tant

qu'ils ne présenteront aucun symptôme clinique pouvant les faire considérer comme dangereux et seulement sous la condition de ne jamais boire aux abreuvoirs communs et de ne jamais entrer dans une écurie autre que la leur.

2 Quant à ceux des chevaux contagieux qui n'auront pas réagi à la malléine, le propriétaire en aura le libre usage, à la condition de les maintenir isolés rigoureusement des suspects, et de désinfecter a fond l'écurie, et tous les objets a leur usage; toutefois ces chevaux ne pourront être vendus pendant les 2 mois qui suivront l'épreuve négative de la malléine (art. 44 du Règlement).

# LOI DU 21 JUILLET 1881
## SUR LA POLICE SANITAIRE DES ANIMAUX

---

## TITRE PREMIER

### Maladies contagieuses des animaux et mesures sanitaires qui leur sont applicables.

1. Les maladies des animaux qui sont réputées contagieuses et qui donnent lieu à l'application des dispositions de la présente loi sont :

La peste bovine dans toutes les espèces de
ruminants;

La péripneumonie contagieuse dans l'espèce
bovine;

La clavelée et la gale dans les espèces ovine et
caprine;

La fièvre aphteuse dans les espèces bovine,
ovine, caprine et porcine;

La morve, le farcin, la dourine dans les espèces
chevaline et asine;

La rage et le charbon dans toutes les espèces.

2. Un décret du président de la République,
rendu sur le rapport du ministre de l'agriculture
et du commerce, après avis du comité consultatif
des épizooties, pourra ajouter à la nomenclature
des maladies réputées contagieuses dans chacune

des espèces d'animaux énoncées ci-dessus toutes autres maladies contagieuses, dénommées ou non, qui prendraient un caractère dangereux.

Les dispositions de la présente loi pourront être étendues, par un décret rendu dans la même forme, aux animaux d'espèces autre que celles ci-dessus désignées.

3. Tout propriétaire, toute personne ayant, à quelque titre que ce soit, la charge des soins ou la garde d'un animal atteint ou soupçonné atteint d'une maladie contagieuse dans les cas prévus par les articles 1$^{er}$ et 2, est tenu d'en faire sur le-champ la déclaration au maire de la commune où se trouve cet animal.

Sont également tenus de faire cette déclaration tous les vétérinaires qui seraient appelés à le soigner.

L'animal atteint ou soupçonné d'être atteint de l'une des maladies spécifiées dans l'article 1$^{er}$ devra être immédiatement, et avant même que l'autorité administrative ait répondu a l'avertissement, séquestré, séparé et maintenu isolé autant que possible des autres animaux susceptibles de contracter cette maladie.

Il est interdit de le transporter avant que le vétérinaire délégué par l'administration ait examiné. La même interdiction est applicable à l'enfouissement, à moins que le maire, en cas d'urgence, n'en ait donné l'autorisation spéciale.

4. Le maire devra, dès qu'il aura été prévenu, s'assurer de l'accomplissement des prescriptions contenues dans l'article précédent et y pourvoir d'office s'il y a lieu.

Aussitôt que la déclaration prescrite par le paragraphe 1er de l'article précédent a été faite, ou, à défaut de déclaration, dès qu'il a connaissance de la maladie, le maire fait procéder sans retard à la visite de l'animal malade ou suspect par le vétérinaire chargé de ce service.

Ce vétérinaire constate, et, au besoin, prescrit la complète exécution des dispositions du troisième alinéa de l'article 3 et les mesures de désinfection immédiatement nécessaires.

Dans le plus bref délai, il adresse son rapport au préfet.

5. Après la constatation de la maladie, le préfet statue sur les mesures à mettre en exécution dans le cas particulier.

Il prend s'il est nécessaire un arrêté portant déclaration d'infection.

Cette déclaration peut entraîner dans les localités qu'elle détermine l'application des mesures suivantes :

1º L'isolement, la séquestration, la visite, le recensement et la marque des animaux et troupeaux dans les localités infectées;

2º L'interdiction de ces localités ;

3º L'interdiction momentanée ou la réglementation des foires et marchés, du transport et de la circulation du bétail;

4º La désinfection des écuries, étables, voitures ou autres moyens de transport, la désinfection, ou même la destruction des objets à l'usage des animaux malades ou qui ont été souillés par eux, et généralement des objets quelconques pouvant servir de véhicules à la contagion.

Un règlement d'administration publique déterminera celles des mesures qui seront applicables, suivant la nature des maladies.

6. Lorsqu'un arrêté du préfet a constaté l'existence de la peste bovine dans une commune, les animaux qui en sont atteints et ceux de l'espèce bovine qui auraient été contaminés, alors même qu'ils ne présenteraient aucun signe apparent de maladie, sont abattus par ordre du maire, conformément à la proposition du vétérinaire délégué et après évaluation.

Il est interdit de suspendre l'exécution desdites mesures pour traiter les animaux malades, sauf les cas, et dans les conditions qui seraient spécialement déterminées par le ministre de l'agriculture et du commerce, sur l'avis du Comité consultatif des épizooties.

7. Dans le cas prévu par l'article précédent, les animaux malades sont abattus sur place, sauf le cas où le transport du cadavre au lieu de l'enfouissement sera déclaré par le vétérinaire plus dangereux que celui de l'animal vivant; le transport en vue de l'abatage peut être autorisé par le maire, conformément à l'avis du vétérinaire délégué, pour ceux qui ont été seulement contaminés.

Les animaux des espèces ovine et caprine qui ont été exposés à la contagion sont isolés et soumis aux mesures sanitaires déterminées par le règlement d'administration publique pour l'exécution de la loi.

8. Dans le cas de morve constatée, et dans le cas de farcin, de charbon, si la maladie est

jugée incurable par le vétérinaire délégué, les animaux doivent être abattus sur l'ordre du maire.

Quand il y a contestation sur la nature ou le caractère incurable de la maladie entre le vétérinaire délégué et le vétérinaire que le propriétaire aurait fait appeler, le préfet désigne un troisième vétérinaire, conformément au rapport duquel il est statué.

9. Dans le cas de péripneumonie contagieuse, le préfet devra ordonner l'abatage, dans le délai de deux jours, des animaux reconnus atteints de cette maladie par le vétérinaire délégué, et l'inoculation des animaux d'espèce bovine, dans les localites reconnues affectées de cette maladie.

Le ministre de l'agriculture et du commerce aura le droit d'ordonner l'abatage des animaux d'espèce bovine ayant été dans la même étable, ou dans le même troupeau, ou en contact avec des animaux atteints de péripneumonie contagieuse.

10. La rage, lorsqu'elle est constatée chez les animaux, de quelque espèce qu'ils soient, entraîne l'abatage, qui ne peut être différé sous aucun prétexte.

Les chiens et les chats suspects de rage doivent être immédiatement abattus. Le propriétaire de l'animal est tenu, même en l'absence d'un ordre des agents de l'administration, de pourvoir à l'accomplissement de cette prescription.

11. Dans les épizooties de clavelée, le préfet peut, par arrêté pris sur l'avis du Comité consultatif des épizooties, ordonner la clavelisation des troupeaux infectés.

La clavelisation ne devra pas être exécutée sans autorisation du préfet.

12. L'exercice de la médecine vétérinaire dans les maladies contagieuses des animaux est interdit à quiconque n'est pas pourvu du diplôme de vétérinaire.

Le gouvernement, sur la demande des conseils généraux, pourra ajourner, par décret, dans les départements, l'exécution de cette mesure, pendant une période de six années, à partir de la promulgation de la présente loi.

13. La vente ou la mise en vente des animaux atteints ou soupçonnés d'être atteints de maladies contagieuses est interdite.

Le propriétaire ne peut s'en dessaisir que dans les conditions déterminées par le règlement d'administration publique prévu à l'article 5.

Ce règlement fixera, pour chaque espèce d'animaux et de maladies, le temps pendant lequel l'interdiction de vente s'appliquera aux animaux qui ont été exposés à la contagion.

14. La chair des animaux morts de maladies contagieuses, quelles qu'elles soient, ou abattus comme atteints de la peste bovine, de la morve, du farcin, du charbon et de la rage, ne peut être livrée à la consommation.

Les cadavres ou débris des animaux morts de la peste bovine et du charbon ou ayant été abattus comme atteints de ces maladies, devront être enfouis avec la peau tailladée, à moins qu'ils ne soient envoyés à un atelier d'équarrissage régulièrement autorisé.

Les conditions dans lesquelles devront être

22.

exécutés le transport, l'enfouissement ou la destruction des cadavres, seront déterminées par le règlement d'administration publique prévu à l'article 5.

15. La chair des animaux abattus comme ayant été en contact avec des animaux atteints de la peste bovine peut être livrée à la consommation ; mais leurs peaux, abats et issues ne peuvent être sortis du lieu de l'abatage qu'après avoir été désinfectés.

16. Tout entrepreneur de transport par terre ou par eau qui aura transporté des bestiaux devra, en tout temps, désinfecter, dans les conditions prescrites par le règlement d'administration publique, les véhicules qui auront servi à cet usage.


## TITRE II

### Indemnités.

17. Il est alloué aux propriétaires des animaux abattus pour cause de peste bovine, en vertu de l'article 7, une indemnité des trois quarts de leur valeur avant la maladie.

Il est alloué aux propriétaires d'animaux abattus pour cause de péripneumonie contagieuse, ou morts par suite de l'inoculation en vertu de l'article 9, une indemnité ainsi réglée :

La moitié de leur valeur avant la maladie, s'ils en sont reconnus atteints ;

Les trois quarts s'ils ont seulement été contaminés. La totalité s'ils sont morts des suites de l'inoculation de la péripneumonie contagieuse.

L'indemnité à accorder ne peut dépasser la somme de 400 francs pour la moitié de la valeur de l'animal, celle de 600 francs pour les trois quarts, et celle de 800 francs pour la totalité de sa valeur.

18. Il n'est alloué aucune indemnité aux propriétaires d'animaux importés des pays étrangers, abattus pour cause de péripneumonie contagieuse dans les trois mois qui ont suivi leur introduction en France.

19. Lorsque l'emploi des débris d'un animal abattu pour cause de peste bovine ou de péripneumonie contagieuse a été autorisé pour la consommation ou un usage industriel, le propriétaire est tenu de déclarer le produit de la vente de ces débris.

Ce produit appartient au propriétaire; s'il est supérieur à la portion de la valeur laissée à sa charge, l'indemnité due par l'Etat est réduite de l'excédent.

20. Avant l'exécution de l'ordre d'abatage, il est procédé à une évaluation des animaux par le vétérinaire délégué et un expert désigné par la partie.

A défaut, par la partie, de désigner un expert, le vétérinaire délégué opère seul.

Il est dressé un procès-verbal de l'expertise; le maire et le juge de paix le contresignent et donnent leur avis.

21. La demande d'indemnité doit être adressée au ministre de l'agriculture et du commerce, dans

le délai de trois mois, à dater du jour de l'abatage, sous peine de déchéance.

Le ministre peut ordonner la revision des éva-
luations faites en vertu de l'article 20 par une
commission dont il désigne les membres.

L'indemnité est fixée par le ministre, sauf
recours au Conseil d'Etat.

22. Toute infraction aux dispositions de la présente loi ou des règlements rendus pour son exécution, peut entraîner la perte de l'indemnité
prévue par l'article 7.

La décision appartiendra au ministre, sauf
recours au Conseil d'Etat.

23. Il n'est alloué aucune indemnité aux propriétaires des animaux abattus par suite de maladies contagieuses autres que la peste bovine et
la péripneumonie contagieuse, dans les conditions
spéciales indiquées dans l'article 9.


## TITRE III

### Importation et exportation des animaux.

24. Les animaux des espèces chevaline, asine.
bovine, ovine, caprine et porcine, sont soumis,
en tout temps, aux frais des importateurs, à une
visite sanitaire au moment de leur entrée en
France, soit par terre, soit par mer.

La même mesure peut être appliquée aux animaux des autres espèces, lorsqu'il y a lieu de
craindre, par suite de leur introduction, l'invasion
d'une maladie contagieuse.

25. Les bureaux de douane et les ports de mer

ouverts à l'importation des animaux soumis à la visite sont déterminés par décret.

26. Le gouvernement peut prohiber l'entrée en France, ou ordonner la mise en quarantaine, des animaux susceptibles de communiquer une maladie contagieuse, ou de tous les objets pouvant présenter le même danger. Il peut, à la frontière, prescrire l'abatage, sans indemnité, des animaux malades ou ayant été exposés à la contagion, et, enfin, prendre toutes les mesures que la crainte de l'invasion d'une maladie rendrait nécessaires.

27. Les mesures sanitaires à prendre à la frontière sont ordonnées par les maires dans les communes rurales, par les commissaires de police dans les gares frontières et dans les ports de mer, conformément à l'avis du vétérinaire désigné par l'administration pour la visite du bétail.

En attendant l'intervention de ces autorités, les agents des douanes peuvent être requis de prêter main-forte.

28. Les municipalités des ports de mer ouverts à l'importation du bétail devront fournir des quais spéciaux de débarquement, munis des agrès nécessaires, ainsi qu'un bâtiment destiné à recevoir, à mesure du débarquement, les animaux mis en quarantaine par mesure sanitaire. Les locaux devront être préalablement agréés par le ministre de l'agriculture et du commerce. Pour se rembourser de ces frais, les municipalités pourront établir des taxes spéciales sur les animaux importés.

29. Le gouvernement est autorisé à prescrire à la sortie les mesures nécessaires pour empêcher

l'exportation des animaux atteints de maladies
contagieuses.

## TITRE IV

### Pénalités.

30. Toute infraction aux dispositions des articles 3, 5, 6, 9, 10, 11 et 12 de la présente loi sera
punie d'un emprisonnement de six jours à deux
mois et d'une amende 16 à 400 francs.

31. Seront punis d'un emprisonnement de
deux mois à six mois et d'une amende de 100 à
1,000 francs :

1° Ceux qui, au mépris des défenses de l'administration, auront laissé leurs animaux infectés
communiquer avec d'autres ;

2° Ceux qui auraient vendu ou mis en vente
des animaux qu'ils savaient atteints ou soupçonnés d'être atteints de maladies contagieuses ;

3° Ceux qui, sans permission de l'autorité,
auront déterré ou sciemment acheté des cadavres
ou débris d'animaux morts de maladies contagieuses, quelles qu'elles soient, ou abattus comme
atteints de la peste bovine, du charbon, de la
morve, du farcin et de la rage ;

4° Ceux qui, même avant l'arrêté d'interdiction,
auront importé en France des animaux qu'ils
savaient atteints de maladies contagieuses ou
avoir été exposés à la contagion.

32. Seront punis d'un emprisonnement de six
mois à trois ans et d'une amende de 100 à
2,000 francs :

1° Ceux qui auront vendu ou mis en vente de la viande provenant d'animaux qu'ils savaient morts de maladies contagieuses, quelles qu'elles soient, ou abattus comme atteints de la peste bovine, du charbon, de la morve, du farcin et de la rage;

2° Ceux qui se sont rendus coupables des délits prévus par les articles précédents, s'il est résulté de ces délits une contagion parmi les autres animaux.

33. Tout entrepreneur de transports qui aura contrevenu à l'obligation de désinfecter son matériel sera passible d'une amende de 100 à 1,000 francs.

Il sera puni d'un emprisonnement de six jours à deux mois, s'il est résulté de cette infraction une contagion parmi les autres animaux.

34. Toute infraction à la présente loi, non spécifiée dans les articles ci-dessus, sera punie de 16 francs à 400 francs d'amende. Les contraventions aux dispositions du règlement d'administration publique rendu pour l'exécution de la présente loi seront, suivant le cas, passibles d'une amende de 1 à 200 francs, qui sera prononcée par le juge de paix du canton.

35. Si la condamnation pour infraction à l'une des dispositions de la présente loi remonte à moins d'une année, ou si cette infraction a été commise par des vétérinaires délégués, des gardes champêtres, des gardes forestiers, des officiers de police, à quelque titre que ce soit, les peines peuvent être portées au double du maximum fixé par les précédents articles.

36. L'article 463 du code pénal est applicable dans tous les cas prévus par les articles du présent titre.


## TITRE V

### Dispositions générales.

37. Les frais d'abatage, d'enfouissement, de transport, de quarantaine, de désinfection, ainsi que tous les autres frais auxquels peut donner lieu l'exécution des mesures prescrites en vertu de la présente loi, sont à la charge des propriétaires ou conducteurs d'animaux.

En cas de refus des propriétaires ou conducteurs d'animaux de se conformer aux injonctions de l'autorité administrative, il y est pourvu d'office à leur compte.

Les frais de ces opérations sont recouvrés sur un état dressé par le maire et rendu exécutoire par le sous-préfet. Les oppositions seront portées devant le juge de paix.

La désinfection des wagons de chemin de fer prescrite par l'article 16 a lieu par les soins des compagnies; les frais de cette désinfection sont fixés par le ministre des travaux publics, les compagnies entendues.

38. Un service des épizooties est établi dans chacun des départements en vue d'assurer l'exécution de la présente loi.

Les frais de ce service seront compris parmi

les dépenses obligatoires a la charge des budgets
départementaux et assimiles aux dépenses clas-
sees sous les paragraphes 1 à 4 de l'article 60 de
la loi du 10 août 1871.

39. Les communes où il existe des foires et
marchés aux chevaux et aux bestiaux seront
tenues de préposer a leurs frais et sauf à se rembourser par l'établissement d'une taxe sur les
animaux amenés, un vétérinaire pour l'inspection
sanitaire des animaux conduits à ces foires et
marchés.

Cette dépense sera obligatoire pour la commune.

Le gouvernement pourra, sur l'avis des conseils
généraux, ajourner par décret, dans les départements, l'exécution de cette mesure pendant une
période de six années, à partir du jour de la promulgation de cette loi.

40. Le règlement d'administration publique
rendu pour l'exécution de la présente loi détermine l'organisation du Comité consultatif des
épizooties institué auprès du ministre de l'agriculture et du commerce.

Les renseignements recueillis par le ministre
au sujet des épizooties sont communiqués au
Comité, qui donne son avis sur les mesures que
peuvent exiger ces maladies.

41. Sont et demeurent abrogés les articles 459,
460 et 461 du code pénal, toutes les lois et ordonnances, tous arrêts du conseil, arrêtés, décrets et
règlements intervenus, à quelque époque que ce
soit, sur la police sanitaire des animaux.

La présente loi, délibérée et adoptée par le

Sénat et par la Chambre des députés, sera exécutée comme loi de l'Etat.

Fait à Paris, le 21 juillet 1881.

JULES GRÉVY.

Par le Président de la République :
Le ministre de l'agriculture et du commerce,

P. TIRARD.

———

## DÉCRET AJOUTANT LE CHARBON SYMPTOMATIQUE, LA TUBERCULOSE, LE ROUGET ET LA PNEUMO-ENTÉRITE A LA LISTE DES MALADIES CONTAGIEUSES

Le Président de la République française,

Vu la loi du 21 juillet 1881, sur la police sanitaire des animaux, et notamment l'article 2, ainsi conçu :

« Un décret du Président de la République, rendu sur le rapport du ministre de l'agriculture et du commerce, après avis du Comité consultatif des épizooties, pourra ajouter à la nomenclature des maladies réputées contagieuses dans chacune des espèces d'animaux énoncées ci-dessus, toutes autres maladies contagieuses dénommées ou non qui prendraient un caractère dangereux ;

« Les dispositions de la présente loi pourront

être étendues, par un décret rendu dans la même forme, aux animaux d'espèces autres que celles ci-dessus désignées » ;

Vu l'avis du Comité consultatif des épizooties ;

Sur le rapport du ministre de l'agriculture ;

Décrète :

ARTICLE I<sup>er</sup>. — Sont ajoutées à la nomenclature des maladies des animaux qui sont réputées contagieuses et qui donnent lieu à l'application des dispositions de la loi du 21 juillet 1881 :

Le *charbon symptomatique* ou *emphysémateux* et la *tuberculose* dans l'espèce bovine ;

Le *rouget* et la *pneumo-entérite infectieuse* dans l'espèce porcine.

ART. 2. — Le ministre de l'agriculture est chargé de l'exécution du présent décret qui sera inséré au *Bulletin des lois*.

Fait à Paris, le 28 juillet 1888.

CARNOT.

Par le Président de la République :

Le ministre de l'agriculture,

VIETTE.

ARRÊTÉ MINISTERIEL POUR L'EXÉCUTION DU DÉCRET
DU 28 JUILLET 1888

Le ministre de l'agriculture, vu la loi du 21 juillet 1881 sur la police sanitaire des animaux ;

Vu le décret du 28 juillet ajoutant des nouvelles maladies à la nomenclature établie par l'article 1er de la dite loi;

Vu le décret du 22 juin 1882, portant règlement d'administration publique pour l'exécution de la loi du 21 juillet 1881, ci-dessus visée, et notamment l'article 61 dudit décret, lequel est ainsi conçu :

« Dans le cas d'urgence, un arrêté du ministre de l'agriculture, rendu après avis du Comité consultatif des épizooties, déterminera celle des dispositions contenues au présent règlement qu'il y aura lieu d'appliquer pour combattre les maladies contagieuses qui seraient ajoutées à la nomenclature, conformément à l'article 2 de la loi sur la police sanitaire des animaux »;

Vu l'avis du Comité consultatif des épizooties sur l'utilité et l'urgence des mesures à prendre en ce qui concerne ces maladies;

Vu le rapport du conseiller d'Etat, directeur de l'agriculture;

Arrête :

### Charbon (sang de rate, fièvre charbonneuse et charbon symptomatique.

ARTICLE Ier. — Dans le cas de charbon (sang de rate, fièvre charbonneuse) ou de charbon symptomatique, le préfet rend un arrêté pour mettre sous la surveillance du vétérinaire sanitaire les animaux parmi lesquels la maladie a été constatée, ainsi que les locaux, cours, enclos, herbages et pâtures où ils se trouvent.

ART. 2. — La surveillance cesse quinze jours

après la disparition des derniers cas de maladie.

Art. 3. — Aussitôt qu'un animal est reconnu malade, il est isolé et mis a l'attache :

Art. 4. — Le maire prescrit d'urgence les mesures suivantes, dont il surveille l'exécution :

1° Destruction des cadavres en totalité, ou enfouissement dans les conditions prescrites par l'article 4 du décret du 22 juin 1882, après que la peau a été tailladée;

2° Destruction, avec les cadavres, des parties de litières, de fourrages, etc., qui ont été souil lées par les animaux malades;

3° Désinfection des locaux et tous emplacements où ont séjourné les animaux malades, ainsi que des objets qu'ils ont pu souiller.

Art. 5. — Il est interdit de hâter par effusion de sang la mort des animaux malades.

Art. 6. — Pendant toute la durée de la surveillance, les animaux sains qui ont été exposés à la contagion ne peuvent être vendus que pour la boucherie.

Dans ce cas, il est délivré un laissez-passer qui est rapporté au maire dans le délai de cinq jours avec un certificat attestant que les animaux ont été abattus. Ce certificat est délivré par l'agent préposé à la police de l'abattoir ou par l'autorité locale dans les communes où il n'existe pas d'abattoir.

Art. 7. — Il est interdit, pendant cette période de surveillance, d'introduire dans les troupeaux, bergeries, écuries, pâturages, etc., infectés, de nouveaux animaux de l'espèce ovine et bovine, s'il s'agit du sang de rate ou fièvre charbonneuse

ou de nouveaux animaux de l'espèce bovine s'il
s'agit de charbon symptomatique.

Exception est faite pour les animaux qui ont
été soumis à l'inoculation préventive.

Art. 8. — Les propriétaires qui voudront
mettre en œuvre l'inoculation préventive devront
en faire préalablement la déclaration au maire
de leur commune.

Un certificat du vétérinaire opérateur indique
la date à laquelle l'inoculation a été terminée et
le nombre et l'espèce des animaux inoculés sont
remis au maire immédiatement après l'opération.
Le maire informe simultanément le préfet et le
vétérinaire sanitaire de la circonscription; celui-
ci, pendant une durée de quinze jours non compris celui de la dernière opération, aura les animaux inoculés sous sa surveillance.

Pendant la durée de cette surveillance, il est
interdit de se dessaisir des animaux inoculés pour
aucune destination.


### Tuberculose.


Art. 9. — Lorsque la tuberculose est constatée
sur des animaux de l'espèce bovine, le préfet
prend un arrêté pour mettre ces animaux sous
la surveillance du vétérinaire sanitaire.

Art. 10. — Tout animal reconnu tuberculeux
est isolé et séquestré. L'animal ne peut être
déplacé si ce n'est pour être abattu. L'abatage a
lieu sous la surveillance du vétérinaire sanitaire.
qui fait l'autopsie de l'animal et envoie au préfet

le procès-verbal de cette opération dans les cinq jours qui suivent l'abatage.

Art. 11. — Les viandes provenant d'animaux tuberculeux sont exclues de la consommation :

1° Si les lésions sont généralisées, c'est-à-dire non confinées exclusivement dans les organes viscéraux et leurs ganglions lymphatiques ;

2° Si les lésions, bien que localisées, ont envahi la plus grande partie d'un viscère, ou se traduisent par une éruption sur les parois de la poitrine ou de la cavité abdominale.

Ces viandes exclues de la consommation, ainsi que les viscères tuberculeux, ne peuvent servir à l'alimentation des animaux et doivent être détruites.

Art. 12. — L'utilisation des peaux n'est permise qu'après désinfection.

Art. 13. — La vente et l'usage du lait provenant de vaches tuberculeuses sont interdits. Toutefois le lait pourra être utilisé sur place pour l'alimentation des animaux après avoir été bouilli.

### Rouget et Pneumo-entérite infectieuse.

Art. 14. — Lorsque le rouget ou la pneumo-entérite infectieuse est constaté dans une commune, le préfet prend un arrêté portant déclaration d'infection des locaux, cours, enclos et pâtures dans lesquels se trouvent les animaux malades. Cet arrêté est publié et affiché dans la commune.

Art. 15. — La déclaration d'infection entraîne l'application des dispositions suivantes :

1° Mise en quarantaine des locaux, cours, enclos et pâtures déclarés infectés, impliquant défense d'y introduire des animaux de l'espèce porcine ;

2° Visite et surveillance par le vétérinaire sanitaire des locaux, cours, enclos et pâtures déclarés infectés ;

3° Interdiction d'abattre les porcs atteints de maladie sans en donner préalablement avis à l'autorité municipale ;

4° Interdiction de vendre, si ce n'est pour la boucherie, les porcs qui ont été exposés à la contagion.

Dans le cas de vente pour la boucherie, les animaux sont marqués ; le maire délivre un laissez-passer, qui lui est rapporté dans le délai de cinq jours avec un certificat attestant que les animaux ont été abattus. Ce certificat est délivré par l'agent préposé à la police de l'abattoir ou par la police locale dans les communes où il n'existe pas d'abattoir.

Les animaux transportés en vue de la boucherie ne peuvent être conduits qu'en voiture ou par le chemin de fer.

5° Défense de laisser écouler sur la voie publique les parties liquides des déjections.

Obligation de traiter ces matières, ainsi que les litières et fumiers, conformément aux prescriptions des arrêtés administratifs, avant de les sortir des locaux infectés.

6° Interdiction de laisser pénétrer dans les

locaux, cours, enclos et pâtures déclarés infectés,
toutes les personnes autres que celles qui sont
préposées aux soins à donner aux animaux;
défense à celles-ci de pénétrer dans d'autres por-
cheries.

7° Obligation pour toute personne sortant d'un
local infecté de se soumettre aux mesures de
désinfection jugées nécessaires, notamment en ce
qui concerne les chaussures.

ART. 16. — La chair des animaux abattus
comme atteints du rouget ou de la pneumo-enté
rite infectieuse ne peut être livrée à la consommation des personnes qu'en vertu d'une autorisation du maire, sur l'avis conforme du vétérinaire
sanitaire.

Les viscères (poumons, estomac, foie, rate, etc.
sont détruits.

ART. 17. — Les cadavres des animaux morts
du rouget ou de la pneumo-entérite infectieuse,
quand ils ne sont pas détruits sur place, sont
transportés, soit aux ateliers d'équarrissage, soit
aux fosses d'enfouissement, dans les conditions
suivantes :

1° Les voitures sont disposées de manière a ce
qu'aucune matière solide ou liquide ne puisse
s'en échapper durant le trajet; elles sont immédiatement nettoyées et désinfectées ainsi que tous
les objets ayant été en contact avec les animaux
morts ou abattus comme atteints de la maladie;

2° Les conducteurs et autres personnes employées au chargement ou déchargement et à
l'enfouissement des cadavres sont soumis aux
mesures de désinfection jugées nécessaires.

23.

Art. 18. — Lorsque le rouget ou la pneumo-
entérite infectieuse prend un caractère envahis-
sant, un arrêté du préfet interdit la circulation,
le colportage, ainsi que l'exposition et la mise
en vente des porcs dans les foires et marchés
et autres réunions ou rassemblements d'animaux.

Art. 19. — Les personnes qui voudront faire
pratiquer l'inoculation préventive du rouget devront en faire préalablement la déclaration au
maire de la commune.

Un certificat du vétérinaire opérateur indiquant
la date à laquelle l'inoculation a été terminée et
le nombre d'animaux inoculés, est remis au
maire immédiatement après l'opération.

Pendant les quinze jours qui suivront cette
date, les animaux restent sous la surveillance du
vétérinaire sanitaire, et il est interdit de s'en
dessaisir, si ce n'est pour les faire immédiatement
abattre.

Art. 20. — La déclaration d'infection ne peut
être levée que lorsqu'il s'est écoulé un délai d'un
mois sans qu'il se soit produit un nouveau cas de
rouget ou de pneumo-entérite infectieuse, et après
constatation du vétérinaire sanitaire que toutes
les prescriptions relatives à la désinfection ont
été exécutées; elle peut être levée immédiatement
après la désinfection, si tous les porcs qui se
trouvaient dans les locaux, cours, enclos, etc.,
déclarés infectés ont été abattus.

Cette déclaration peut être levée en cas d'inoculation préventive de tous les porcs ayant été
exposés à la contagion quinze jours après l'opé-

ration si aucun cas nouveau de rouget ne s'est
déclaré parmi ces animaux pendant ce laps de
temps et s'il est constaté par le vétérinaire sanitaire que toutes les prescriptions relatives à la
désinfection ont été exécutées.

ART. 21. — La constatation du charbon (sang
de rate, fièvre charbonneuse), du charbon symptomatique, de la tuberculose, du rouget ou de
la pneumo-entérite infectieuse dans des arrivages
par terre ou par mer entraîne l'abatage des animaux malades. Les animaux qui ont été exposés
à la contagion sont repoussés après avoir été
marqués, à moins que le propriétaire ne consente
à ce qu'ils soient sacrifiés sur place pour la boucherie.

ART. 22. — Lorsque le charbon (sang de rate,
fièvre charbonneuse), le charbon symptomatique,
le rouget ou la pneumo-entérite infectieuse est
constaté sur un champ de foire ou un marché,
les animaux malades sont mis en fourrière et
séquestrés.

Pendant la durée de la séquestration, le propriétaire peut faire abattre ses animaux malades,
les cadavres sont enfouis ou livrés à l'atelier
d'équarrissage. Le transport à l'atelier d'équarrissage a lieu sous la surveillance d'un gardien spécial. Les animaux qui ont été en contact avec les
bêtes reconnues malades sont signalés aux maires
des communes où ils sont envoyés.

ART. 23. — Lorsque la tuberculose est constatée sur un champ de foire ou un marché, les
animaux malades sont renvoyés dans leur commune d'origine, à moins que le propriétaire ne

préfère les faire abattre. Dans le cas de retour ils sont signalés au maire de la commune.

Art. 24. — Les préfets des départements sont chargés, chacun en ce qui le concerne, de l'exécution du présent arrêté.

Paris, le 28 juillet 1888.

Signé : VIETTE.

# PHARMACIE VÉTÉRINAIRE MILITAIRE

Les vétérinaires militaires ont dans leurs attributions la conservation et la préparation des médicaments destinés aux chevaux de troupe.

Les substances simples à employer, mais non les préparations magistrales, sont désignées par des règlements spéciaux. Leur nomenclature, ainsi que celle des autres objets destinés aux infirmeries vétérinaires régimentaires, est contenue dans le tableau annexé à la note ministérielle du 19 octobre 1890.

En raison du danger que présente leur conservation en magasin, la benzine, le pétrole et l'essence minérale sont demandés au fur et à mesure des besoins et pris dans le commerce. (Notes du 17 février 1875 et du 3 juin 1890.)

L'emploi du sinapisme liquide Savary, pharmacien a Amiens (Somme), est autorisé dans l'armée ; les corps sont autorisés à l'acheter directement chez l'inventeur, 33, place Saint-Denis, à Amiens, au prix maximum de 1 fr. 75 le flacon de 60 grammes. La quantité approximative est fixée à 10 flacons par trimestre. (Note du 8 janvier 1885.)

Ces médicaments et objets sont fournis dans

des conditions dont nous parlerons plus loin,
par les hôpitaux militaires. Il n'y a d'exception,
et encore dans des cas particuliers, que pour
ceux qui sont précédés de la lettre A. dans la
nomenclature sus-désignée.

Aucun médicament nouveau ne peut être
essayé sans l'autorisation du vétérinaire chef du
ressort. (Art. 62 du décret du 28 décembre 1883,
portant règlement sur le service intérieur.)

Les demandes de médicaments et de matériel
sont faites chacune séparément sur un état dont
le modèle est annexé à la note déjà citée du
19 octobre 1890 et chacune en double expédition.
Elles sont remises au major, qui les signe et les
adresse aux autorités compétentes, qui font
ensuite prévenir le corps du jour et de l'heure
où seront faites les livraisons demandées.

Ces demandes sont faites tous les trois mois
et adressées du 15 au 20 du deuxième mois de
chaque trimestre. Les médicaments demandés
sont ceux nécessaires pour le trimestre suivant;
aussi est-ce le nᵘ de ce trimestre suivant qui
doit figurer sur l'état de demande.

En cas d'urgence, des demandes de médicaments peuvent être faites en dehors des époques
fixées; on peut de même, s'il y a nécessité, augmenter les quantités portées en regard de chaque médicament dans le tableau de la note du
19 octobre 1890, en ayant soin de mettre à la
colonne « observations » les motifs qui justifient
cette augmentation.

Les substances dont le nom est précédé de la
lettre A. sont celles dont le prix est à peu près

identique partout et que l'on peut facilement se procurer dans le commerce. Dans les villes où il n'existe pas d'hôpitaux militaires, les corps de troupes peuvent également acheter dans le commerce, sous le contrôle local, les substances marquées de la lettre A. dans la nomenclature, à la condition cependant que leur prix ne dépasse pas de plus d'un tiers les prix ministériels. Il n'y a d'exception que pour les circonstances urgentes et exceptionnelles.

Dans les cas d'épizootie ou d'accidents graves nécessitant l'emploi d'urgence de médicaments réglementaires qui feraient défaut, le chef de détachement est autorisé à se procurer, soit de sa propre initiative, soit sur la proposition du maréchal ferrant, et dans le cas où il n'est pas possible de s'adresser au vétérinaire chef de service du corps, les seuls médicaments suivants : goudron de sapin, miel jaune, sulfate de soude, sulfate de plomb liquide, alcool d'aloès, eau-de-vie camphrée, emplâtre vésicatoire, onguent basilicum, pommade de peuplier, poudre de charbon végétal (de peuplier), poudre de réglisse n° 2. (Note du 14 novembre 1882.)

Enfin les boîtes, flacons et autres récipients ayant contenu les objets expédiés, lorsque le régiment ou le détachement sera stationné dans l'intérieur ou à proximité de la place où se trouve le magasin expéditeur, seront renvoyés en bon état de propreté, et au fur et à mesure des demandes, audit établissement pour recevoir de nouveaux médicaments. Ces récipients doivent toujours être revêtus d'une étiquette indiquant la tare du contenant et, en grosses lettres, le nom de la substance; lorsque le corps se trouvera éloigné du magasin chargé de la fourniture, ces objets seront versés aux Domaines pour être vendus au profit du Trésor.

Les médicaments simples ou composés en usage dans les infirmeries vétérinaires sont renfermés dans des vases de nature à en assurer la conservation. Ces vases sont pourvus d'étiquettes indiquant leur contenu et celles des préparations magistrales, et font en outre connaître la composition du médicament.

Les récipients contenant les poisons doivent être entourés d'une bande de papier rouge orangé de 10 à 13 millimètres de longueur. Cette bande doit faire le *tour complet* du flacon et les deux bouts doivent se recouvrir. Pour les substances les plus dangereuses il convient en outre d'ajouter une étiquette portant en gros caractères le mot : poison.

Les substances vénéneuses doivent toujours être déposées dans une armoire fermée dont le vétérinaire en premier garde lui-même la clef.

Les médicaments, instruments et objets de pansement sont placés dans des cantines qui peuvent facilement se transporter.

La circulaire du 1er décembre 1874 a fixé le modèle de ces cantines ainsi que la destination que doit recevoir le matériel vétérinaire.

*Circulaire relative à l'adoption d'un nouveau mo l le de
cantine d'ambulance vétérinaire et a la destination qu
doit recevoir le matériel vétérinaire.*

Paris, le 1e d·cembre 1874.

Messieurs, j'ai adopté, par décision du 7 septembre 1874.
après avoir pris l'avis des commissions de cavalerie
et d'hygiène hippique, un nouveau modè e de cantine d'am
bulance vetérinaire, ainsi que la composition définitive du
matériel que doivent posséder les corps des troupes a
cheval de toutes armes.

. . . . . . . . . . . . . . . . . . . . . . . . . . . .

Le contenu de chaque cantine etant semblable, la paire
peut se dédoubler, et les corps d'artillerie et du train pour
ront en recevoir un nombre proportionné à celui des détachements.

. . . . . . . . . . . . . . . . . . . . . . . . . . . .

Les cantines sont en bois blanc peint en vert et portant l'inscription : Phe vétérre (pharmacie vétérinaire).

Les vases et les flacons ne sont pas étiquetés d'une
façon permanente; ce soin est laissé aux vétérinaires qui
peuvent en varier le contenu selon les circonstances.

Les cantines expédiées directement à des corps mobilisés ou en campagne qui n'ont pas de pharmacie sont
garnies, avant le depart, des médicaments indiqués dans
la nomenclature ci jointe.

Lorsque le régiment est reuni en entier dans la même
garnison, les cantines sont placées, sous la responsabilité
du vétérinaire chef de service, dans le local de la phar
macie; les cantines sont garnies de médicaments et objets
de pansement nécessaires et prêtes à être chargees; elles
marchent toujours avec les escadrons, batteries ou com
pagnies, mobilisés ou detaches. Dans ce dernier cas, el es
sont toujours sous la responsabilité du vétérinaire c ia ₋é
du service des détachements, qui en donne recn en les prenant en charge.

Lorsque les corps de troupes à cheval changent de garnison, ils emportent leurs cantines.

J'ai arrêté, en même temps, les dispositions suivantes qui indiquent la destination à donner aux divers objets complétant le matériel vétérinaire dans les différentes positions des corps (en station, changement de garnison, mobilisation, etc.).

La caisse d'instruments de chirurgie vétérinaire, dont la composition a été adoptée définitivement le 29 juillet 1873, est placée dans le local de la pharmacie sous la responsabilité du vétérinaire chef de service. Elle est toujours conservée au dépôt de chaque régiment et le suit lors des changements de garnison; mais, en cas de mobilisation ou de fractionnement, les vétérinaires des escadrons mobilisés ou des détachements sont autorisés à emporter, contre un reçu remis au vétérinaire chef de service, les douze instruments d'un usage journalier établis en triple exemplaire et qui peuvent être contenus dans la trousse faisant partie du matériel renfermé dans les cantines d'ambulance vétérinaire [1].

Lors des changements de garnison, les corps de troupes à cheval emportent sur leurs voitures de bagages, ou font transporter par leurs convois militaires, les gros instruments de chirurgie vétérinaire, les objets de pansement et de contention, tels que entraves, plates-longes, licols de force, licols fumigatoires, cache-tête, colliers à chape-

---

1. Instruments que les vétérinaires sont autorisés à emporter dans les détachements. (Décision du 23 decembre 1887.

Une flamme a deux lames; — un étui porte nitrate;    un bistouri convexe; — une paire de ciseaux courbes; — un bistouri droit; — une renette à grosse gorge;    une aiguille à seton en trois pièces; — une sonde cannelée en spatule; une renette à petite gorge;    une sonde en S en deux pièces; — une pince à dents de souris;    une feuille de sauge double; — une feuille de sauge droite;    trois aiguilles a suture; — deux sondes en plomb; — un quarteron d'epingles; — fil a suture.

let, appareils à sinapismes, pompes à douches (ancien modèle), cautères, etc.; ils ne laissent dans les garnisons que ce qui est pharmacie et accessoires, comme médicaments et vases destinés à les contenir où à les préparer, balances, mesures, mortiers, moulins a moutarde, bassines, chaudières, etc.

Les médicaments laissés par un corps dans une garnison quelconque sont soigneusement étiquetés, et la composition des préparations magistrales doit être indiquée.

.Tout le matériel laissé est détaillé dans un état en double expédition, dont l'une est conservée par le vétérinaire chef de service portant reçu de l'agent du génie préposé à la garde du matériel; l'autre, remise à cet agent, sert au régiment (nouvel occupant de moyen de contrôle et de vérification; il y inscrit ses observations s'il y a lieu et son reçu de prise en charge.

. . . . . . . . . . . . . . . . . . . . . . . . . . . . .

*Le Ministre de la Guerre,*

Général DE CISSEY.

L'administration de la pharmacie appartient au vétérinaire en premier, sous la surveillance du major. Il est responsable des médicaments et du matériel; il en surveille la conservation et l'emploi. (Décret du 28 décembre 1883, art. 70.)

Un registre spécial (n° 2) est tenu par lui; les vétérinaires en deuxième ou aides-vétérinaires faisant le service du dépôt ou des détachements rendent compte exactement, a la fin de chaque trimestre, des médicaments et objets divers employés et de ceux qui leur restent, au vétérinaire en premier, qui renvoie au dépôt les pièces de dépense dès qu'il en a fait l'inscription sur son registre.

Dans les détachements formant corps et s'administrant séparément, le vétérinaire chef de service tient un registre n° 2 séparé.

A la fin de chaque période trimestrielle, les renseignements consignés sur ces documents sont certifiés par le vétérinaire chef de service, et vérifiés par le major du corps.

Ce registre doit, en outre, dans les premiers jours de chaque trimestre, être vérifié par le sous-intendant, qui le signe; le général de division inspecteur général, l'intendant inspecteur et le vétérinaire principal inspecteur doivent aussi examiner et signer ce registre à leur inspection annuelle.

Dans la tenue de ce registre, qui est une pièce comptable, il est expressément défendu de faire des grattages ou des surcharges; les corrections doivent être faites à l'encre rouge.

Telles sont, d'une manière générale, les obligations des vétérinaires militaires en ce qui concerne la pharmacie. Nous terminons ce chapitre en donnant, par ordre de date, les documents officiels qui les ont établies ainsi que d'autres ayant trait à des points de détail :

Instruction du 29 mars 1873 relative aux registres à tenir dans chaque corps ou établissement par les vétérinaires militaires.

Circulaire du 1er décembre 1874.

Note ministérielle du 17 février 1875 relative à l'achat du pétrole et de la benzine pour le traitement des chevaux.

Règlement du 26 décembre 1876.

Note ministérielle du 1ᵉʳ janvier 1881.

Note ministérielle du 9 juillet 1882 relative aux frais de chauffage des pharmacies veterinaires, complétée par celle du 27 septembre 1884.

Note du 14 novembre 1882.

Décret sur le service de santé de l'armée, du 28 decembre 1883.

Note ministérielle du 8 janvier 1885 sur le sinapisme liquide Savary.

Note ministérielle du 23 janvier 1885 relative aux cessions, à charge de remboursement, à faire par les établissements du service de santé aux corps de troupes pour les infirmeries vétérinaires.

Note ministérielle du 19 octobre 1890 relative aux cessions, à charge de remboursement, à faire par les établissements du service de santé aux corps de troupe pour les infirmeries véténaires.

Note du 11 juillet 1886 ajoutant à la nomenclature l'étui porte-nitrate.

Note du 24 décembre 1887 relative à l'adoption d'un nouveau modèle de cantine d'ambulance véterinaire.

Note ministérielle du 19 janvier 1889 indiquant la liste des objets d'infirmerie et de pharmacie vétérinaire, a emporter ou a laisser en dépôt lors des changements de garnison.

Note ministérielle du 17 avril 1889 relative aux cessions à charge de remboursement, à faire par les établissements du service de santé aux corps de troupe pour les infirmeries vétérinaires.

Note ministérielle du 25 juin 1889 faisant suite a la précédente.

Note du 21 juin 1889 modifiant le registre n° 2 de pharmacie vétérinaire (modèle n° 9) prescrit par l'article 35 du décret du 26 décembre 1876.

Note du 3 juin 1890 autorisant l'achat dans le commerce de l'essence minérale pour l'usage du cautère Paquelin de Place.

# MÉMORIAL THÉRAPEUTIQUE

Les chiffres qui suivent les indications désignent les pages
ou se trouvent les formules a appliquer.
Les chiffres isoles placés a la fin de chaque article indiquent
les pages ou se trouvent les formules pouvant être em-
ployees.

**Abcès chauds.** — (A) *Émollients*, 164.
Cataplasmes, XXIII.
Opiacés, 2.
Pommade camphrée, 45.
Pommade phéniquée, 344, 345.
Populéum, 29.
(B *Vésicants et fondants.* — Onguent vésica-
toire, 265, 269.
Onguent vésicatoire mercuriel, 267.
Pommade rouge, 257.
Charge Lebas, 277.
(C) *Ponction de l'abcès,* au bistouri, au fer
rouge.
Contre-ouverture.
Mèches, drain.
(D) *Injections détersives et antiseptiques,* 45, 346.
Eau phéniquée à 2 0 0, 344.
Sublimé à 1, 2 0 00, 228, 347.
Teintures excitantes diluées, 258.

Alcool, 83.
Glycérine, 174.

**Abcès froids**. — Vésicants, 261.
Ponction.
Injections détersives légèrement caustiques, 45.
Meches imprégnées de teinture d'iode ou de basilicum, 258, 70.
Cautérisation ponctuée, 4, 17, 32, 35, 345, 367.

**Acnée**. — Lotions émollientes.
Lotions légèrement astringentes, 219, 222.
Boissons alcalines, 149.

**Acrobustite**. — *Cheval*. Savonnage du fourreau a l'eau tiède.
*Bœuf*. — Soins de propreté.
Injections astringentes, altérantes, antiputrides, 206, 212.
*Mouton*. — Il faut quelquefois exciser le prolongement vermiforme du canal de l'urethre qui est obstrué par un calcul.
Le reste du traitement comme pour le bœuf.
*Chien*. — Voir *Uréthrite*.

**Adénite** (non spécifique). — Frictions avec pommades altérantes.
Dans le cas d'abcédation, voir *Abcès froids*.

**Aggravée**. — Soins de propreté.
Bains d'eau froide.
Lotions astringentes, 219, 222.
Cataplasmes et onguents astringents, 207, 211, 216.

**Anasarque**. — Acétate d'ammoniaque, 90.
Cafe, 86, 201.
Injections de pilocarpine (15 a 25 centig.), 127.
Frictions irritantes sur les engorgements.
Diurétiques, 133.
Dans certains cas, ponction des engorgements
avec des cautères fins.
275, 276, 277.

·**Anémie**. — Alimentation tonique.
Travail modéré.
Sel marin, 88.
Gentiane, 184.
Eau rouillée, 190.
Sulfate de fer, 229.
180, 182, 183, 185, 186, 187, 188, 192, 193, 198,
199, 200, 201.

**Anesthésie** générale et locale, 52, 58.

**Angine**. — (A) *Angine aiguë*. Repos.
Température douce des locaux.
Étoffes de laine ou de peau de mouton sur la
gorge.
Charge ou vésicatoire sur la gorge.
Fumigations d'eau tiède.
Kermès et miel, 91, 125.
Iodure de potassium, 260.
(B) *Angine chronique*. — Feu en pointes sur la
gorge.
Essence de térébenthine, 63, 276, 355.
Fumigation de goudron.
Iodure de potassium, 260.
Eau de goudron, 69.

**Apoplexie**. — Saignée.
Irrigation continue de la tête, compresses d'eau froide.
Purgatifs, 104.

**Arthrites**. — (A) *Traumatiques*.
Pansement agglutinatif ou frictions de vésicatoire, 68.
Injections de sublimé à 1 0/00 dans l'articulation, par les fistules, 284.
Irrigation continue.
(B) *Aiguë*. — Irrigation continue.
(C) *Simple*. — Au début, saignée locale.
Topiques astringents.
Cautérisation actuelle quand elle devient chronique.
(D) *Des jeunes animaux*.
Purgatifs minoratifs, 116.
Crème de tarre soluble, 120.
Bicarbonate de soude, 149.
Applications locales de topiques astringents et opiacés.
(E) *Rhumatismale* (voir *Hydarthrose*).

**Ascite**. — Souvent liée à la péricardite.
Frictions stimulantes, 62.
Diurétiques, 133.
Scille, 137.
Nitre, 143.
Ponction de l'abdomen et injections iodées.
138, 139, 140, 141, 142, 143, 144, 145, 146, 148, 150, 151.

**Atrophie musculaire**.
Bains électriques.

Vésicants ou cautérisation actuelle, 261.
Exercice modéré, 276, 277.

**Balanite.** — Voir *Acrobustite.*

**Bleime.** — (A) *Simple.*
Amincissement.
Pansements à l'onguent de pied, 71.
(B) *Suppurée.*
Donner écoulement au pus.
Cataplasmes émollients, 173.
Pansements à l'onguent de pied, 71.
(C *Compliquée.*
Opération.
Pansements excitants.
Teinture d'aloès, 224.
Alcool, 83.
Glycérine, 174.
Teinture d'iode, 258.
Iodoforme, 339.

**Blennorrhagie.** — *Chien.* Injections astringentes, 121, 206.
Sulfate de zinc, 103, 241.
Alun, 281.
Liqueur de Van Swienten, 348.
149, 150.

**Blépharite.** — L'examen microscopique est indispensable pour la différencier de la gale folliculaire sèche.
Collyres astringents et anodins, 4, 17, 206, 244, 246.
Bicarbonate de soude à l'intérieur, 149.
Cautérisation au nitrate d'argent, 289.

**Bouleture.** — *Au debut*, frictions vésicantes, repos.

*Dans les cas anciens*, ténotomie.
Frictions vésicantes (comme ci-dessous), 261.
Cautérisation actuelle.
Si encastelure, ferrure spéciale.
Si formes, cautérisation en névrotomie.

**Bronchite.** — *Aigue.* Saignée modérée au début.
13, 15, 19, 21, 23, 62, 93, 95, 150, 261.
Sinapismes, 87.
Sétons.
Antimoniaux, 95.
Sulfurés, 95.
Iodure de potassium, 260.
*Contre la toux.* — Opiacés, 2.
Belladone et atropine, 25, 28.
Fumigations émollientes.
*Chronique.* — Vésicatoires, 261.
Sétons.
Antimoniaux, 95.
Iodure de potassium, 260.
Narcotiques, 2.
*Vers la fin*, térébenthine, 62, 150.
Goudron, 68.
Fumigation de goudron.
Substances sucrées.

**Brûlures.** — Douches en pluie.
Liniment oléo-calcaire, 232.
Dans les cas graves avec chute de la peau (voir *Plaies* .
Irrigation continue.

**Cachexie aqueuse.** — Eau ferrugineuse, 198.
Sel marin, 88.
Absinthe, genièvre, 75.
Toniques, 180.
Stimulants, 62.

**Calculs.** — (A) *Intestinaux*. Aucun traitement
sérieux.
(B) *Vésicaux*. — Uréthromie, lithotritie.

**Cancer.** — Voir *Tumeurs*. Extirpation de la
tumeur.

**Capelet.** — Voir *Hydarthrose*. Applications fon
dantes.
Pommades mercurielles, 251.
Pommade rouge, 257.
228.

**Carie.** — Débridement.
*Os.*
Liqueur de Villate et autres escharotiques, 296.
Onguent vésicatoire en injection.
*Tissu fibreux.*
Caustiques, 277.
Ablation.
51, 83.

**Cerise.** — Compression au début.
Pansement compressif à l'égyptiac, 236.
Plus tard, excision et cautérisation.

**Champignon.** — Extirpation par l'écraseur
linéaire.
Pansements hémostatiques, 315.

**Chancre.** — *De l'oreille.*

Soins de propreté.
Pommade camphrée, 45.
Pommade iodoformée, 339.
Poudre d'iodoforme, 339.
Lotions astringentes alternées avec la glycérine iodée, 231.
Sétons à travers l'oreille au voisinage de la région.
*De la queue.* — Collodion iodoformé, 340.
Teinture d'aloès, 224.
Amputation.

**Charbon symptomatique.** — Vaccination suivant le procédé lyonnais, 371.

**Choléra de la volaille.** — Désinfection di poulailler avec l'acide sulfurique dilué, 30 grammes par litre d'eau.
Donner aux volailles une eau de boisson additionnée de 2 grammes d'acide sulfurique ou de 3 grammes de sulfate de fer par litre, 179.
Vaccination, 372.

**Chorée.** — Bromure de potassium, 49, 261.
Sirop de proto-iodure de fer, 1 à 3 cuillerées à café, 197.
Strychnine, 59.
Bains électriques.
Bonne alimentation.
Viande crue.
Exercice modéré.
50, 180.

**Clavelée.** — Voir *Police sanitaire et Clavelisation*, 368.

Sulfate de soude, 116.
Teinture de Mars, 197.
Suivant les cas, lotions astringentes aux yeux, 219, 222.
Lotions tempérantes à la bouche, 175.
Dans les cas de diarrhée, breuvages astringents, 219, 222.
Dans les cas de pneumonie, expectorants, 91.
Dans les cas d'engorgements gangreneux, antiputrides.

**Clou de rue.** — (A) Amincissements et cataplasmes, xxiii.
(B) Opération.
Pansements excitants et antiputrides.
Dans le cas d'opération complète, on donne à l'intérieur du sulfate et du bicarbonate de soude dans les barbotages, 116.

**Coliques.** — Promenades.
Révulsifs (essence de térébenthine), 63, 276, 355, 261.
Administration à l'intérieur d'agents variés suivant la nature des coliques.
13, 75, 88.

**Collections des poches gutturales.** — Hyovertébrotomie.
Traitement comme la collection des sinus.

**Collection des sinus.** — Trépanation.
Injections astringentes, 206, 212.
Sulfate de zinc, 103, 241.
Sulfate de fer.
Alun, 281.

Teinture d'iode, 258.
Goudron de Guyot en injections, 68.
Iodure de potassium ioduré en injection, 260.
335, 338, 344.

**Congestion intestinale.** — Saignée abondante, 4 à 10 litres suivant la taille des sujets.
Frictions irritantes.
Essence de térébenthine, 63, 276, 355.
Boissons anodines et laudanisées.
Injections sous-cutanées de sulfate d'éserine, 8 à 12 centigr., 127.
Breuvage Bouley-Reynal, 48.
Promenade.
Demi-diète dans la convalescence.

**Congestion pulmonaire.** — Saignée abondante.
Friction irritante à la peau.
Douches en pluie légère.

**Conjonctivite.** — Collyres alcalins.
.Collyres astringents, 206, 244.
Collyres anodins, 4, 17.
*Conjonctivite granuleuse* (voir *Plaies d'été*).
(Voir *Collyres* à la table alphabétique des matières.)

**Constipation.** — Lavements émollients.
Extraction des matières stercorales.
Moutarde blanche (intérieur, chien).
Laxatifs doux, huileux.
Décoction de graine de lin.
107, 114, 125.

**Contusions.** — Voir *Plaies*.

**Convulsions.** — Voir *Épilepsie* et *Éclampsie*.

**Cornage.** — *Traitement preventif.* Iodure de potassium dans les maladies de poitrine, 260.

*Traitement curatif.* Aryténoïdectomie.

**Cors.** — Voir *Gangrène sèche*.

**Coryza.** — Repos. Soins hygiéniques.
Fumigations d'eau tiede.

**Courbe.** — Voir *Suros*.

**Crapaud.** — Enlever les pinceaux de corne et amincir, puis pansement compressif avec substances pyrogénées.

Traitement par les caustiques : Acide azotique, 179, 221, 282.

Caustique de Vivier, 279.

Pâte de Plasse, 281.

Donner à l'intérieur de l'acide arsénieux, 200, 287.

280, 281, 282, 286, 287.

**Crapaudine.** — Amincissement de la corne.
Traitement a l'onguent de pied, 71, à l'égyp-tiac, 236, ou au goudron, 68.

**Crevasses.** — Glycérine iodée, 231.
Topiques, onguent digestif.
Pansements excitants.
219.

**Crevasses du mamelon.** — Lotions émol-lientes, 164.

Cérats dessiccatifs et astringents.

Cautérisation au nitrate d'argent, 289.

**Cystite** (aiguë et chronique). — Essence de térébenthine à l'intérieur, 63, 276, 355.

Alcalins (bicarbonate de soude), 146.
Copahu, 149.
Eau de goudron, 68.
Camphre, 40.
Macération de graine de lin en boisson.
12, 15, 335, 346.

**Dartres.** — Caustiques, 277.
Chlorure d'antimoine et acide chlorhydrique,
279, 201, 222, 282.
Acide azotique, 179, 221, 282.
Teinture d'iode, 258.
Glycérine iodée, 231.
Iodure de potassium à l'intérieur, 260.
201.

**Diabète.** — Polyurie du cheval : modifier
l'alimentation; donner dans la boisson une dose
quotidienne de 30 à 40 grammes de carbonate
de chaux.

**Diarrhée.** — Voir *Entérite.*

**Diphtérie.** — Maladie fréquente sur les volailles, surtout chez les jeunes pigeons.
Procéder à la désinfection du poulailler, sol,
murs, perchoirs, avec l'acide sulfurique, dilué,
30 grammes par litre.
Donner aux volailles malades une eau de
boisson additionnée de 2 grammes d'acide sulfurique par litre; aux animaux qui ont été exposés
à la contagion, une eau de boisson chargée de
3 grammes de sulfate de fer par litre.

**Dourine.** — Voir *Mesures sanitaires.*
Toniques, 180 (?).

Médecine de symptômes.
**Dysenterie.** — Voir *Entérite*.

**Eaux aux jambes.** — Au début; astringents, 201.
Plus tard, astringents presque caustiques, 201.
Exciser les papilles.
Pansement légèrement caustique.
Voir *Crapaud*, 210, 230, 239, 240, 289.

**Écarts.** — Cautérisation sur l'articulation malade.

**Échauboulure.** — Purgatifs légers, 104.
Diurétiques légers dans les boissons, 133.

**Éclampsie.** — (*Chienne.*) Saignée à la jugulaire.
Thé, azotate de potasse, 86, 201, 143.
Lavement d'eau savonneuse.
Sirop d'éther ou chloroforme, 50, 52, 39, 53.

**Ectropion.** — Excision d'un lambeau de la conjonctive.

**Eczéma.** — Solution de nitrate d'argent a 6 pour 100.
Glycérine iodée, 231.
Solution de sulfate de cuivre à 1 pour 100, 103, 293.
229, 247, 292.

**Emphysème pulmonaire.** — Substances sucrées.
Acide arsénieux, 200, 282.
Dans les accès, digitale, 137, 141.
Iodure de potassium, 260.

**Encastelure.** — Ferrure de Fays.
Dilatation progressive.
Onguent de pied, 71.
*In extremis*, névrotomie.

**Enchevêtrure.** — Voir *Crevasses*.

**Enclouure.** — Amincissement de la corne.
Onguent de pied, 71.
Dessolure dans les cas graves. — Voir *Clou de
rue*.

**Endocardite.** — *Aigue.* Déplétion sanguine
légère au début.
Sinapismes, 87.
Vésicatoires, 261.
Digitale, 137, 141.
Alcalins, 146.
*Chronique.* — Vésicatoires, 261.
Digitale, 137, 141.
Diurétiques, 133.
(Traitement toujours incertain.)
327.

**Entérite.** — *Aigue.* Au début, saignee légère
si l'animal est pléthorique.
Révulsifs, 261.
Purgatifs (sulfate de soude), 125, 104, 11².
Thé de foin.
Aliments de facile digestion.
11, 12, 13, 15, 341, 343, 345.
*Chronique.* — Astringents légers, 201.
Laxatifs, eau de Vichy.
Aliments de facile digestion.
115-124.

*Dysentérique.* — Laudanum, 7, 8.
Iodoforme, 339.

**Entérite diarrhéique.** — Purgatifs doux, 125.
Ipéca, 93, 102, 103.
Breuvages émollients, 167.
Aliments de facile digestion.
4, 11, 14, 117, 120, 204, 206, 232, 233, 235.

**Entropion.** — Excision d'un lambeau cutané sur la paupière déviée.

**Éparvin.** — Frictions résolutives vésicants, mercuriaux, iodurés).
261, 250.
Cautérisation actuelle.
*In extremis*, section de la branche cunéenne.

**Épilepsie.** — Bromure de potassium (?), 49, 261.

**Éponge.** — Voir *Kystes*.

**Érysipèle.** Liniment ammoniacal, 272.
Liniment oléo calcaire, 232.

**Érythème du tondage.** — Repos.
Glycerolé d'amidon.
Glycérine iodée, 231.

**Exomphale.** — Voir *Hernies*.

**Exostoses.** — Frictions vésicantes, 261.
Cautérisation. Ablation.

**Farcin.** — Voir *Police sanitaire*.

**Fics.** — Voir *Crapaud* et *Eaux aux jambes*

**Fièvre typhoïde.** — Saignée légère.
Révulsifs énergiques, 261.
Sulfate, bicarbonate, salicylate de soude, 116,
149, 142, 157, 234.
Lavements phéniqués, 344.
Digitale, 137, 141.
Alcool, 83.

**Fièvre vitulaire.** — Saignée.
Purgatifs, 104.
Lavements huileux et excitants, 88.
Stimulants (internes), 89.
Ponction du rumen s'il y a lieu.
Antispasmodiques.
Quinquina, gentiane, digitale, 181, 184, 137,
141.
Électricité.

**Fièvre aphteuse.** — Voir *Police sanitaire*.
Lotions tempérantes sur les aphtes de la
bouche, 4.
Lotions astringentes sur les mamelles, 222.
Lotions et pansements astringents légèrement
caustiques aux onglons.

**Fistules.** — Voir *Plaies*.

**Fluxion périodique.** — Le traitement est
simplement palliatif. Voir *Ophtalmie*.

**Formes.** — Au début, voir *Exostoses*.
Plus tard, rainures au rabot.
Cautérisation actuelle.
*In extremis*, névrotomie.

**Fourbure.** — *Aigue*. Saignée, même répétée.

Révulsifs : Frictions d'essence de térébenthine, ou de charges vésicantes, 63, 276, 355, 261.

Exercice modéré, puis bain de pied froid ou astringent.

Dans les douleurs **exagérées**, cataplasmes émollients et anodins, 32.

Amincissement.
Salicylate de soude, 142, 157, 234.
104.
*Chronique*. Ferrure appropriée.
Dans le cas de fourmilière, opération.
*In extremis*, névrotomie.

**Fourchet.** — Soins de propreté.
Débridement du canal biflexe.
Lotions émollientes, — 4 —
Cataplasmes émollients, 173.
Lotions astringentes et escharotiques, 222.

**Fourchette** échauffée, pourrie. — Voir *Cra paud*.

**Fractures.** — Réduction.
Pansement contentif.

**Furoncles.** — Cataplasmes.
Ponction.
Injections antiseptiques, 335.

**Gale.** — (A) *Cheval* et *Bœuf*. Savonnage énergique.
Pommade d'Helmérich, 299.
Benzine, pétrole, 299.
Lotions sulfureuses, 32.
298, 300, 301.
(B) *Chien. Gale sarcoptique.* Comme ci-dessus.

Charge Trasbot, 299.
308.
(C) *Folliculaire*. Bains sulfureux, 309.
Pommade au sulfure de carbone, 308, 309.
(Voir *Médicaments* antiparasitaires externes,
297).

**Gangrène envahissante.** — Pyrogénés.
Irrigation continue.
*Gangrène confirmée.*
Débridement et nettoyage avec lotions anti-
septiques, 335.
Destruction des tissus mortifiés, caustiques.
Fer rouge.
Préparations narcotiques (voir *Gangrene seche*).
Traitement interne.
Tannin.
Acide phénique, 343, 355.
Essence de térébenthine, 63, 276, 355.
Alcalins, 146.
Asa fœtida, 46.

**Gangrène humide au début.** — Mouchetures ou cautérisation en pointes fines.
Pour calmer la douleur, préparations narcotiques (comme pour la *gangrene seche*).
Astringents, 202.

**Gangrène confirmée.** — Caustiques, antiputrides, 277.

**Gangrène sèche.** — *Pour calmer la douleur
sur les animaux fins.*
Cataplasmes émollients, 173.
Cataplasmes émollients narcotiques, 17.

Lotions narcotiques, 17.
Frictions émollientes et narcotiques, 17.
Baume tranquille, 28.
Onguent populéum, 29.
Pour hâter la formation et la chute de l'eschare vésicatoire, charge de Lebas.
On mitige les onguents vésicatoires avec du basilicum, dans le cas où l'on craint une vésication trop forte, pour les chevaux fins par exemple, 70.
*Après la chute de l'eschare.* Désinfectants.

**Gastrite aiguë.** — Demi-diète, barbotages, bouillons.
Sulfate de soude, 116. .
Sulfate de magnésie, 116.
Tartro-borate de K, 120.

**Gastrite chronique.** — Aliments de facile digestion.
Eau de Vichy.

**Gerçure des mamelons.** — Voir *Fissures des mamelons.*

**Gingivite.** — Eaux alcalines (Saint-Galmier, Vichy), 149.
Bicarbonate et tartro-borate de potasse, 149, 120.
Cautérisation au nitrate d'argent, 289.

**Glossite.** — Douches buccales.
Mouchetures.
Chlorate de potasse, 226.

**Gourme.** — Traitement suivant la maladie déterminée par la localisation de l'affection.

**Helminthes**. — Vermifuges.
Racine de grenadier, 316.
Semen-contra, 320.
Essence de térébenthine, 312.
(Voir *Médicaments antiparasitaires internes*,
311.

**Hématurie** ou **Pissement de sang**.
Saignée.
Sinapismes, 87.
Frictions de vinaigre chaud.
S'abstenir des préparations pouvant agir comme
diurétiques chauds.
Camphre à l'intérieur, 40.
Macération de graine de lin en boisson.

**Hémorrhagie**. Ligature du vaisseau.
Perchlorure de fer, 191, 325.
Hémostatiques divers, 325.
Douches froides, 175.
325.

**Hépatite**. — Saignée au début.
Révulsifs énergiques, 261.
Purgatifs minoratifs, 125.
Diète blanche.

**Herpès**. — Voir *Teignes*, 311.

**Hydarthrose**. — Au début, compression mé-
thodique.
Emollients (?), 164.
Frictions vésicantes et altérantes, 261.
Cautérisation actuelle.
Ponctions et injections iodurées, 231, 257.
Irrigations continues.

**Hydrocèle. — Froid.**
Lotions astringentes, 202.
Fondants (?).
Ponctions et traitements comme les hydar-
throses.
*In extremis*, ablation du testicule.

**Hydropisie. — Voir *Péritonite* et *Ascite*.**

**Hydrothorax. — Frictions vésicantes, 261.**
Thoracentèse.

**Hygroma.**
Frictions vésicantes, 261.
Ponction et injection iodée, 231, 257.

**Ictère.**
Calomel, 114.
Purgatifs minoratifs, 125.
Diurétiques, 133.

**Indigestion.**
1° *Stomacale*. Infusion de café, de tilleul, de
thé de foin alcoolisés.
Éther, LV, 39, 53.
Elixir calmant de Lebas à doses fractionnées,
13.
Promenade.
2° *Intestinale*. Infusions comme précédemment.
Promenade.
Ponction dans le cas de ballonnement.
Lavement avec sel marin et sulfate de soude,
116.

**Indigestion du rumen.**
Ether, 39, 53.

Ammoniaque, 129, 273.
Chlorure de sodium, 88.
Bâtonnage.
Exploration avec sonde œsophagienne.
Ponction du rumen.
Laparotomie (gastrotomie).

**Indigestion du feuillet.**
Boissons copieuses.
Sel marin, 88.
Sulfate de soude, 116.
Thé de foin.
Bicarbonate de soude, 149.

**Indigestion de la caillette.**
Demi-diète.
Infusions aromatiques, 83.
Sulfate de soude et de magnésie, 116.
Calomel, 114.
Tartro-borate de potasse, 120.

**Indigestion intestinale.** — (Voir *Congestion intestinale.*)

**Infection purulente.**
Débridement des plaies.
Préparation phéniquée, 344.
Teintures aromatiques, 83.
Alcool et vin, 83.
Astringents, 202.
*Traitement interne.*
Infusions aromatiques, 83.
Café, 86, 201.
Thé, 86, 201.
Stimulants, 62.

**Jardes.** — Voir *Exostoses.*

**Javarts.** — 1° *Cutané.* Ponction de l'abcès s'il
y en a.

Cataplasmes émollients s'il y a un bourbillon,
173.

Lotions astringentes, 202.
Antiputrides.
Pansements excitants et antiputrides.
2° *Encorné.* Amincissement.
Cataplasmes émollients, 173.
Pansements comme ci-dessus.
3° *Cartilagineux.* Suivant les cas :
A. Ablation du cartilage.
Pansements et lotions excitants et antiputrides.
B. Emploi des caustiques, 277.
4° *Tendineux.* Mouchetures.
Cataplasmes émollients et antiputrides.
Débridement.
Drainage.
Injections caustiques, 277.
Iodurés, 231-257.
Antiseptiques, 335.
Irrigation continue.

**Kéraphyllocèle.**
Extirpation.
Pansement (voir *Bleime* et *Seime*).

**Kératite simple.**
Soins de propreté.
Lotions et applications émollientes, 173.
Saignée à l'angulaire de l'œil.
Astringents et calmants, 202.
Poudres astringentes, 202.

25.

Voir *Collyres*, table alphabétique des matières.

### Kératite ulcéreuse.
Collyres astringents et légerement caustiques, 206, 244.
Traitement de l'anémie dont la kératite est généralement le symptôme.
(Voir *Toniques*, 180.)

### Kératocèle.
Amincissement de la sole.
Dessolure.
Pansement (voir *Bleime* et *Seime*).

### Kystes.
Vésicants, 261.
Fondants.
Ponctions (comme *Hydarthrose*).

### Laryngite aiguë.
Saignée légère au début.
Révulsifs, 261.
Charges vésicantes, 276, 277.
Contre la toux (comme pour la *Bronchite*)

### Laryngite chronique.
Substances sucrées.
Eau de goudron, 69.
Sétons.

### Luxations. — Réduction.
Bandage.

### Maladie des chiens.
Café, thé, 86, 201.
Médecine de symptômes.

*Dans la convalescence :*
Phosphate de chaux, 199.
Poudre de viande.
Vin de quinquina.
Bains électriques contre la chorée.
(Voir *Médicaments toniques*, 180.)

**Maladie naviculaire.** — Au début, préparations vésicantes et altérantes sur les glomes du
coussinet plantaire, 261.
Repos complet, l'animal étant déferré.
*In extremis*, névrotomie au-dessous du boulet.

**Mal de garrot, d'encolure.**
Injections de liqueur de Villate, 296.
Débridements.
Contre ouvertures.
Drains, opérations.

**Malandres et Solandres.** — Voir *Crevasses.*

**Mammite aiguë.** — Saignée à la mammaire.
Tubes trayeurs.
Topiques astringents, tempérants, émollients,
narcotiques.
202, 164, 1.
Cataplasmes, XXIII.
Lotions adoucissantes, 4.
Topiques fondants.
Pommade mercurielle, 251.
Si complications de gangrene, voir ce terme.

**Maxillite.** — Désobstruer le canal.
Sur la région tuméfiée, pommades laurier,
peuplier, 29.
Cataplasmes émolients et anodins, 173.

**Méningite.** — Au début, saignée.
Purgatifs drastiques, 107.
Révulsifs extérieurs, 261.
Sétons sur les joues.
Soins hygiéniques.
Repos absolu.
Bonne nourriture.

**Métrite aiguë.** — Saignée, nettoyage de
l'utérus.
Révulsifs et antiphlogistiques locaux, 159.
Antiseptiques, 335.

**Métrite chronique.** — Débarrasser l'utérus.
Injections détersives, anodines, puis stimu-
lantes ou antiputrides, 45.
Bon régime, tonique, 180.

**Molettes.** — Voir *Hydarthrose.*

**Morve** et **farcin.** —· Voir *Police sanitaire.*
Malléine, 375.

**Nécrose.** — Injection de liqueur de Villate, 296.
Débridement des fistules.
Opération.

**Néphrite.** — Voir *Hématurie.*

**Nerferrure.** — Voir *Bouleture.*

**Névrose** (accidents nerveux).
(Voir *Médicaments hynoptiques et calmants.*

**Obstruction de l'œsophage.** — Injection de
liquides mucilagineux ou oléagineux, 173.
Extirpation ou repoussement du corps étranger.
Œsophagotomie.

**Ophtalmie.** — Voir *Conjonctivite*, *Kératite*, etc. (Voir *Collyres*, table alphabétique.)

**Orchite et Sarcocèle.** — Castration.

**Otite et Otorrhée.**
Injections dans l'oreille.
Glycérine iodée, 231.
Alun, 281.
Huile naphtolée (Nocard), 325.

**Parasites.** — (Voir *Médicaments parasiticides*, 296).

**Paralysie.** — Voir *Meningite*.
Frictions excitantes, 67, 264.

**Paraplégie.** — (Apres le part) de la vache.
Préparations strychnées externes et internes.

**Parotidite.** — Onctions d'onguents calmants, 33.
Applications émollientes sur la parotide, 173.
Alcalins à l'intérieur, 146.
Ponction des abcès. (Voir *Abcès*.)

**Pelotes stercorales.**
Demi-diète (barbotages).
Sulfate de soude, 116.
Ponction dans le cas de ballonnement.

**Péricardite.**
Frictions révulsives, 261.
Digitale, 137, 141.
Diurétiques, 133.
Ponction.

**Périostite.** — Voir *Suros*.

**Péripneumonie.** — Voir *Mesures sanitaires*, 367.

**Péritonite aiguë.** — Saignée faible au début.
Révulsion à la peau, sinapismes, 87.
Frictions mercurielles ou administration interne de mercuriaux, 250.
Purgatifs minoratifs, 125.
Diurétiques, 133.
Paracentèse.

**Péritonite chronique.** — Voir *Ascite*.

**Pharyngite aiguë.** — *Au début*, petite saignée.
Contre-stimulants (stibiés), 151, 95.
Sinapisme, charge Lebas, 277.
Fumigations tièdes.
Révulsion cutanée, 261.
Boissons tièdes.
Alcalins, 146.
Exutoires, séton au poitrail.
Ponction et traitement des abcès s'il y a lieu.

**Pharyngite chronique.**
Eau de goudron, 68.
Préparation à base de térébenthine, 62, 150.
Vésicatoires, setons, 261.

**Phlébite.** — 1° *Simple.*
Au début, astringents.
Douches en pluie.
Vésicants.
2° *Suppurative.*
Débridement (voir *Plaies*).
Cautérisation, mèche.

Ligature du vaisseau.
Ablation du vaisseau.

**Phtiriase.** — Poudres insecticides, 296.

**Phtisie.** — Médecine de symptômes (?). Voir *Mesures sanitaires*.
Voir *Tuberculine*, 373.

**Piétin.** — Lotions astringentes, 219, 222. ,
Bains astringents.
Opération.
Pansements excitants, 236, 277, 280.

**Piqûre.** — Voir *Enclouure*.

**Plaies.** — 1° *Par instrument tranchant.*
Nettoyage.
Arrêter l'hémorrhagie.
Rapprocher les lèvres de la plaie (diff. sutures, emplâtres et substances agglutinatives).
Pansements antiseptiques et excitants.
2° *Par instrument piquant.*
Comme ci-dessus.
3° *Plaies contuses.*
Au début, astringents, 201.
Douches.
Frictions vésicantes, 261.
Voir *Abces*.
4° *Par arrachement.*
Enlever les tissus mortifiés et traiter comme les précédents.
5° *Par armes à feu.*
Extraction du corps étranger.
Débridement s'il y a lieu.
Enlever les esquilles et les parties mortifiées.

6° *Plaies avec inoculations.*
Cautérisation.
7° *Plaies fistuleuses.*
Débridement.
Excision des tissus nécrosés.
Escharotiques et caustiques, 278, 279, 284. ∕
Fer rouge.
Ligature des canaux excréteurs s'ouvrant dans la plaie.
Traitement comme plaies.
8° *Plaies ulcéreuses* (non spécifique).
Excitants antiseptiques.
9° *Plaies d'cté.*
Éviter la dessiccation de la plaie.
Enlever avec un trocart mousse les granulations superficielles.
Glycérine, glycérine iodée, excitants, 174, 231.
Irrigation continue.
Traiter de même uréthrite et conjonctivite granuleuse.
(Voir *Médicaments astringents et cicatrisants,* 201.)
Antiseptiques, 335.

**Pleurésie aiguë.** — Au début, petite saignée, séton au poitrail.
Vésicatoire sur la poitrine, 261.
Traitement interne : préparations stibiées, mercurielles, iodurées, stimulantes aromatiques, diurétiques légers.
Thoracocentèse et injection dans la plèvre de teinture d'iode étendue, 258.

**Pleurésie chronique.** — Sétons, vésicatoires, thoracocentèse, injection de teinture d'iode étendue, diurétiques chauds, 133.

**Pneumonie.** — *Lobaire franche.*
Saignée modérée, au début seulement.
Sinapismes, 87.
Contro-stimulants, 151.
Emétique, 100, 154, 272.
Kermès, 91.
Iodure de potassium, 260.
Bicarbonate de soude si l'émétique a irrité l'appareil digestif, 149.
Poudre de digitale contre l'essoufflement, 137, 141.
Dérivatif.
Séton.
Vésicatoires, 261.
Dans le cas de suppuration (voir *Infection purulente, traitement interne*).
Dans la convalescence, alcalins, 146.
Diurétiques, 133.
*Adynamique.* Sinapismes.
Vésicatoires, 261.
Toniques, 180.
Stimulants, 62.
*Chronique.* Vésicatoires, 261.
Setons.
Alcool, 83.
Térébenthine, 62, 150.
Goudron, 68.
(Voir *Médicaments contro-stimulants et antipy rétiques*, 151.)

**Polypes.** — Ablation.

**Poireaux.** — Voir *Fic, Crapaud.*
*Eaux aux jambes.*

**Poux de poule**. — Soins de propreté.
Lotions sulfureuses, 296.

**Rhumatismes**.
Salicylate de soude, 142, 157, 234.

**Rouget**. — Voir *Mesures sanitaires*.

**Seime**. — Suivant les cas :
(A) Barrages, agrafes.
Ferrure appropriée.
(B) Opération partielle.
Vésicatoire, pointes de feu sur le bourrelet, 261.
(C) Opération complète.
Pansement excitant et antiseptique.

**Septicémie**. — Injections iodées dans l'engorgement.
Excitant diffusible à l'intérieur.

**Sole brûlée**. — Suivant le cas :
(A) Amincissement.
Cataplasmes astringents, 207.
(B) Dessolure.
Pansement excitant et antiseptique.

**Suros**. — Au début, mercuriaux et iodurés,
250, 251, 257.
Cautérisation actuelle.
(Voir *Médicaments alterants et substitutifs*, 248.)

**Synovite**. — *Essentielle*.
Vésicants, 261.
Mercuriaux et iodurés, 250, 251, 257.
Cautérisation actuelle (voir *Hydarthrose*).
*Rhumatismale*.
Salicylate de soude, 142, 157, 234.

Iodure de potassium, 260.
(Voir *Medicaments révulsifs*, 261.)

**Tétanos.** — Soins hygieniques.
Alimentation nutritive.
Sulfate et bicarbonate de soude, 116, 189.
 Voir *Médicaments hyperesthésiques*, 59.)

**Thrombus.** — Douches froides.
Pommades antiseptiques.
Astringents (voir *Phlebit au début*).

**Tournis.** — Trépanation et extraction du cœnure.

**Tumeurs.** — Topiques fondants.
Ablation (voir *Plaies*).

**Typhus.** — Voir *Mesures sanitaires*.

**Ulcères** — Caustiques, 278, 279, 284.
Cautérisation.
(Voir *Médicaments stimulants*, 62).

**Uréthrite.**
A l'interieur.
Térébenthine, 62, 150.
Huiles essentielles.
Copahu, 149.
Cubèbe, 150.
Camphre, 40.
Eau de goudron, 68.
Injection de sulfate de zinc à 1 200 ou de sublimé à 1/2000, 104, 241, 228, 347.
A l'extérieur : topiques astringents.
Décoctions d'écorce de chêne, 204.
Alun, 281.

Sulfate de zinc, 103, 241.

**Uréthrite granuleuse** (voir *Plaies d'eté*).
335 (voir *Diurétiques*, 133).

**Variole.** — Voir *Clavelée* et *Maladies des chiens*.

**Verrues.**
Cautérisation à l'acide azotique, 179, 221, 282.
Excision.
Magnésie à l'intérieur, 118.

**Vertige abdominal.** — Saignée légère.
Purgatifs minoratifs, 104.
Drastiques, aloès avec coloquinte et gomme-
gutte.
Révulsifs et même vésicants, 261.

**Vessigons.** — Voir *Hydarthrose*.

# TABLE ALPHABÉTIQUE DES MATIÈRES

## A

# B

# C

## D

# E

## H

## J



## K



## L

# M

## Q

## R



## S

# V

FIN DE LA TABLE ALPHABÉTIQUE DES MATIÈRES

# TABLE DES MATIÈRES



## FORMULAIRE

Coulommiers.   Imp. Paul BRODARD.

## DROGUERIE CENTRALE VÉTÉRINAIRE DE FRANCE

ANCIENNE MAISON P. MARAIS

# G. FROMAGE

PHARMACIEN, SUCCESSEUR

20, RUE LEBRUN (*près le marché aux chevaux*, PARIS

**Fabrique et Entrepôt, 30, route stratégique, à Ivry sur Seine**

TÉLÉPHONE

# VENTE ET ACHAT
## DE CLIENTÈLES VÉTÉRINAIRES,

places d'aide ou de remplaçant. Renseignements gratuits, ancienne maison **P. Marais**, **G. FROMAGE**, pharmacien, successeur, 20, rue Lebrun, Paris.

La maison **P. Marais**, **G. FROMAGE**, successeur, prépare sur demande, pour 25 unités au moins, sous forme de spécialité, avec mode d'emploi et étiquettes au nom du client, toutes les formules que MM. les Vétérinaires désirent faire exécuter.

Cette formule reste la propriété de son auteur, elle n'est jamais divulguée.

### VACCIN

**contre le Charbon emphysémateux ou symptomatique du Bœuf**
Methode ARLOING, CORNEVIN

| | |
|---|---|
| Prix par tête 1er et 2e vaccins | » 25 |
| *Ce vaccin ne s'expédie pas pour moins de 10 bœufs.* | |
| Seringue pour charbon symptomatique *en propriété* (ne se donne pas en location) | 30 » |
| Mortier verre | 1 50 |
| Entonnoir verre | » 20 |
| Papier filtre 10 feuilles ou toile | » 25 |

*La Maison P. Marais, G. FROMAGE, pharmacien, successeur, 20 rue Lebrun, Paris, se charge de procurer a MM. les Vétérinaires, tous les Vaccins connus avec les accessoires indispensables a leur emploi. Les conditions sont les mêmes qu'en s'adressant directement aux Maisons de production.*

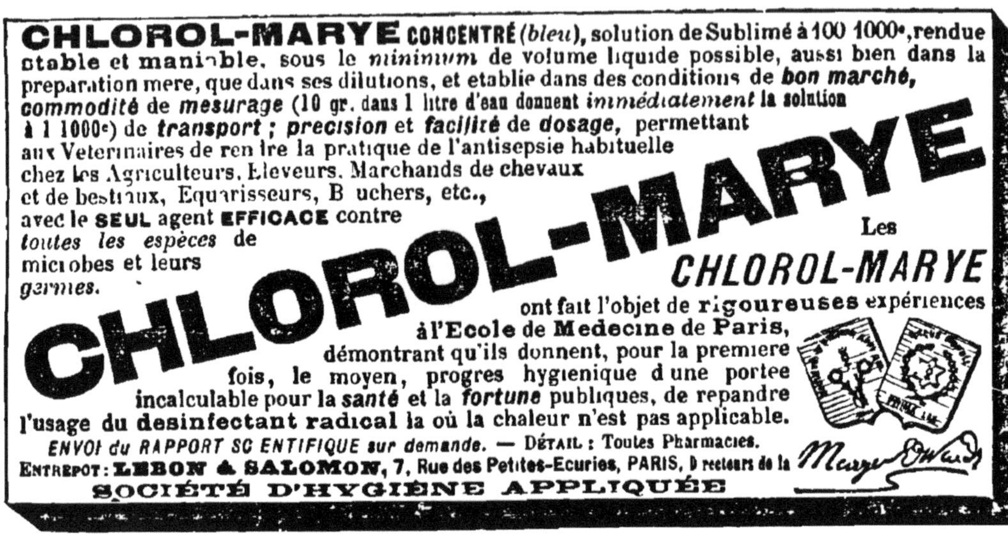

CHLOROL-MARYE CONCENTRÉ (bleu), solution de Sublimé à 100 1000e, rendue stable et maniable, sous le minimum de volume liquide possible, aussi bien dans la préparation mère, que dans ses dilutions, et établie dans des conditions de bon marché, commodité de mesurage (10 gr. dans 1 litre d'eau donnent immédiatement la solution à 1 1000e) de transport ; précision et facilité de dosage, permettant aux Vétérinaires de rendre la pratique de l'antisepsie habituelle chez les Agriculteurs, Eleveurs, Marchands de chevaux et de bestiaux, Equarrisseurs, Buchers, etc., avec le SEUL agent EFFICACE contre toutes les espèces de microbes et leurs germes.
CHLOROL-MARYE
Les CHLOROL-MARYE ont fait l'objet de rigoureuses expériences à l'Ecole de Médecine de Paris, démontrant qu'ils donnent, pour la première fois, le moyen, progrès hygiénique d'une portée incalculable pour la santé et la fortune publiques, de répandre l'usage du désinfectant radical là où la chaleur n'est pas applicable.
ENVOI du RAPPORT SCIENTIFIQUE sur demande. — DÉTAIL : Toutes Pharmacies.
ENTREPOT : LEBON & SALOMON, 7, Rue des Petites-Ecuries, PARIS, Directeurs de la
SOCIÉTÉ D'HYGIÈNE APPLIQUÉE

# MALADIES DES VOLAILLES

N'élevez pas de volailles, faisans, dindons, pigeons,
oiseaux de volière, etc., sans la **Poudre E. Hue**, *pharmacien a Lieurey Eure* ; elle est indispensable a toit éleveur
amateur desireux de garder ses élèves en parfaite sante
et pour les preserver des maladies contagieuses et epi-
démiques, Gape, Choléra, Diphtérie, etc., et guerir ceux
qui en sont atteints ; elle favorise beaucoup le developpe-
ment des animaux de basse-cour, la pousse du rouge
des dindons, etc.

Tout eleveur doit posséder cette poudre précieuse et
sans rivale, la seule qui en 10 années de succès a obtenu
22 recompenses aux expositions, dont la medaille d'or
Londres 1892, la médaille donnée par le gouvernement
belge : Bruxelles 1894, et la médaille d'or Paris 1894.

Prix de la boite avec notice, 2 francs, contre mandat
et dans les pharmacies.

Une boîte est adressce franco à tout véterinaire qui
désire en faire l'essai.

# PULVÉRISATEUR BESNARD

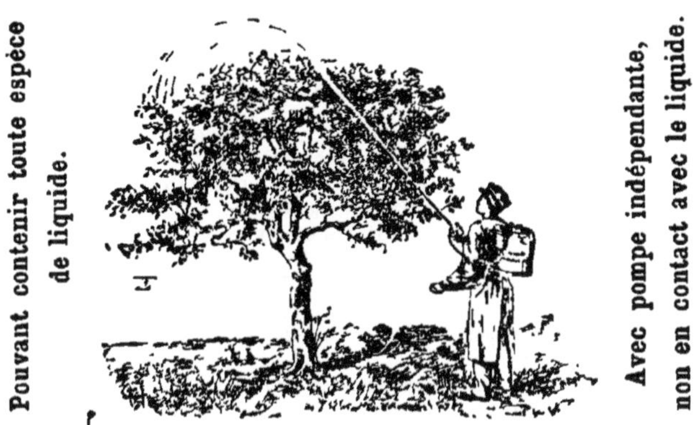


**Tout cuivre rouge, prix : 40 francs.**

Outre le traitement de la *vigne, arbres fruitiers, pommes de terre, il sert* à l'aide des *liquides antiseptiques* à la :

## *Désinfection des Étables*

## Douches locales aux chevaux et bestiaux

## Injections aux vaches

*Nouvellement vêlées (jet spécial).*

**F. BESNARD Père, Fils et Gendres,**
INGÉNIEURS CONSTRUCTEURS
**28, rue Geoffroy-l'Asnier, PARIS.**

*Envoi franco du catalogue sur demande.*

# COLLECTION MÉDICALE

**Volumes in-12 en reliure anglaise, à 4 et à 3 francs.**

**Hygiène de l'alimentation** *dans l'etat de santé et de maladie,* par le D' J. Laumonier. 1 vol. in 12, avec gravures.......... **4 fr**

**L'alimentation des nouveau nés,** *hyg éne de l'alla tement a t ficiel* par le D' S. Icard. 1 vol. in 12, avec gravures............ **4 fr**

**Hygiène de l'exercice chez les enfants et les jeunes gens,** par le D F. Lagrange, auréat de l Institut. 5e edit. 1 vol. in 12. **4 fi**

**De l'exercice chez les adultes,** par le D' F. Lagrange. 9e édition 1 vol. in 12,. ........................... **4 fi**

**Hygiène des gens nerveux,** par le D' Levillain. 2 edition, 1 vol in 12, avec gravures.. ...................... ......... **4 fr**

**L'hygiène sexuelle et ses conséquences morales,** par le docteur S. Ribbing. 1 vol. in 12................ ........ ..... .... **4 fr**

**Éléments d'anatomie et de physiologie génitale et obstétricale** precedes de la *Description du corps humain,* a l'us ge des sages femmes, par le D A. Pozzi, professeur a l eco e de medec ne de Reims, ancien interne des hôpitaux de Par s, auréat du Congres francais de chirurgie 1 vol. in 12, avec gravures........ **4 fr.**

**L'idiotie.** Psycholog e et éducation de l'idiot, par le D' J. Voisin, medecin de la Salpêtriere. 1 vol. in 12, avec gravures.... **4 fr**

**La famille névropathique.** Héredite, predispos tioi morbide, dégéné rescence, par le D Ch. Feré, médecin de B cetre. 1 vol. in-12 avec gravures ... ................................. **4 fr.**

**L'éducation physique de la jeunesse,** par le D' A. Mosso, precedé d une preface du Commandant Legros. 1 vol. in 12...... **4 fr.**

**Manuel d'auscultation et de percussion,** par le D P. Simon, professeur à la Faculté de medecine de Nan y. 1 vol. avec gr. **4 fr**

**Petit manuel d'antisepsie et d asepsie chirurgicale,** par es docteurs F. Terrier, professeur à la Faculte de med cine de Paris et Péraire, 1 vol. in 12 avec gravures..................... **3 fr.**

**Petit manuel d'anesthésie chirurgicale,** par les D' Felix Terrier et Péraire, 1 vol. in 12 avec gravures..................... **3 fr.**

**Manuel d'hydrothérapie,** suivi d une instruct on sur es bains de mer *Guide pratique des Baigneurs,* par le D Macario. 1 vol. in-12 4e édit.............................. ............... ... **3 fr.**

**Le traitement des aliénés dans la famille** par le D Cl Feré, 1 vol. in 12, 2e éd. **3 fr**

## E. BOUCHUT et A. DESPRÈS
Professeurs agrégés à la Faculté de médecine de Paris.

# DICTIONNAIRE
### DE
# MÉDECINE
### ET DE
# THÉRAPEUTIQUE
### MÉDICALE ET CHIRURGICALE

Comprenant le résumé de la médecine et de la chirurgie, les indications thérapeutiques de chaque maladie, la médecine opératoire, les accouchements, l'oculistique, l'odontotechnie, les maladies d'oreille, l'électrisation, la matière médicale, les eaux minérales et un

**FORMULAIRE SPÉCIAL POUR CHAQUE MALADIE**

SIXIÈME ÉDITION, 1895, TRÈS AUGMENTÉE

*Un vol. in-4, avec* **995 figures** *dans le texte et* **3 cartes.**

### PRIX :

Broché. . . . . . . , . . . . **25 fr.** »
Relié. . . . . . . . . . . . **30 fr.** »

## Félix ALCAN, Éditeur
**108, BOULEVARD SAINT-GERMAIN, PARIS.**

www.ingramcontent.com/pod-product-compliance
Ingram Content Group UK Ltd.
Pitfield, Milton Keynes, MK11 3LW, UK
UKHW020718120726
13693UKWH00001B/38